친환경 엄마 몸을 만드는 280일의 기적
자연주의
임신 태교 출산

박승태·백진미 지음

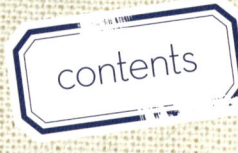

contents

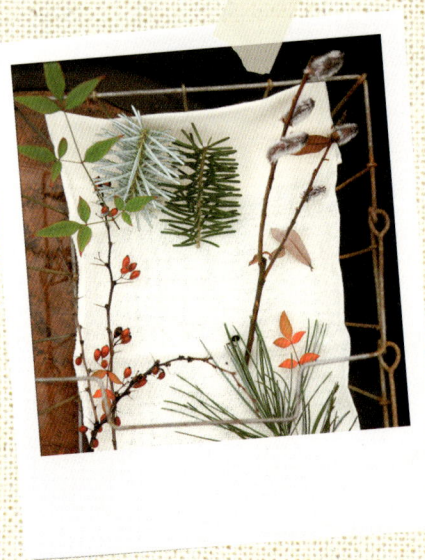

prologue 1 저자의 말 ········ 6
prologue 2 체험자의 말 ········ 8

건강한 임신과 출산을 위한 첫걸음, 임신 전 준비 ········ 16

PART 1 엄마의 몸을 맑게 한다 **해독과 단식** ········ 20
PART 2 엄마의 몸을 따뜻하게 한다 **체온 관리** ········ 30
PART 3 엄마의 몸을 건강하게 한다 **바른 자세** ········ 36
TIP 예비 엄마를 위한 **경혈 요법** ········ 46

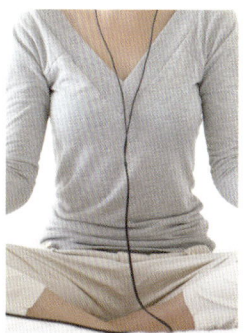

음식·호흡·운동·아토피…
21세기 태교 포인트, 임신 중 생활 태교 ········ 48

TIP 꼭 알아두어야 할 **태아와 모체의 변화와 임신 주기별 증상들** ········ 52
PART 1 예비 엄마들의 걱정과 궁금증 1순위 **아토피 예방 태교** ········ 64
PART 2 머리 좋은 아이 만드는 엄마의 정성 **두뇌 개발 태교** ········ 68
PART 3 임신 중에 실천하면 득이 되는 생활 운동 **운동 태교** ········ 72
   1 준비 운동 및 교정의 긴장을 푸는 동작
   2 요추나 선추의 요통 해소를 위한 동작
   3 골반과 꼬리뼈 통증 잡는 자세
   4 등과 어깨 통증을 완화하는 자세
   5 운동 태교에 관한 궁금증 Q&A

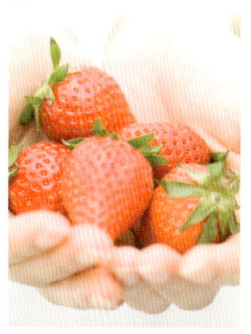

PART 4 마인드 컨트롤이 되는 호흡의 비밀 **호흡 태교** ········ 90
   1 임신부 호흡 훈련을 위한 기초
   2 출산에 필요한 호흡 실기
   3 호흡 훈련에 대한 궁금증 Q&A

PART 5 좋은 영양소로 엄마와 아기 건강 돌보기 **음식 태교** ········ 100
   1 영양소별 섭취 방법
   2 매일 먹는 음식, 보다 깐깐하게 고르기
   3 물은 어떻게 마셔야 할까?

PART 6 아내와 남편, 태아까지 함께 느끼는 일체감 **부부가 함께 하는 태교** ········ 130

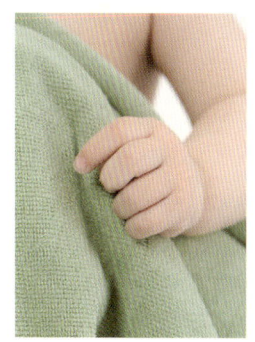

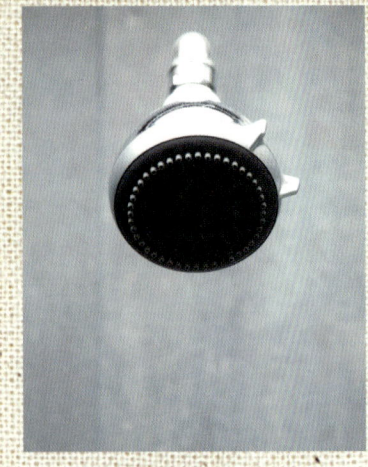
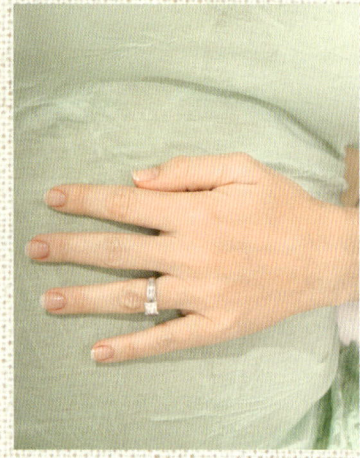
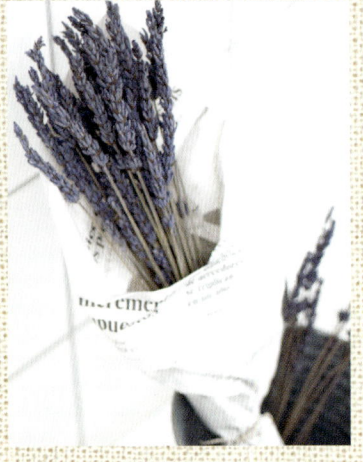
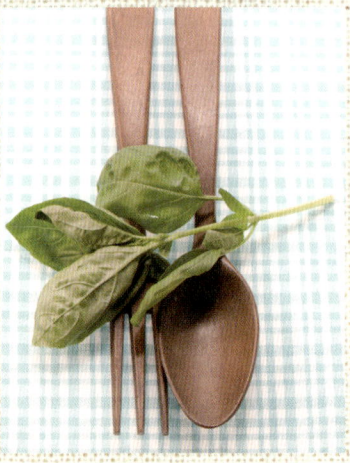
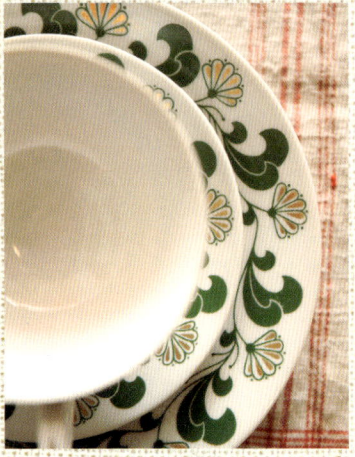
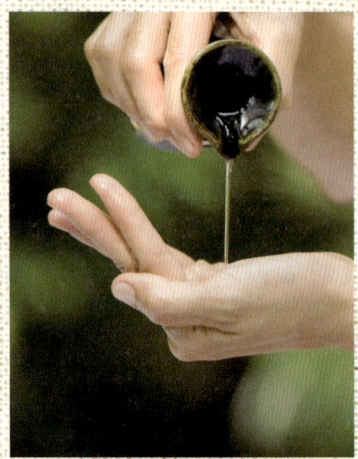

임신 중에 생기는 다양한 변화와 이상 증세 해결하기
임신 중 증상별 대처법 ········ 136

PART 1 흔히 일어나는 트러블을 해소하는 비법 **임신 중 피부 관리** ········ 140

PART 2 이럴 때는 어떻게 해야 할까? **임신부의 이상 증세별 궁금증과 해답** ········ 156
  1 아기가 거꾸로 들어서 있는데 어떻게 하나요?
  2 다리가 붓고 아파요
  3 입덧이 심해요
  4 분만에 대한 걱정 때문에 예민해져요

PART 3 툭하면 열이 오르는 불규칙한 체온에 대한 해결법 **임신부의 열 관리** ········ 176

PART 4 임신 중에 자극을 주면 좋은 혈 자리 **증상 별 경혈 요법** ········ 188
  1 입덧
  2 부종, 설사 및 대장이 찰 때
  3 변비, 소화 불량
  4 빈혈
  5 스트레스
  6 편두통
  7 불면증
  8 열 감기
  9 가슴이 간질거리며 기침이 자주 날 때, 요통과 다리 땅김
  10 요통의 아시 혈
  11 견비통
  12 견비통의 아시 혈
  13 전치태반

건강하고 날씬하게… 모체의 빠른 회복을 돕는다, 출산 후 관리 ········ 206

PART 1 출산 이후의 빠른 회복을 돕는 기본 요령 **산후 조리와 영양 관리** ········ 210

PART 2 건강한 몸, 날씬한 몸매로 회복시킨다 **산후 운동** ········ 220
  1 출산 후 1주에 적당한 동작들
  2 출산 후 2주에 적당한 동작들
  3 출산 후 3주에 적당한 동작들

PART 3 어깨와 등의 통증을 줄이는 올바른 **수유 자세** ········ 246

epilogue ········ 254

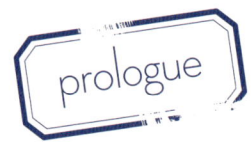

태아에게로 가는 마음길을 열어 보세요

결혼 15주년을 맞았습니다. 누구나 그렇듯 우리 부부에게도 지난 15년은 참 소중한 시간이었습니다. 무엇보다 두 아이의 탄생과 성장이 가장 큰 결실이었지요. 꼬물거리는 아기였던 두 아이들은 어느덧 중학생, 초등학생이 되었습니다. 때때로 아이들이 자기 목소리를 내기 시작하는 모습을 보면 그저 분신처럼만 여겨졌던 아이들이 머지않아 홀로서기를 할 것임을 예감하기도 합니다.

가끔 생각합니다. 그동안 우리는 아이들에게 무엇을 주었을까, 하고 말입니다. 또 앞으로는 아이들을 위해 어떤 역할을 해야 할까, 라는 질문도 해봅니다. 하지만 쉬 답이 나오지 않는군요. 좋은 부모 역할을 한다는 것은 역시 세상에서 가장 어려운 일인 것 같습니다.

가끔 아이들의 사진첩을 뒤적여보거나 어릴 적 찍은 비디오를 돌려보면서 아이들을 가졌을 때의 충만감과 기쁨을 한껏 추억하곤 합니다. 남산만큼 불러온 배에 귀를 대고, 마치 아이의 말소리가 들리는 것 같은 태동을 느꼈던 기억들이 이제는 삶의 일부가 되었지요.

갓난아기의 목욕을 시켜주던 남편의 손길은 지금도 생생하게 남아 있습니다. 퇴근 후 집으로 돌아와서는 산모인 제게 부기가 빠지도록 열심히 발 마사지를 해주던 감촉 또한 고스란히 느껴지는 듯합니다. 물론 그렇게 편안하고 행복한 시간들만 있었던 건 아니지만 그 모든 기억들이 삶을 아름답게 볼 수 있는 힘을 주는 것만큼은 분명합니다.

우리 부부는 호흡과 요가, 자연 요법을 가르치는 일을 합니다. 그런데 정작 두 아이를 가졌을 때 우리는 새삼 요가를 배우는 학생 같은 자세가 되었습니다. 우리가 알고 있는 모든 것들을 스스로 잘 실천하도록 배려하고 안내해야 했기 때문입니다. 가르칠 때와 달리, 직접 실천해 보니 어떤 부분은 교육한 것처럼 잘 되었고, 어떤 부분은 알면서도 행동으로 옮기기 힘들었습니다.

둘째를 가졌을 때 일이 생각이 납니다. 운동 태교는 10개월 동안 꾸준히 실천한 반면, 더위를 많이 타서 찬 음식의 유혹을 이기기 어려웠습니다. 게다가 그 당시는 호흡 트레이닝의 중요성이나 범위에 대해서 지금만큼 잘 인지하고 있지 못한 까닭에 출산에 임박해서야 겨우 훈련했지요. 그래서인지 중요한 호흡 트레이닝을 태교의 연장선상에서 함께하지 못한 것이 특별한 아쉬움으로 남

저 자 의 말

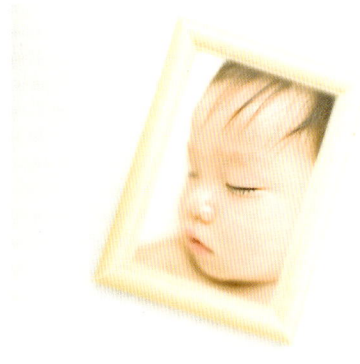

습니다. 그 후 10년. 임산부 요가 및 자연 태교를 지도하면서 무엇이 부족했고, 무엇을 더 노력했어야 하는지가 보다 명확해졌습니다. 바로 그 생생한 경험들을 토대로 더 나은 태교와 임산부 건강 관리를 지향하는 지침서를 준비할 수 있게 된 것이지요.

태교의 중요성은 아무리 강조해도 지나치지 않습니다. 아이와의 소통은 태어나면서 시작하는 것이 아니라 이미 뱃속에 있을 때부터 시작해야 합니다. 더 정확히 말하면 수태를 하기 전 예비 엄마, 아빠의 몸을 만드는 것에서부터 출발해야 합니다. 그러나 우리 부부에게도 그랬듯이 아이는 예상보다 빨리, 혹은 예상하지 못한 때 축복으로 다가오기도 합니다. 축복이 진정한 축복이 되고, 밝고 건강한 아이를 갖는 것이 우연이 아니라 준비에 의해 가능한 것이라면 태교는 태어난 후 교육에 쏟는 열정 이상으로 미리 준비해야 합니다.

아직 닥치지도 않은 일을 위해 미리 노력한다는 것이 얼마나 어려운지는 잘 알고 있습니다. 그런 이유로 이 책에서는 아이를 가지기 전 미리 노력해야 하는 부분과 아이를 가졌을 때만이라도 충실히 해야 할 부분에 대해 친절하게 담고자 노력했습니다. 짧은 부분이지만 부부가 함께 할 수 있는 태교도 실었습니다.

태교는 엄마 혼자의 힘이 아니라 든든한 조력자인 남편의 힘이 꼭 필요합니다. 두 사람의 만남이 세 사람으로 창조되는 것은 하늘의 위대한 섭리라고 생각합니다. 엄마 혼자서 해나가는 태교가 아니라, 부부와 아기까지 세 사람이 함께 만들어 가는 진정한 의미의 가족 태교를 통해 몸과 마음이 함께 이어지는 '마음길'을 찾게 되시기를 바랍니다.

박승태 · 백진미

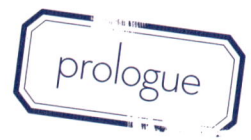

준비된 엄마라서 임신도 출산도 거짓말처럼 수월했어요

신지윤(임산부 요가 강사)

<u>**건강한 아기 원준이가 태어났어요!**</u> "오빠, 내가 혹시 무통주사 놔달라고 그래도 절대 허락하면 안 돼! 제왕절개는 더욱 안 돼!" 출산을 앞두고 남편에게 신신당부를 했었다. 엄살이 심한 내가 혹시 산고를 이기지 못할까 봐 임신하고부터 늘 입버릇처럼 남편에게 던진 말이었다.

예정일이 이틀 앞으로 다가와도 전혀 출산 기미가 보이지 않아 몇 달 만에 병원을 찾았다. 병원에서는 한 달에 한 번 내원을 요구했지만 불필요하게 초음파 검사를 자주 받고 싶지 않았다. 특별한 이상이 없을 때는 병원에 가지 않고 그저 자연스럽게 임신 기간을 보내고 있었다. 병원에서는 첫아이인데 임신부가 간도 크다며 면박을 주기도 했지만 내 몸 상태를 가장 잘 알고 있는 것은 내 자신이었기에 나를 믿고, 내 안에서 꿈틀거리고 있던 태아도 믿었다.

다행히 아이의 상태는 양호했고 다음 날 새벽, 세상의 모든 엄마들이 위대하게 느껴지던 5시간 30분의 산고 끝에 40주 동안 함께했던 아들 원준이를 만났다. 초산치곤 진통도 짧았고 쉽게 낳았다지만 출산의 고통은 내가 상상하던 것 이상이었다. 병원에 도착해 간호사에게 무통주사를 맞지 않겠다고 얘기하고, 어두운 뱃속에 있다 나온 아기가 놀라지 않을 정도의 조명을 갖춘 가족 분만실로 안내해 달라고 했다.

분만실에 도착하자마자 들리던 옆방 산모의 규칙적이고 날카로운 비명 소리에 그동안 자신만만하던 나도 갑자기 두려워졌다. '나도 저런 소리를 낼 만큼 아프겠지?' 하지만 다른 산모의 비명 소리를 듣고 결심했다. 가능하면 소리 지르지

체험자의 말 ❶

않겠노라고. 내가 두려워하면 뱃속의 아기 또한 두려워할 테고 그 소리 자체가 아이에게 굉장한 스트레스가 되겠구나 싶어서였다.

'편안하게 진통을 이겨낼 테니, 우리 아가도 엄마 믿고 함께 잘 해보자!' 침대에 누우며 아기에게 보낸 메시지였다. 산통에 내 몸이 수축될 때마다 뱃속에서 더 힘든 시간을 보내고 있을 아기를 생각하며 몸에 긴장을 풀고 호흡에 집중했다.

긴장을 풀고 호흡에 집중하니 그저 멍하게 '아파서 죽을 거 같다'고 생각할 때보다 훨씬 견디기 수월했다. 간호사들도 잘한다고 칭찬해 주고, 의사 선생님도 아기가 자리를 아주 잘 잡았다며 골반이 좁은 편이라 힘들 수도 있겠는데 아기가 너무 잘해 주고 있다고 말해 줬다. 그건 아마도 꾸준한 요가 수련에 의한 골반 운동의 효과였던 것 같다.

그러던 중 갑자기 아기의 심박 수가 떨어져 위험했던 순간이 있었다. 간호사들과 의사가 총출동하여 나를 감싸고, 태아 돌연사까지 운운하는데 겁이 났다. 의료진은 여차하면 수술을 하자고 제안했고, 나는 덜컥 겁이 나긴 했지만 왠지 모를 자신감이 생겼다.

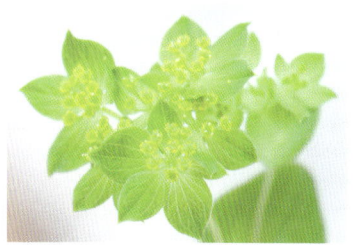

그동안 무탈하게 잘 자라준 아기에 대한 믿음, 평소 요가와 호흡 수련을 꾸준히 해온 나에 대한 믿음 때문이었다. 다행히 그 후 진통이 급속히 진행돼 건강한 원준이를 만날 수 있었다. 산고가 너무 힘들어서인지, 실감이 나지 않아서인지 아기를 처음 보는 느낌은 생각보다 무덤덤했지만 그때의 감동만은 아직도 생생하다.

임신과 출산 경험이 없던 내가 임산부 요가 강사를 하면서 임산부들에게 가장 강조했던 것은 '올바르게 잘 먹기' '긴장 풀기' '호흡에 집중하기'였다. 이 모든 것을 나의 산 체험으로 만드는 시간이었다.

나의 자연 태교 이야기 나보다 8살 많은 남편을 만난 덕에 나는 결혼을 준비하며 임신도 함께 준비했었다. 임신을 준비하며 가장 신경 썼던 부분은 역시 먹을거리였다. 워낙 음식을 담백하게 먹는 남편을 만난 탓이기도 하지만, 하루가 멀다 하고 매스컴을 장식하는 먹을거리에 대한 불신이 나를 회원제 유기농 조합으로 이끌었다.

그로 인해 저렴한 가격에 믿을 수 있는 유기농 식탁을 차릴 수 있었고, 외식을 멀리할 수 있었다. 가능한 한 가공식품은 멀리하고 직접 조리해서 먹으려고 노력했다. 시금치와 키위 등을 섭취해 엽산이 부족하지 않게 신경 썼다. 화학 성분으로 이루어진 엽산제는 따로 먹지 않았다. 잡곡밥에 된장찌개, 구운 고등어, 멸치조림, 배추김치, 샐러드가 임신 기간 동안 나의 주된 식단이었다.

아침 식후엔 못생긴 유기농 과일을 챙겨먹고 저녁 식후엔 남편과 감잎차, 녹차 등 여러 차들을 마시며 태담도 나누고 부족해질 수도 있는 비타민을 보충했다. 임산부에게 바늘과 실처럼 붙어 다니는 철분제 또한 복용하지 않았다. 내가 먹는 음식으로 철분이 충분히 보충되고 있다고 믿었기 때문이다. 대신 간간이 보건소에 방문하여 혈액 검사를 통해 빈혈 수치 등을 확인했다. 다행히 출산 때까지 적정한 수치를 유지했다.

나는 알레르기 비염과 알레르기 천식을 앓았었기에 혹시 뱃속의 아기가 알레르기 질환인 아토피 기질을 타고 날지도 모른다는 걱정에 남들 보기에 유난을 떤다 싶을 만큼 음식만큼은 가리려고 노력했다. 덕분에 생후 2개월에 접어든 우리 아들은 아직까지 피부가 깨끗하다.

출산 때 긴장 풀기와 호흡하기는 쉬운 듯해도 하루아침에 되는 것이 아니다. 나는 강사로서 4년 동안 꾸준한 요가 수련을 통해 내 몸의 비뚤어짐을 바로하고 편안하게 이완하는 방법을 익혔다. 호흡 수련으로 마음 또한 긍정적이고 밝게

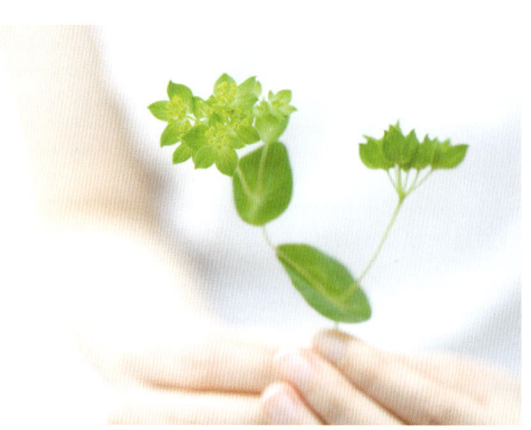

정화시키고 있었다.

특히 임산부 요가 강사로 일하면서 계획 임신의 중요성을 누구보다 잘 알고 있었기에 늘 임신을 준비하며 생활했다고 해도 과언이 아니다. 덕분에 흔히 임신부들을 괴롭히는 요통, 골반통, 손발 저림, 부종 등도 나는 거의 느끼지 못했다. 아마 꾸준한 산책도 큰 영향을 미친 것 같다. 유난히 걷는 걸 좋아하는 나는 저녁 후 남편 손을 잡고 걸으며 이런저런 얘기를 하곤 했는데, 덕분에 '어쩜 이리도 몸이 가뿐할 수 있을까' 싶을 정도로 나의 임신기는 임신 전과 특별히 다를 게 없는 몸 상태를 유지했다. 오히려 잘 챙겨 먹어서인지 컨디션이 더 좋아졌다고 느낄 정도였다.

예민한 성격 탓에 임신 테스트기로 테스트를 해보기도 전인 임신 4주 만에 임신을 감지했고, 조심해야 될 그 시기에도 요가 수련과 요가 수업, 호흡 수련을 변함없이 진행했다. 임신 전 남편과 계획했던 20여 일간의 유럽 배낭여행도 임신 9주에 무탈하게 다녀왔다. 임신을 확인하고 그 후 늘 내 의식은 뱃속의 태아에 있었다. 무엇을 하고 무엇을 먹든 항상 아기에게 향해 있던 내 의식이 나를 출산의 두려움으로부터 해방시켜주었고 자신감을 심어주었다.

출산 후 이야기 이제 출산한 지 만 두 달, 자연 분만만큼 힘들었던 모유 수유! 아기만 낳으면 자연스레 젖이 철철 나오는 줄 알았는데 모유 수유는 자신과의 힘겨운 싸움이다. 참새 같은 입으로 오물거리며 젖을 빠는 아들을 보니 먹을거리를 더욱더 함부로 할 수 없을 것 같다. 내가 먹는 게 그야말로 직접적으로 영향을 미치니 말이다. 모유 수유를 하는 동안만이라도 내가 먹고 싶은 것을 조금 더 참고 견뎌볼 작정이다. 아토피로 고생하는 아들을 보니 내가 인내하는 게 나을 것 같아서다.

적극적인 모유 수유 덕분에 내 체중은 예전으로 이미 다 회복된 상태다. 시간이 더 지나봐야 알겠지만 만족한 임신기를 보냈고, 아기로 인해 출산 후 행복한 시간을 보내고 있기에 내 몸과 마음은 더 건강해진 듯하다. 태아와 나에 대한 믿음, 자신감, 꾸준한 요가와 호흡 수련, 안전한 먹을거리로 인해 한층 더 건강한 엄마와 아들의 만남이 아니었나 싶다.

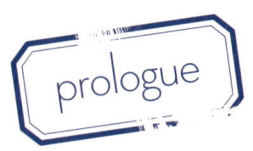

임신 중의 문제를 자연 요법으로 이겨냈어요

손현미 (자연 요법사)

임신과 함께 호흡을 바꾸다 2006년 12월 어느 날. 기쁨과 두려움에 나도 모르게 어린아이처럼 엉엉 울었다. 지금 29개월이 된 아들 은찬이가 내 뱃속에 있다는 사실을 처음 알게 된 날이었다.

갑작스럽게 찾아온 아기. 기쁘기도 하지만 임신과 출산에 대한 막연한 두려움이 훨씬 더 컸다. 입덧이 심해서 먹고 싶은 음식을 못 먹게 되면 어쩌지? 태교는 어떻게 해야 되나? 아기를 낳을 때는 얼마나 아플까? 아이를 낳고 임신 중 늘어난 살이 빠지지 않으면 어쩌지? 등의 고민과 걱정이 머릿속에서 떠나지 않았다.

당시 나는 요가와 호흡 수련, 자연 요법을 1년 가까이 실천하고 있었다. 고민을 거듭한 며칠이 지나고 나니, 하지 않아도 될 걱정을 미리 하면서 열 달을 보내는 것보다 편안하고 여유로운 마음으로 열 달을 지내는 것이 나와 아기에게 더욱 좋을 것 같다는 깨달음이 찾아왔고, 그 후엔 태교와 수련에만 더욱 전념했다.

임신을 처음 알게 된 여성들은 흥분과 설레는 마음으로 임신과 출산에 관한 여러 가지 정보를 얻으려고 한다. 좋은 음악, 좋은 생각, 좋은 먹을거리 등 중요한 것이 많지만 그중에서도 내가 가장 중요하게 생각한 것은 '호흡'이었다. 늘 하고 있는 숨쉬기지만 '호흡'은 가장 좋은 태교이며 태아뿐 아니라 건강한 임신 생활을 돕고 안전한 출산을 이끌어내기 때문이다.

요가를 시작하기 전에 내가 알고 있던 호흡은 숨을 들이쉴 때 가슴이 나오면서 아랫배가 들어가고 숨을 내쉴 때는 가슴이 들어가며 아랫배가 나오는 '흉식 호흡'이었다. 하지만 요가를 시작하며 익히게 된 '복식 호흡'은 코로 숨을 들이쉬면 아랫배가 나오고 코로 내쉬면 아랫배가 들어가는 호흡으로 그동안 내가 알고 있던 호흡과는 정반대였다.

임신 후 그동안 집중해서 하지 못했던 복식 호흡 훈련을 시간을 두고 천천히 바꾸어 갔다. 처음엔 굉장히 어색하고 힘들었다. 하지만 점점 익숙해지니 요가 동작을 할 때도 호흡이 훨씬 편안해졌다. 호흡이 편안하니 몸도 전보다 한결 부드러워졌다. 또 항상 아랫배를 의식하고 호흡을 하니 '뱃속의 아기도 나와 함께 숨을 쉬고 있겠지' 하는 생각이 들면서 저절로 몸가짐, 마음가짐이 바

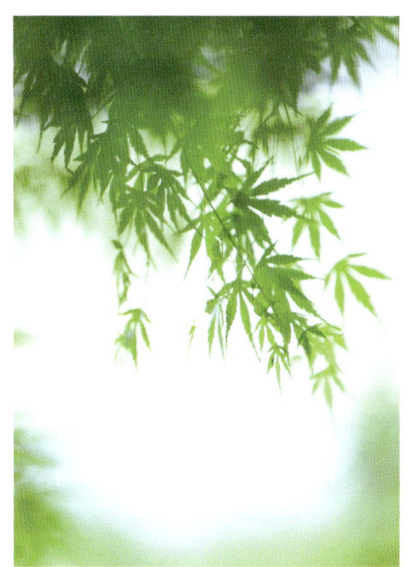

체 험 자 의 말 ❷

르게 되었다. 복식 호흡을 하고 난 후 제일 크게 달라진 점은 임신으로 인한 스트레스나 불안감이 많이 사라졌다는 것이다. 태아는 엄마의 희로애락을 다 느낄 수 있을 만큼 성숙한 존재인데, 나의 마음이 밝아지고 편안했으니 뱃속의 아기도 아마 편안한 마음으로 열 달을 보냈으리라 짐작된다.

자연이 시킨 방법대로 태교부터 출산까지… 임신 중 가장 고통스러운 경우는 임신부가 갑작스레 아플 때인데, 아무리 아파도 약을 함부로 먹을 수 없기 때문이다. 나도 임신 초기에 머리가 아프고 감기 기운이 있었는데 태아에게 나쁜 영향을 미칠지도 모르는 약을 먹는 대신 비타민 C가 많이 들어 있는 감잎차를 자주 마시고, 머리의 혈을 자극해 통증을 덜어주는 '토끼 자세'(무릎을 구부리고 앉은 다음 몸을 앞으로 숙여 이마를 바닥에 대고 양손은 등 뒤에서 깍지를 낀다. 엉덩이를 들어 올려 정수리가 바닥에 닿게 한다)를 하니 금방 몸이 따뜻해지면서 감기 기운이 뚝 떨어졌다.

주위의 임신부들을 보면 허리와 골반의 통증을 호소하는 경우가 많은데, 내 경우는 '고양이 자세'와 '나비 자세'가 많은 도움이 되었다. 고양이 자세는 허리와 척추를 편안하게 해주며, 나비 자세는 골반을 이완시키고 부드럽게 해줘 임신 중 허리와 골반 통증 완화에 많은 도움이 되었다.

또한 많은 임신부들이 임신 후반기로 갈수록 자궁이 커지면서 장기를 압박해 소화 불량과 변비에 시달리곤 하는데, 섬유질이 많이 들어 있는 식품으로 식단을 바꾸고 복식 호흡으로 아랫배를 움직여주면 소화도 한결 잘 되고 변비로 인한 고통도 쉽게 사라질 것이다.

열 달을 아주 편안하게 보낸 나였지만 역시 출산은 긴장과 두려움의 순간이었다. 우리가 흔히 알고 있는 TV 드라마나 영화 속의 출산 장면을 떠올려보면 정말 끔찍하기 짝이 없다. 산모는 온몸으로 고래고래 소리를 지르고, 그 옆에 있는 남편은 아내로부터 온갖 욕을 다 들으며 머리를 쥐어뜯기는 모습이 내가 상상한 출산 장면이니까. 하지만 실제 나의 출산은 그리 떠들썩하거나 요란하진 않았다. 고래고래 소리를 지르는 대신 늘 해왔던 호흡에 좀 더 의식을 두고, 부드럽고 규칙적으로 호흡하려고 애썼다. 남편의 머리채를 잡는 대신 이제 곧 아빠가 된다는 긴장감에 떨고 있는 남편의 손을 꼭 잡았다.

나와 아기의 힘이 더해져 드디어 우리의 첫아기가 세상에 태어났다. 내가 간절히 바라던 건강하고 행복한 출산이었다. 그때의 감동과 환희를 어떻게 다 표현할 수 있을까? 아기의 작은 얼굴은 오동통하고 토실토실했다. 아기를 안고 있던 간호사에게 "우리 아기에게는 모유가 나올 때까지 분유를 먹이지 마세요"라고 했더니 깜짝 놀라며 "아니 그럼 뭘 먹이시려구요?" 하며 물었다. 나는 "모유가 나올 때까지는 굶기려고요" 했더니 아이에게 행여 무슨 일이 생기면 다 엄마의 책임이라며 엄포를 놓았다.

낯선 세상에 대한 두려움에 떨며 큰소리로 울고 있는 아기가 가엽고 불쌍했지만 모유가 나오기 전에는 분유를 먹이지 않고 단식을 시키려고 굳게 마음먹었기 때문에 분유 대신 옅은 보리차를 먹였다. 그러는 동안에도 병원에서는 아기에게 분유를 먹이라고 계속 권했지만 아랑곳하지 않고 물만 먹였더니 아기는 뱃속에 쌓여 있던 녹색 태변을 잔뜩 보았다. 단식 3일째가 되니 먹은 것은 물뿐이고, 태변이 빠져나오니 아기의 체중은 많이 줄어 있었다.

게다가 배고파서 자지러지게 우는 아기를 보니 나도 어찌할 바를 몰라 아기를 따라 엉엉 울었다. 분유를 먹이지 않으려고 했던 결심이 한순간 흔들리기도 했지만 다행스럽게도 모유가 빨리 나와서 아기의 체중도 차츰 늘었다. 나는 '엄마

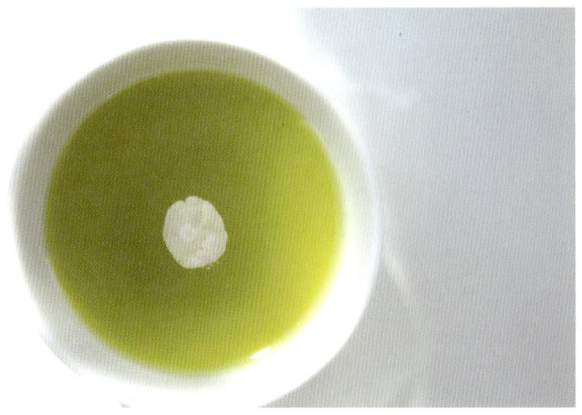

가 되기 위해서는 때론 정말 독하고 강해져야 되는구나'라는 것을 절실히 느꼈다. 그 뒤로도 아이에게 모유만 먹였고 모유 수유를 하는 동안에는 인스턴트 음식, 매운 음식 같은 자극적인 음식은 멀리했다. 덕분에 아이도 태열이나 아토피 증상이 전혀 없었고, 웬만해선 감기도 잘 걸리지 않는 튼튼하고 건강한 아이로 잘 자라고 있다.

아기를 낳고 1주일 정도 지났을 때부터 평소에 해왔던 요가와 호흡 수련을 천천히 시작했는데 덕분에 산후 부기나 배앓이도 없이 평소와 다름없는 컨디션으로 금세 돌아왔다. 만약 내가 요가와 호흡, 자연 요법을 몰랐더라면 지금의 나와 아이는 이렇게 건강하게 잘 지낼 수 없었을른지도 모른다.

예비 엄마, 아빠라면 누구나 꿈꿀 것이다. 건강하고 예쁜 아기가 태어나는 행복한 순간을. 요가와 호흡 그리고 자연 요법을 알게 된다면 더 이상 임신과 출산은 고통과 두려움이 아닌, 기쁨과 행복으로 가득한 고귀한 일이 될 것이라고 예비 엄마, 아빠들에게 자신 있게 말하고 싶다.

부모로서 내 아이에게 물려줄 수 있는 가장 큰 유산은 건강한 몸과 밝은 마음을 갖게 하는 것이 아닐까. 그러기 위해서는 내가 어떻게 해야 할까? 그 질문에 대한 답은 앞으로 계속 풀어가야 할 숙제이며, 내가 평생 해야 될 공부가 아닐까 생각해 본다.

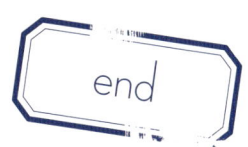

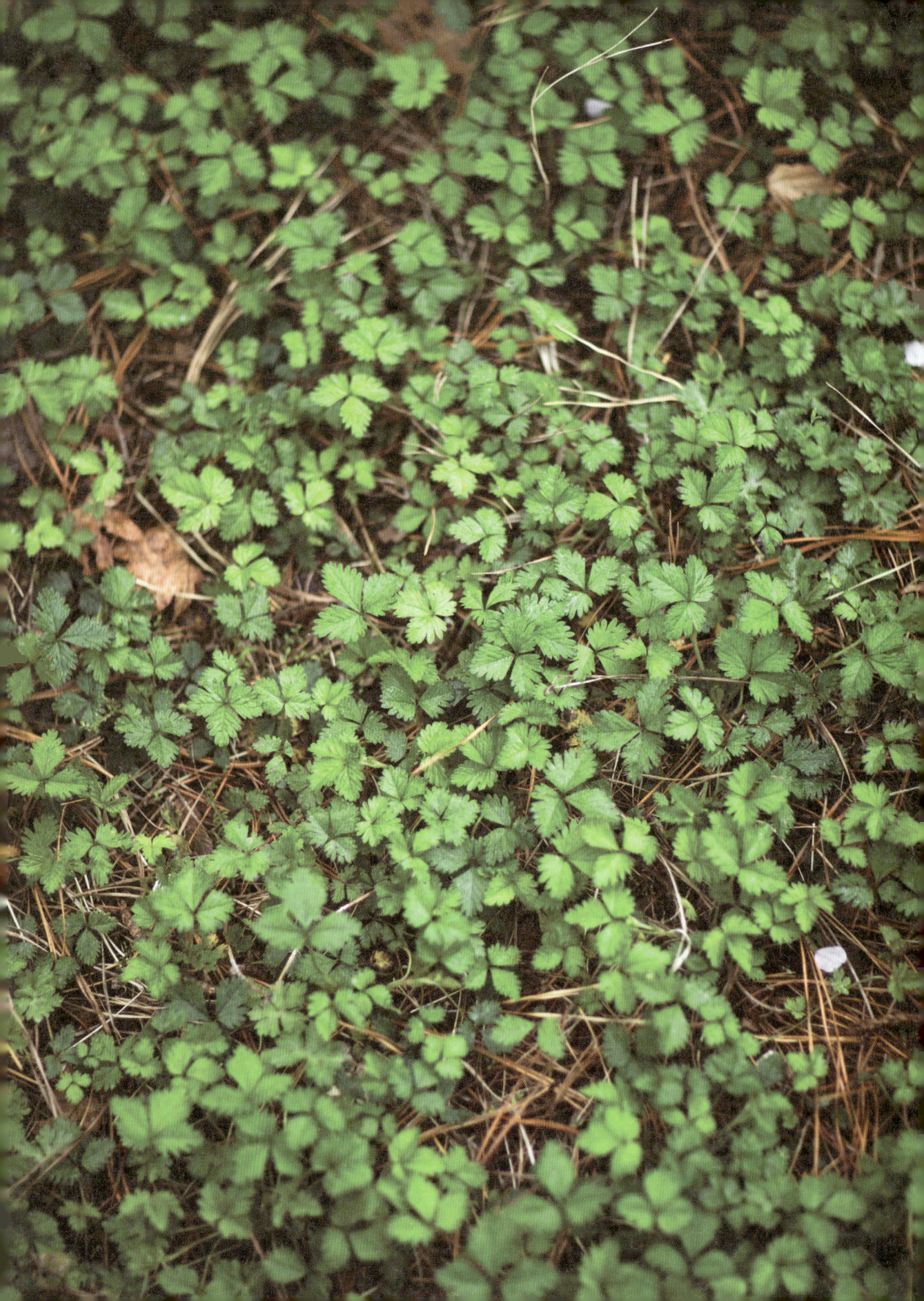

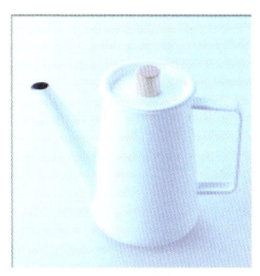
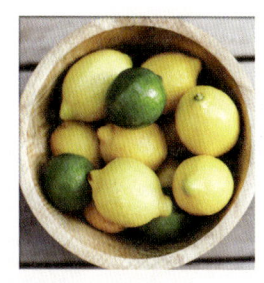
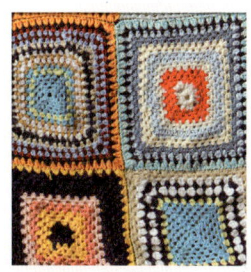

건강한 임신과 출산을 위한 첫걸음
임신 전 준비

생명을 잉태한다는 것은 일생일대의 중대사입니다. 그런데 막상 이를 실질적으로 준비하는 사람은 많지 않습니다. 임신이 어려운 사람은 열심히 노력하지만, 임신할 수 있는 사람이 건강한 아기를 가지기 위해 준비하는 경우는 거의 드문 편입니다. 아이가 태어나면 학원, 학교, 옷 한 벌, 책 한 권 골라주는 일도 신중하게 결정하면서 정작 가장 중요한 임신 준비는 소홀한 것이 대부분이지요. 하지만 한번쯤 생각해 볼까요? 과연 어느 것이 더 중요한 일일까요?

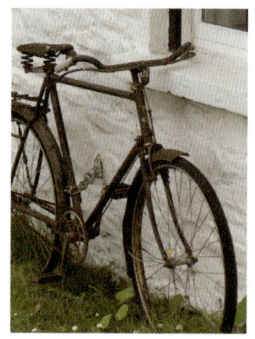

답은 이미 잘 알고 있습니다. 우리는 각종 과학적 증거와 경험들로 임신 전 준비가 아기의 건강, 정서와 학습적 역량에 더 중요하다는 것을 잘 알고 있습니다. 그런데 왜 실천이 잘 되지 않을까요?

첫째는 아기를 가지는 시기가 다소 막연하고, 확정적이지 않기 때문입니다. 당장 닥친 일이 아니기 때문에 생활 습관을 고치며 아기를 맞이할 준비를 하지 않습니다. 예비 엄마뿐만 아니라 남편도 술을 절제하고, 담배도 끊고 몸과 마음을 준비해야 함에도 불구하고 쫓기는 삶 속에서 전혀 관리되지 않은 몸으로 아기를 가지게 되는 경우가 많습니다.

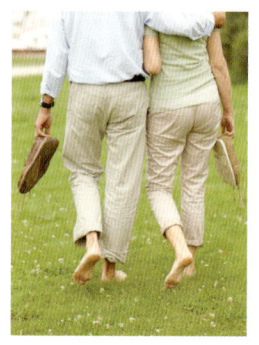

둘째는 아기를 가지기 위한 준비는 결국 자신을 바꿔야 하는, 상당히 어려운 일이기 때문입니다. 사실 남에게 변화하라고 말하기는 쉬워도 자신을 변화시키기는 어렵습니다. 실제로 아이를 키우는 순간들을 생각해 볼까요? 아이들이 잘못된 습관을 바꾸지 못하면 부모는 매우 답답해합니다. 왜 고쳐지지 않을까, 하고 안타까운 마음을 가집니다. 그러면서 정작 부모인 자신은 스스로를 변화시키지 못한 채 준비 없이 아기를 가진 일쯤은 미처 돌이켜보지 못하는 것입니다. 나를 바꾸는 것은 매우 어렵지만 그 결과는 아기를 통해 바로 확인할 수 있습니다. 맑은 피부를 가진 아기, 면역력이 강한 아기, 정서적으로 안정된 아기를 만날 수 있기 때문입니다.

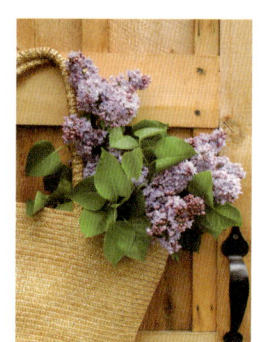

저는 가끔 엄마들에게 스스로를 관리하지 않은 결과는 아기를 통해 그 대가를 지불해야 한다고 이야기합니다. 자연 육아법을 지도하면서 임신 전 부모의 몸이 아기에게 직접적인 영향을 미치는 경우를 많이 보아왔기 때문입니다. 그러므로 훗날, 혹 나타날 수 있는 안타까움을 줄이고 탄생과 양육의 진정한 축복을 맛보기 위해서는 미리 준비하는 예비 엄마가 되길 바랍니다.

자, 그렇다면 예비 엄마는 이제부터 어떤 준비를 해야 할까요? 준비된 엄마가 되기 위해 실천하면 좋을 일들을 항목별로 분류해서 소개합니다.

Note

※ 계획이나 할 일, 필요한 정보를 담을 수 있도록 준비한 페이지입니다.

PART 1
엄마의 몸을 맑게 한다 해독과 단식

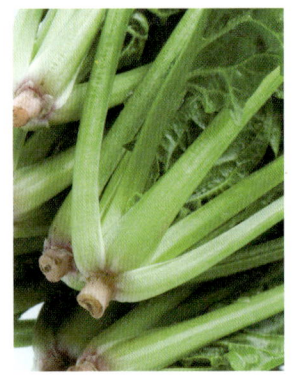
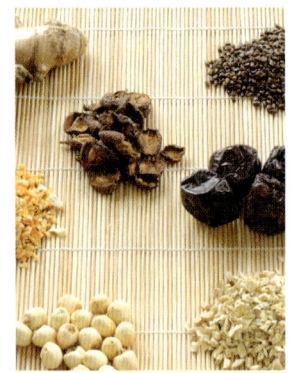
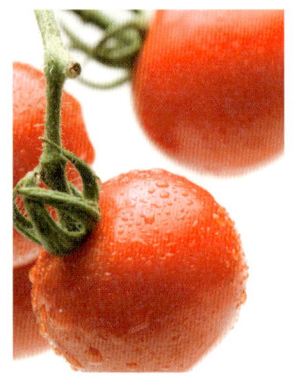
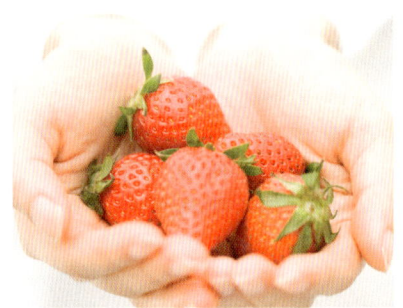
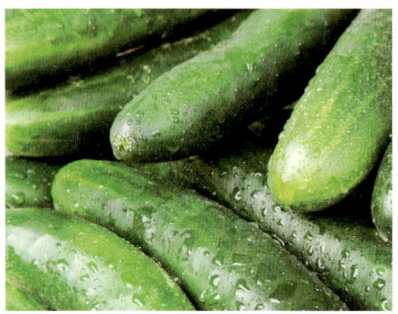

자연에서 찾은 해독을 돕는 식품
카로틴류 당근, 시금치, 부추, 호박, 파슬리, 브로콜리, 토마토, 고추, 녹미채 등
유황 화합물 양배추, 마늘, 순무, 양파, 큰 산파
폴리페놀류 적포도주, 참깨, 녹차, 생강, 대두, 카레가루, 사과, 메밀, 가지 등
비타민 C 키위, 딸기, 레몬, 파슬리, 귤 등
비타민 E 참기름, 아몬드, 장어, 잣, 호두 등
아연 견과류, 콩, 통곡식, 굴, 새우, 쇠고기, 게 등의 갑각류
셀레늄 곡류, 해산물, 육류, 맥주 효모, 소맥 배아, 마늘, 다시마, 참치 등

우리 몸이 깨끗해지는 데 필요한 기간은 1년

아기를 갖기 전, 가장 먼저 선행되어야 할 것은 해독입니다. 영양의 과잉 섭취와 각종 화학제품과 식품 첨가물, 중금속 등에 둘러싸여 있는 환경을 생각한다면, 임신 전 준비는 인체 유해 물질의 축적을 줄이고 정화하는 것이 핵심입니다. 그래서 임신을 준비할 때, 몸을 정화하는 것에 70% 정도의 비중을 두기를 권합니다.

우리는 1년 동안 적게는 4kg에서 많게는 10kg까지의 식품 첨가물을 먹습니다. 평균 8kg 정도의 식품 첨가물을 먹는다고 하니, 특히 외식이 잦고 인스턴트식품이나 패스트푸드 섭취가 많은 가임기 여성은 평균치를 넘길 가능성이 높습니다.

식품 첨가물의 대부분은 인체에 들어와서 호르몬과 유사한 역할을 하며 생리 기능을 교란하고, 이상을 일으키는 환경 호르몬입니다. 게다가 건물에서 나오는 화학 물질, 생필품의 환경 호르몬, 대기 오염 물질들을 모두 감안하면 현대인들은 각종 화학 물질에 둘러싸여 산다고 할 수 있습니다.

여러 연구 기관의 조사 결과 중 재미있는 것이 있습니다. 도시에서 유기농 식사를 하는 아이와 시골에서 일반 시장이나 마트의 식자재를 구입하여 먹는 아이의 모발 중금속 오염도를 조사해 보면 도시에서 유기농 식사를 하는 아이가 더 적게 나온다는 것입니다. 그만큼 인체 오염에 가장 큰 영향을 미치는 것이 음식입니다. 예비 엄마가 체내 오염을 줄여 건강한 아이를 갖고 싶다면 가장 먼저 개선해야 할 것은 식습관입니다. 몸의 정화는 식습관을 개선하는 데서 시작해야 합니다.

우리 인체에는 약 5~6리터 정도의 혈액이 있습니다. 이 혈액이 한 번 새로 교체되는 데는 약 1백~1백 20일 정도 걸립니다. 그래서 옛사람들은 귀한 아기를 가지기 전 1백일 정성을 드렸나 봅니다. 그리고 뼈까지 전부 교체되는 데는 1년 정도 걸립니다. 그렇기에 아기를 가지고 나서 시작하는 것보다 그 전에 미리 몸을 깨끗이 해두는 것이 훨씬 좋겠지요.

내가 먹었던 것들 중 특히 나쁜 것, 중금속이나 화학 물질 등은 지용성이라 몸 안에 착 달라붙어 잘 떨어져 나가지 않습니다. 이러한 것들이 결국 자신의 유전자에 영향을 주고 아기가 자라는 환경이 되어 평생 영향을 미치게 되는 것입니다. 어떻게 잘 먹을 것인가에 앞서 어떻게 몸을 맑게 할 것인가에 더 관심을 가져야 하는 이유가 여기에 있습니다.

예비 엄마에게 꼭 필요한 영양소

비타민 C · E 이 두 가지 비타민은 서로 협조하여 지용성 유해 물질을 수용성으로 바꿔 몸 밖으로 배출되도록 돕습니다.

아연 · 셀레늄 몸속에 쌓인 수은과 카드뮴을 해독하는 기능을 합니다. 셀레늄과 비타민 E도 서로 상승효과를 일으킵니다.

섬유질 중금속과 중성 지방을 흡착하여 배출합니다.

카로틴류 · 폴리페놀류 · 유황 화합물 식물의 색과 향을 결정하는 화학 영양소가 풍부한 카로틴류, 폴리페놀류, 유황 화합물 등의 식품을 충분히 섭취합니다. 이들은 해독뿐만 아니라 항산화와 항암 작용에도 뛰어난 효과를 발휘합니다.

체내의 많은 문제들을 해소해 주는 단식

단식은 단시간 내에 가장 빨리 인체를 정화할 수 있는 자연 치유법 중의 하나입니다. 대개 다이어트의 수단으로 활용하는 경우가 많지만, 자연 의학에서는 중요한 치유법이자 정화법입니다.

KBS TV 〈생로병사의 비밀〉 '단식' 편(2006년 7월 25일, 내 몸의 독을 없앤다)에서 방영되어 많은 사람들에게 알려졌듯 단식은 해독에 뛰어난 효과가 있습니다. 단식의 효과를 구체적으로 짚어보면 이렇습니다.

첫째, 체내 활성 산소를 줄여줍니다. 활성 산소는 노화의 주원인이며 유전자를 변형시켜 암을 유발합니다. 둘째, 체내의 숙변을 제거해 줍니다. 간혹 숙변이 없다고 하는 사람도 있으나 단식을 해보면 직접 눈으로 확인할 수 있습니다. 셋째, 불필요한 지방을 제거합니다. 단식 첫날은 단백질 위주(근육)로 빠지고 이후는 지방 위주로 빠집니다. 넷째, 중금속, 환경 호르몬 등의 배출을 돕습니다. 위의 독소들은 지용성이므로 지방이 제거될 때 함께 많이 제거됩니다. 다섯째, 혈액의 정체를 해소해 줍니다. 어혈이 제거되고 혈액의 점도가 묽어져 순환이 좋아집니다. 그래서 대부분 단식 이후 배나 손발이 따뜻해집니다.

이상은 경희대 한의대 팀의 연구로 검증된 결과들입니다. 그러므로 예비 엄마의 경우, 기회가 된다면 단식을 하길 권합니다. 실례로, 이전에 자연 수정이 한 번도 되지 않아 시험관 시술로 한 명의 아이를 가졌던 산모가 다이어트를 위한 단식 직후 바로 아기를 가진 경우도 있습니다. 그만큼 체내의 많은 문제가 단식으로 해소된다는 뜻입니다. 시기는 아기를 가지기 전 6개월에서 1년 정도가 좋습니다. 다음의 원칙을 잘 지키며 단식을 하면 건강한 임신과 출산을 준비하는 데 큰 도움이 됩니다. 그리고 항상 안전하게 하는 것이 중요하다는 것을 잊지 마세요.

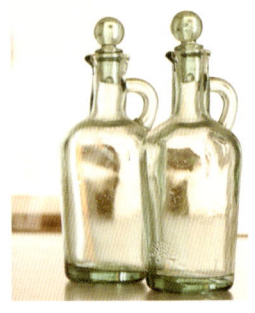

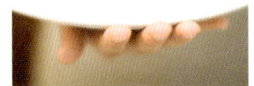
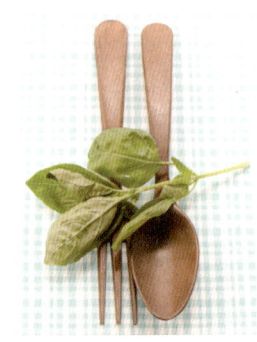
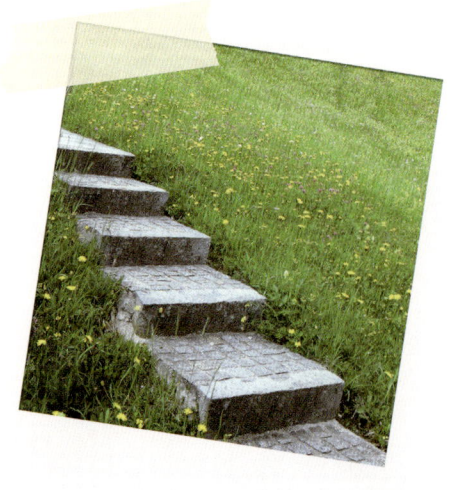

단식 전 준비 사항

1 가족 및 주위 사람에게 단식이 안전하다는 것을 알려 억지로 중지시키지 않도록 합니다. 가족 몰래 단식을 하는 사람이 있는데, 그럴 경우 가족이 자꾸 식사를 권하면 마음이 약해져 스스로 타협하여 먹을 수도 있습니다.

2 특별한 이유 없이 단식 기간을 줄이지 않습니다. 한번 정한 기간은 꼭 지킨다는 마음가짐이 필요합니다. 욕구를 참는 수련이기 때문에 기간을 정해 놓지 않으면 중단할 염려가 있습니다.

3 무리한 운동이나 과다한 업무는 피해야 하지만, 일상생활은 그대로 유지합니다. 환자가 아니면 단식 중 웬만한 일상 업무는 가능합니다. 단식 기간은 배고픔보다는 의외로 시간과의 싸움이기도 합니다. 사람이 먹지 않으면 남는 시간이 많아집니다.

4 체온계, 관장 기구, 구충제, 설사제를 준비합니다. 구충제는 감식에 들어가기 전에 먹어야 합니다. 설사제는 단식 중 숙변을 잘 빼내기 위해 단식 전날 저녁에 복용합니다. 그러면 다음 날 설사를 하게 됩니다. 장에 부담이 거의 없는 '마그밀'을 사용하는 것이 적합하고, 약국에서 구입할 수 있습니다. 단식기 때 숙변을 제거하기 위해 물 관장을 해야 하는데 의료기 판매점에서 미리 구입해 놓습니다.

5 깨끗한 내의를 매일 갈아입을 수 있도록 준비합니다. 단식 때는 몸의 분해와 노폐물 배설이 많아집니다. 속옷은 매일 갈아입고 겉옷도 되도록 자주 갈아입습니다.

6 과거에 어떤 질병이 있었는지 알아두고 호전 반응에 대비합니다. 단식은 어떤 자연 요법보다 호전 반응이 많이 일어납니다. 없던 문제가 호전 반응으로 나타나지는 않습니다. 과거에 아팠던 곳이 다시 나타나고 약했던 곳이 표시가 납니다. 미리 알고 있으면 당황하지 않고 대처할 수 있습니다.

7 바로 단식에 들어가지 말고 반드시 미리 감식을 실시합니다. 단식을 잘하는 비결은 감식에 있습니다. 그러므로 감식 프로그램을 꼭 실천하기 바랍니다.

8 단식과 회복 기간 중에는 금욕을 해야 합니다. 정액의 소모는 체력을 급격히 떨어뜨립니다. 일반 운동으로 에너지를 소비하는 것과는 다릅니다.

9 여성은 생리대를 준비합니다. 일시적으로 생리 주기에 변화가 오거나 기타 나쁜 것들이 배설되기도 합니다. 그러므로 미리 생리대를 준비하세요.

단식 전 주의 사항

1 단식은 꼭 전문가와 함께 진행하십시오. 특히 첫 단식은 전문가와 함께하는 게 좋습니다. 단식을 처음 하는 초심자는 혼자 제대로 하기 어렵습니다. 그러나 첫 단식을 성공하면 두 번째 단식은 혼자 해도 성공할 확률이 높습니다.

2 꾸준히 약을 복용해야 하는 사람은 단식을 하기 어렵습니다.

3 위궤양이 심한 사람이나 각종 병의 말기 질환자는 단식이 위험합니다.

4 주변 사람에게 단식하는 것을 숨겨야 하는 상황이라면 하지 않는 게 좋습니다. 타인이 음식을 권할 때, 먹고 싶은 욕구가 쌓여 있던 터라 실수하기 쉽습니다.

5 보식 시 실수했다고 '다음에 잘하지'라고 마음먹으면 그 이후에는 음식을 먹기가 더욱 쉬워집니다. 이때를 위해 지도자가 있는 것입니다. 지도자를 통해 실수를 만회할 수 있는 방법을 찾기 바랍니다.

단식 기간 중 꼭 지켜야 할 사항

1 단식 기간 중 일일 프로그램을 준수합니다. 각 프로그램은 단식의 해독 효과를 극대화하기 때문에, 빠지지 않고 행하는 것이 단식의 효과를 높이는 비결입니다.

2 단식 때는 스스로 변을 보지 못합니다. 관장을 통하여 숙변을 제거해 주어야 합니다.

3 금주, 금연, 금욕을 실천합니다.

4 커피나 청량음료 등을 마시지 않습니다.

5 생수를 하루 1.5~2리터 마십니다.

6 사람이 많은 곳에 장시간 있지 않습니다.

7 과로하지 않습니다. 컨디션이 좋다고 그날 많이 움직이거나 과로하면 오후나 혹은 다음 날 몸이 지치고 가라앉습니다.

8 미용실에 가지 않습니다. 특히 파마, 염색과 같이 약품을 사용하는 관리는 받지 않아야 합니다. 단식이 끝나고 한 달 정도 후에 하는 것이 좋습니다.

9 몸을 지나치게 뜨겁게 하거나 차게 하지 않습니다.

10 사우나 뜨거운 물에 몸을 담그는 목욕을 하지 않습니다. 살을 많이 빼려고 사우나를 하다 보면 체력이 떨어져 단식이 힘들고 몸에 무리가 옵니다.

11 숙변은 덩어리가 아니라 주로 조각이나 액으로 나옵니다.

12 단식 중 사고가 생기거나 응급 상황이 발생해 주사를 맞거나 약을 먹으면 위험할 수 있습니다. 이럴 때는 의료진에게 단식 중임을, 단식 며칠째인지를 꼭 알려야 합니다.

13 호전 반응이 나오거나 다른 조그만 반응이 나타나는 경우, 절대 혼자 판단하여 행동하지 말고 지도자에게 문의합니다. 지도자가 없는 경우에는 미리 문의할 곳을 꼭 알아놓으세요.

14 구역질, 현기증, 두통, 허탈감, 졸음, 권태 등은 단식 전 준비가 부족한 것이 원인이므로, 당황하지 말고 지도자에게 증상을 자세히 설명하고 문의하여 해결합니다.

15 어쩔 수 없는 사정으로 단식을 중단하더라도 뜨겁고 매운 음식, 딱딱한 음식을 바로 먹어선 절대 안 됩니다. 단식 때 체하면 평소보다 훨씬 괴롭습니다.

16 요리책이나 요리 프로그램을 보지 않습니다. 요리 프로그램을 볼 때는 식욕이 조금 해소되는 듯해도, 이후 보식기 때 식욕이 강하게 일어날 수 있습니다.

17 텔레비전 시청이나 컴퓨터를 너무 오래 하지 않습니다. 눈에 피로가 많이 쌓입니다.

18 가능하다면 비누, 샴푸, 화장품, 치약, 칫솔을 사용하지 않습니다. 사람은 음식을 먹을 때 분비물이 많이 생깁니다. 그래서 단식 중에는 물로만 세안하거나 머리를 감아도 생각보다 지저분해지지 않습니다. 화학 계면활성제가 들어 있는 세제류의 사용을 금합니다. 화장품 역시 마찬가지입니다. 단식은 가장 좋은 피부 청결법입니다. 피부의 호흡을 방해하는 화장품을 사용하지 마세요. 칫솔과 치약은 단식 중 연해진 잇몸을 손상시킬 수 있습니다. 소금물로 헹구거나 거즈로 닦아냅니다.

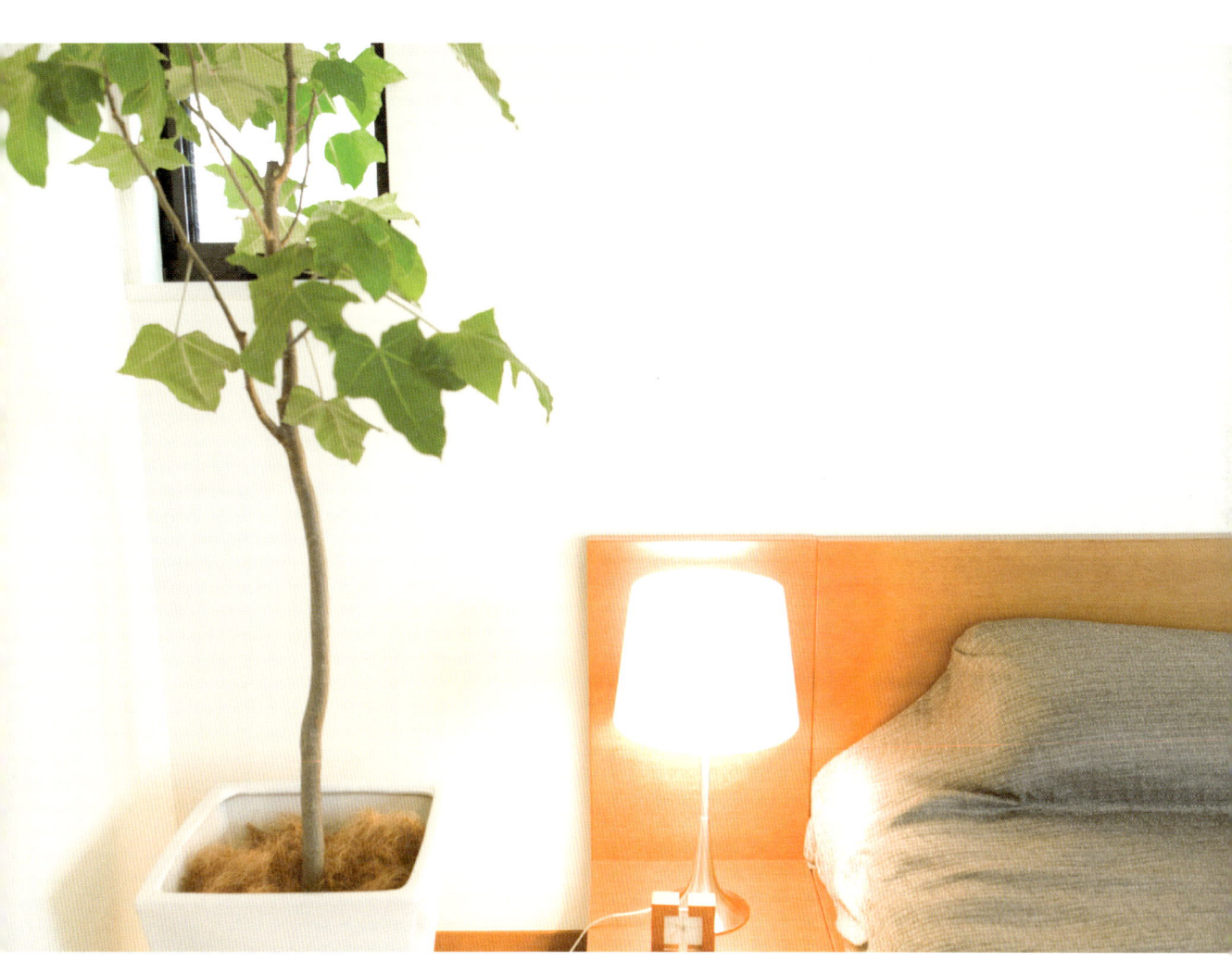

plan for green body

단계별로 분류되는 단식 기간

Step 1 감식기

단식을 잘하는 비결은 감식을 제대로 하는 것입니다. 단식 중 힘든 고비는 굶어서 생기는 경우도 있지만, 환자가 아닌 경우 먹는 리듬에서 안 먹는 리듬으로 바뀌는 과정에서 생기는 것입니다. 그래서 단식 2~3일째가 가장 힘들고 이후로 갈수록 대부분 안정됩니다. 이 고비를 어렵지 않게 넘기려면 감식을 잘해야 합니다. 감식은 3일 정도 하는 것이 좋습니다.

감식 1일 차 밥과 반찬을 평소 양의 반으로 줄입니다. 감식이 시작되면 간식은 금합니다.

감식 2일 차 죽을 2/3공기 먹습니다. 반찬은 되도록 먹지 않거나 엄지손가락 양 이상 먹지 않습니다.

감식 3일 차 미음을 2/3공기 먹습니다. 반찬과 간식 등 다른 음식은 일절 먹지 않습니다.

Step 2 단식기

단식은 대개 7일 정도 하는 것이 좋으나 자신의 업무량, 체력에 따라 전문가와 의논하여 결정하는 것이 바람직합니다. 부담 없이 하기에는 5일을 권합니다. 3일 정도 하는 것도 괜찮으나 효과 면에서 볼 때 그리고 단식을 일생에 두 번 하기가 쉽지 않다는 점을 생각하면 최소 5일 정도를 권합니다. 생수 단식을 할지, 효소 단식을 할지 등은 전문가와 의논하고, 역시 무리한 단식은 삼가도록 합니다.

Step 3 보식기

단식은 보식으로 마무리됩니다. 회복 기간을 어떻게 보내느냐에 따라 단식의 효과가 결정됩니다. 보식을 잘할 수 있다는 전제하에 단식 기간을 설정하세요. 단식기가 너무 길면 억눌렸던 욕구가 보식기 때 드러납니다. 보식기는 단식기의 5배 정도로 기간을 정합니다. 빨리 회복하는 것이 보식기의 목표가 아니라 천천히 회복하는 것이 포인트입니다.

효소 단식이란?
처음 단식을 하는 사람에게 추천하는 방법으로, 체력 저하를 막고 편하게 단식할 수 있습니다. 효소는 믿을 수 있는 유기농 매장에서 판매하는 채소 효소나 산야초 효소를 구입하면 됩니다. 유기농 재료로 만든 효소여야 하고, 발효가 많이 되어 술맛이나 신맛이 강한 효소는 사용하면 안 됩니다. 효소 20~30cc를 물 200cc에 타서 하루 두세 번 정도 마십니다.

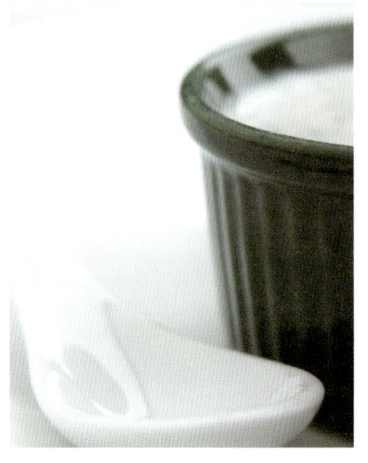
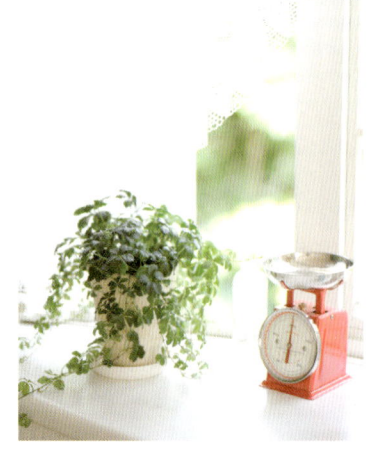

단식 기간 중 필요한 일들

산책 적당한 산책을 통해 원기가 생기도록 합니다. 단식을 하면 대개 오전에는 몸이 무겁고 힘듭니다. 이때의 산책은 기운을 살려줍니다. 공기가 맑고, 식당이 보이지 않는 코스를 선택하여 30분 정도 산책하세요.

풍욕 풍욕은 아침에 잠자리에서 일어나 창문을 열고 옷을 벗은 다음, 자리에 앉아 이불을 덮었다 벗었다 하여 온도 변화로 피부를 자극하는 것을 말합니다. 인터넷에서 풍욕 오디오를 검색해 다운받은 뒤 그 지시에 따라하면 효과적입니다.

관장 관장 기구의 정확한 사용법에 따라 하루 1~2회 실시합니다. 관장 기구에 25~30℃의 물을 약 1000cc 정도 넣습니다. 문고리 이상의 높이에 걸고 오른쪽 옆으로 누워 항문으로 물을 넣습니다. 다 넣고 나면 반대쪽으로 누워 15분 정도 있다가 화장실에 갑니다.

냉수마찰 너무 차지 않은 물을 부드러운 수건으로 적셔서 몸을 닦아냅니다. 냉·온욕을 하는 것이 좋지만 여의치 않은 경우에는 위의 방법으로 대체합니다. 두 방법 모두 찬물로 마무리하는데, 이는 단식으로 인해 피부가 늘어지는 것을 막아 탄력 있는 피부를 만들어줍니다.

스트레칭과 요가 하루에 30분 정도 몸을 풀어주는 운동을 하면 기력이 솟고 독소 분해 효과도 높아집니다.

보식기의 주의 사항

1 위험한 상황은 단식기보다 단식 직후의 잘못에서 옵니다. 예를 들어 미음을 먹어야 할 때 밥을 과식한다든지 떡이나 자장면을 먹는다든지 하는 것입니다. 이로 인해 탈이 나서 약을 먹는 행위들은 절대 해선 안 됩니다.

2 단식 일수를 채웠더라도 식욕이 생기지 않을 때는 단식을 중단할 필요가 없습니다. 간혹 식욕이 나지 않는다고 걱정하는데 이런 경우 대부분 단식이 더 필요하거나 혹은 위장이 더디게 움직이기 때문입니다. 미음부터 먹기 시작하면 식욕은 회복됩니다.

3 과식을 가장 조심해야 하는데, 회복 식단의 정해진 양보다 많이 먹으면 과식이 됩니다. 미음을 먹을 때 죽을 먹어도 과식이 됩니다. 반드시 회복 식단에 정해진 기준을 따라야 합니다.

4 단식 후 4주 동안은 부부 관계를 갖지 않는 것이 좋습니다.

5 관장은 3일 동안 매일 하며, 4일부터는 이틀에 한 번, 8일 이후에는 사흘에 한 번 합니다. 대개 7일경에 스스로 변을 보게 되는데 이후에는 관장을 하지 않습니다.

6 보식기 중 7일 이내에 몸무게가 1kg 이상 늘면 과식, 과당, 과염을 한 것입니다. 또 일주일 이내에 얼굴이 뽀얗게 회복되는 것도 과식한 결과입니다. 이때는 다음 날 하루 단식을 하고, 그 다음 날은 미음을 먹은 뒤 중단되었던 보식 일수에 맞춰 다시 보식을 시작하면 됩니다.

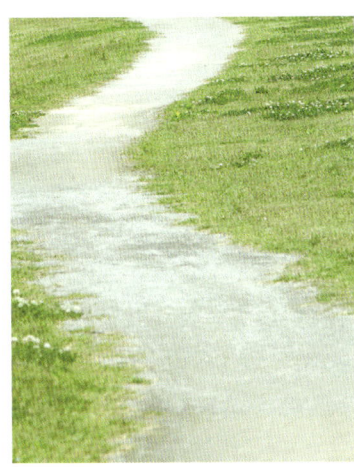
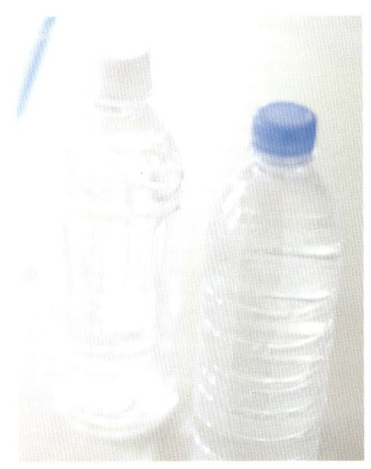
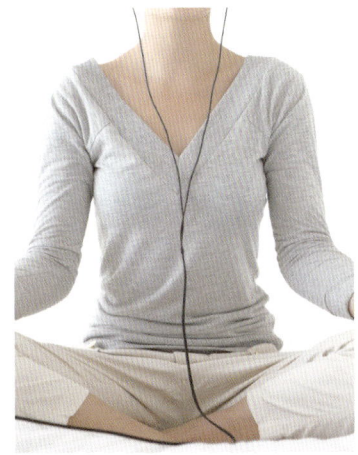

보식기의 회복 식단

보식기는 단식 일수의 5배에 해당하는 기간입니다. 만약 3일 단식을 했다면 3~4일은 미음과 죽을 먹어야 하며, 전체 보식기는 15일 정도입니다. 식사 시간은 한 시간이며 한 숟가락에 50~1백 번씩 씹어야 합니다. 하루 두 끼를 먹던 사람은 계속 두 끼를 먹고, 세 끼를 먹던 사람은 계속해서 세 끼를 고정적으로 먹어야 합니다. 아래의 식단은 4일간 단식을 실시했을 때 보식 식단으로 한 끼 분량입니다.

- **보식 1일 차** 현미 미음 1/2공기
- **보식 2일 차** 현미죽 1/2공기, 반찬 하나(부드러운 나물) 엄지손가락 크기만큼, 소금(죽염, 천연 소금) 평소의 1/10
- **보식 3일 차** 현미죽 2/3공기, 반찬 두 가지를 전날의 2배만큼, 소금은 2/10
- **보식 4일 차** 된 현미죽 2/3공기, 반찬 두 가지, 국 1/2공기(예: 미역국, 콩나물국, 뭇국)
- **보식 5일 차** 현미 잡곡밥 1/2공기, 반찬 3가지, 소금 3/10 , 엷은 맛이 나는 된장국 1/2공기
  간식 시작 : 작은 귤 하나, 혹은 사과 1/4조각 정도, 하루 1회(먹지 않아도 좋음)
- **보식 6일 차** 현미 잡곡밥 2/3공기, 반찬 4가지, 국 2/3공기, 소금 4/10
- **보식 7일 차** 6일째와 동일
- **보식 8일 차** 현미 잡곡밥 2/3공기, 반찬 4가지, 국 2/3공기, 소금 6/10
- **보식 9일 차** 8일째와 동일
- **보식 10일 이후** 전보다 양을 조금씩 늘림. 김치를 두 조각 이내로 씻어서 섭취

Note

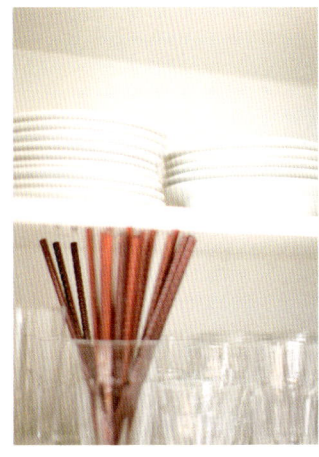

※ 계획이나 할 일, 필요한 정보를 담을 수 있도록 준비한 페이지입니다.

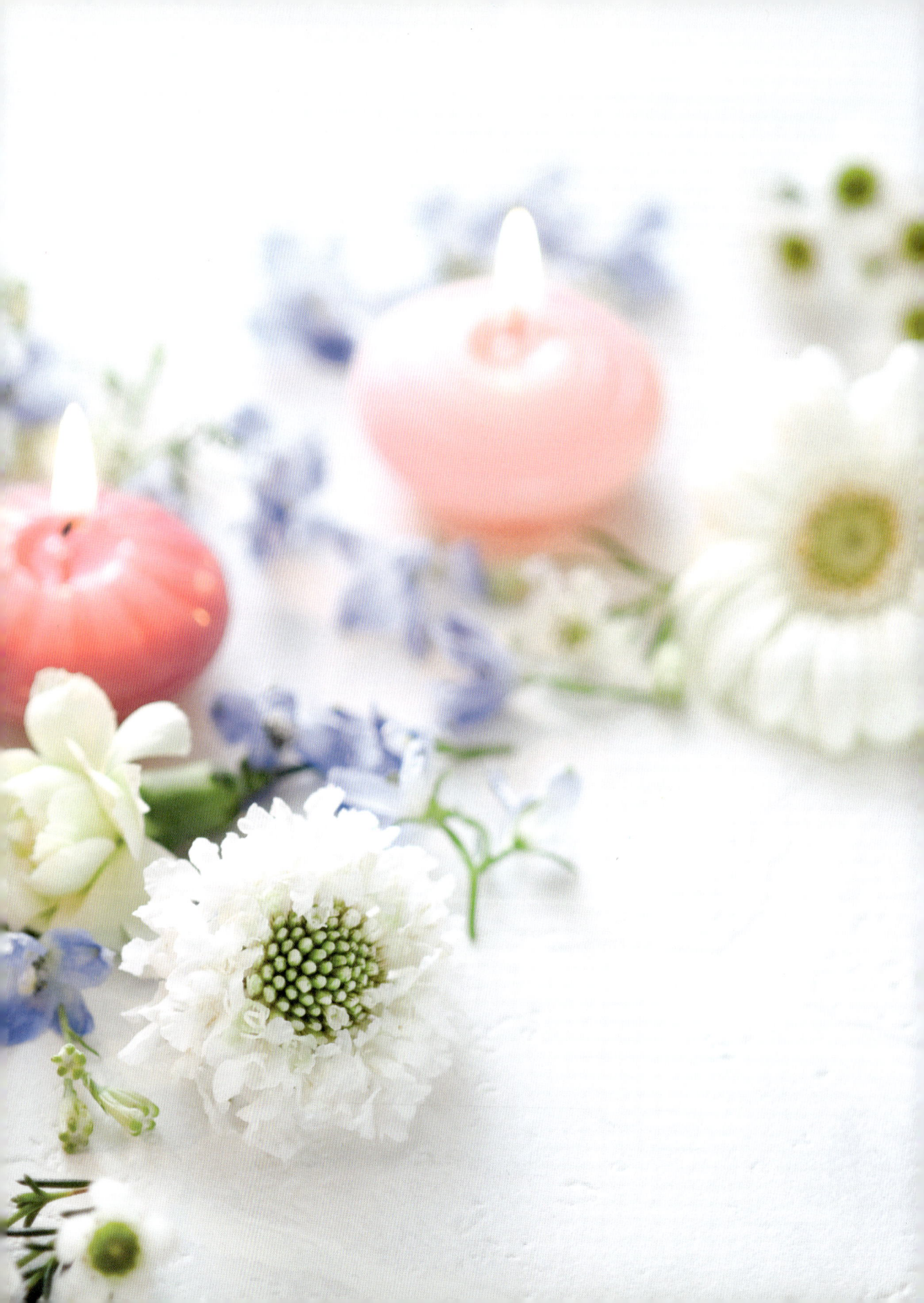

PART 2
엄마의 몸을 따뜻하게 한다 체온 관리

따뜻한 기운은 아래로, 찬 기운은 위로…

체온 관리는 예비 엄마들이 한번쯤은 관심을 갖고 준비하는 부분입니다. 대부분의 예비 임신부들이 임신 전 배를 따뜻하게 하는 한약을 지어 먹을 정도로 말입니다. 이렇듯 막연히 중요하게 생각하는 체온 관리의 원리를 보다 체계적으로 이해하면 건강한 임신을 지혜롭게 준비할 수 있습니다.

인체에서 온도는 '기준(절대적) 온도'와 '상대적 온도'로 나눌 수 있습니다. 서양 의학은 주로 절대적 온도 위주로 탐구했고, 동양 의학은 상대적 온도에 대한 탐구가 깊습니다. 각 생명체는 고유의 온도를 지니고 있는데 인간은 신체 부위마다 다르지만 혀 밑의 36.5도를 기준으로 하고 있습니다.

인체는 미묘한 온도 차이에 의해 각 기관의 기능과 각종 화학 반응, 혈액의 흐름이 조절되고 변화됩니다. 평온에서 고열이 되면 해열 작용을 해야 하고, 저체온이 되면 몸을 따뜻하게 하여 인체의 균형을 조절해야 합니다. 이것이 1차적인 온도 관리입니다.

다음으로 상대적 온도는 먼저 상하와 안팎의 온도 차를 얘기할 수 있습니다. 상체는 시원하게, 하체는 따뜻하게 하는 것이 인체에 좋습니다. 본래 사물은 윗부분이 더워지기 쉽고, 아래 부분이 차가워지기 쉽습니다. 만약 이런 현상이 인체에 지속되면 에너지가 순환, 소통되지 않고 단절되어 머리는 더워지고 배는 차가워지게 됩니다.

이것을 막으려면 '수승화강'을 잘해야 합니다. 즉 따뜻한 기운은 아래쪽 배로 가도록 하고, 시원한 기운은 머리로 가게 하는 것입니다. 안팎으로 보면 인체의 심부는 좀 더 따뜻하고 표면은 상대적으로 차가워야 합니다. 인체의 심부는 대개 37.2도 정도가 좋습니다. 이렇게 인체는 위와 아래, 안과 밖의 미묘한 온도 차에 의해 건강이 유지됩니다. 그래야 기운이 흩어지지 않고 안정을 이루어 생명체의 항상성이 유지됩니다.

아무런 이상이 없는데 임신이 잘 되지 않는 경우, 인체 내부의 미묘한 온도 차의 문제가 있을 수 있습니다. 아기가 쉽게 생기지 않는 사람도, 아이를 가지기 위한 준비를 하는 사람도, 우선 체내의 냉증을 해소하는 것이 필요합니다. 혹은 반대로 혈액이 편중되어 발생하는 과잉의 열을 해소하도록 하는 것 역시 중요합니다.

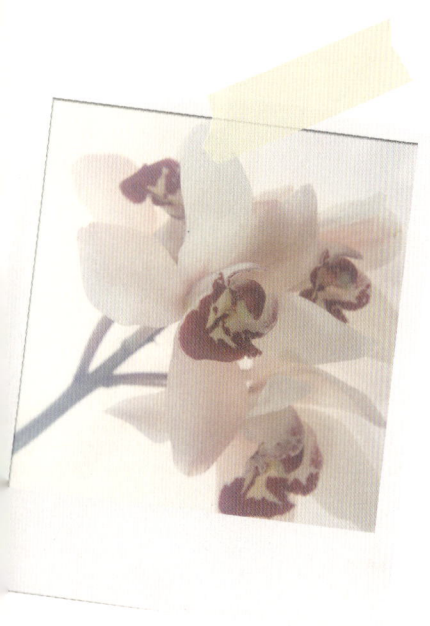

체온 관리에 도움이 되는 방법들

자율 신경 다스리기 긴장이 되면 손발이 차가워지는 것을 누구나 쉽게 경험했을 것입니다. 이는 위급한 상황에 대처하기 위해 피를 한쪽으로 몰아주어 생기는 자연스런 현상입니다. 문제는 이러한 상황이 오랫동안 지속될 때 일어납니다.

자율 신경 중 긴장을 담당하는 교감 신경의 긴장이 오래갈 경우, 혈액은 모세 혈관보다 심장과 뇌, 근육 위주로 몰려 손발이나 복부가 냉해지기 쉽습니다. 과도한 스트레스, 밤낮이 바뀌는 생활은 냉증을 유발하고 백혈구의 면역력을 떨어뜨립니다. 이를 해소하기 위해서는 교감 신경의 과도한 긴장을 완화하고 부교감 신경을 활성화하여 모세 혈관의 순환을 돕고 면역력을 높이는 것이 필요합니다.

아래의 방법들은 자율 신경을 다스리기 위한 실천 사항들입니다. 관심 있게 기억해 두고 평소 생활에 적용하는 것이 좋습니다.

1 이완 호흡(93쪽)을 실천하세요. 이완 호흡과 아랫배 호흡을 익히면 모세 혈관이 열려 손발과 복부가 따뜻해집니다.

2 밤낮이 바뀌지 않도록 합니다. 만약 상황이 여의치 않다면 이완에 좋은 요법들을 충실히 하여 긴장이 누적되지 않도록 합니다.

3 목욕 요법이나 아로마 요법, 마사지를 즐기세요. 목욕은 긴장을 푸는 데 좋습니다. 향기 요법 역시 적은 노력으로 쉽게 몸과 마음을 이완하여 자율 신경을 안정시킬 수 있습니다. 교감 신경을 안정시키는 아로마 오일에는 라벤더, 로만 캐모마일, 로즈 등이 있으며 특히 로즈, 클라리세이지는 여성 호르몬의 분비를 촉진합니다. 또한 로즈 오일은 남성의 정자 수를 증가시키는 효과가 있으니 부부 침실에서 사용하기 좋습니다.

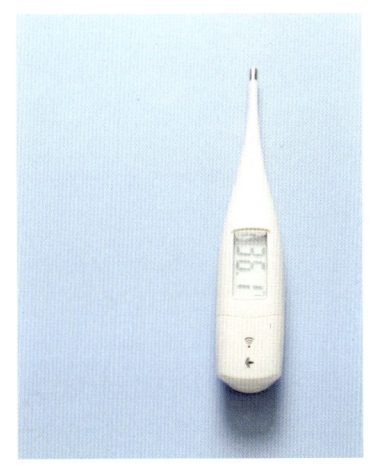
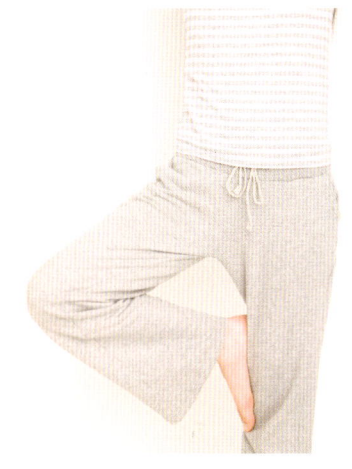
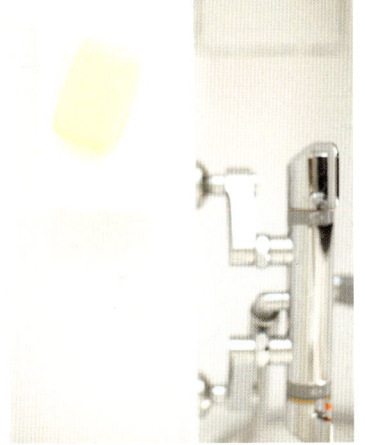
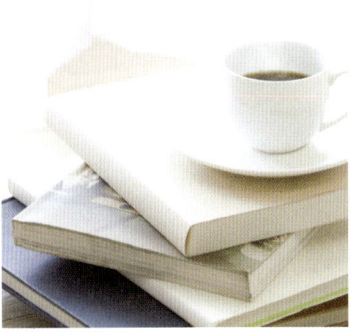

plan for green body

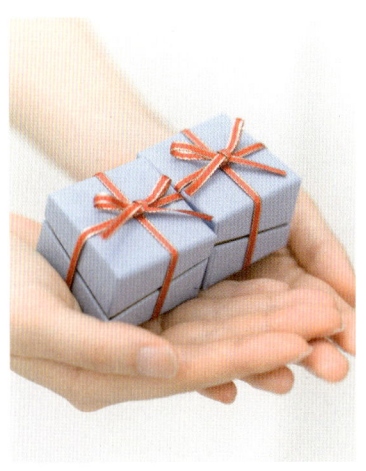
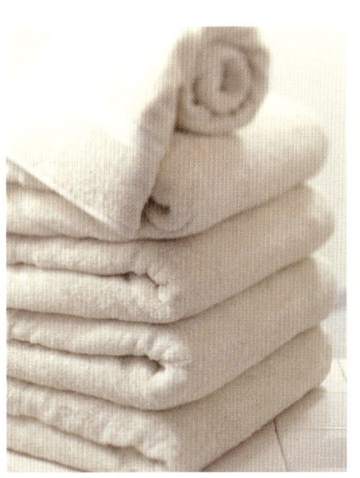

체온 관리에 도움을 주는 혈 자리

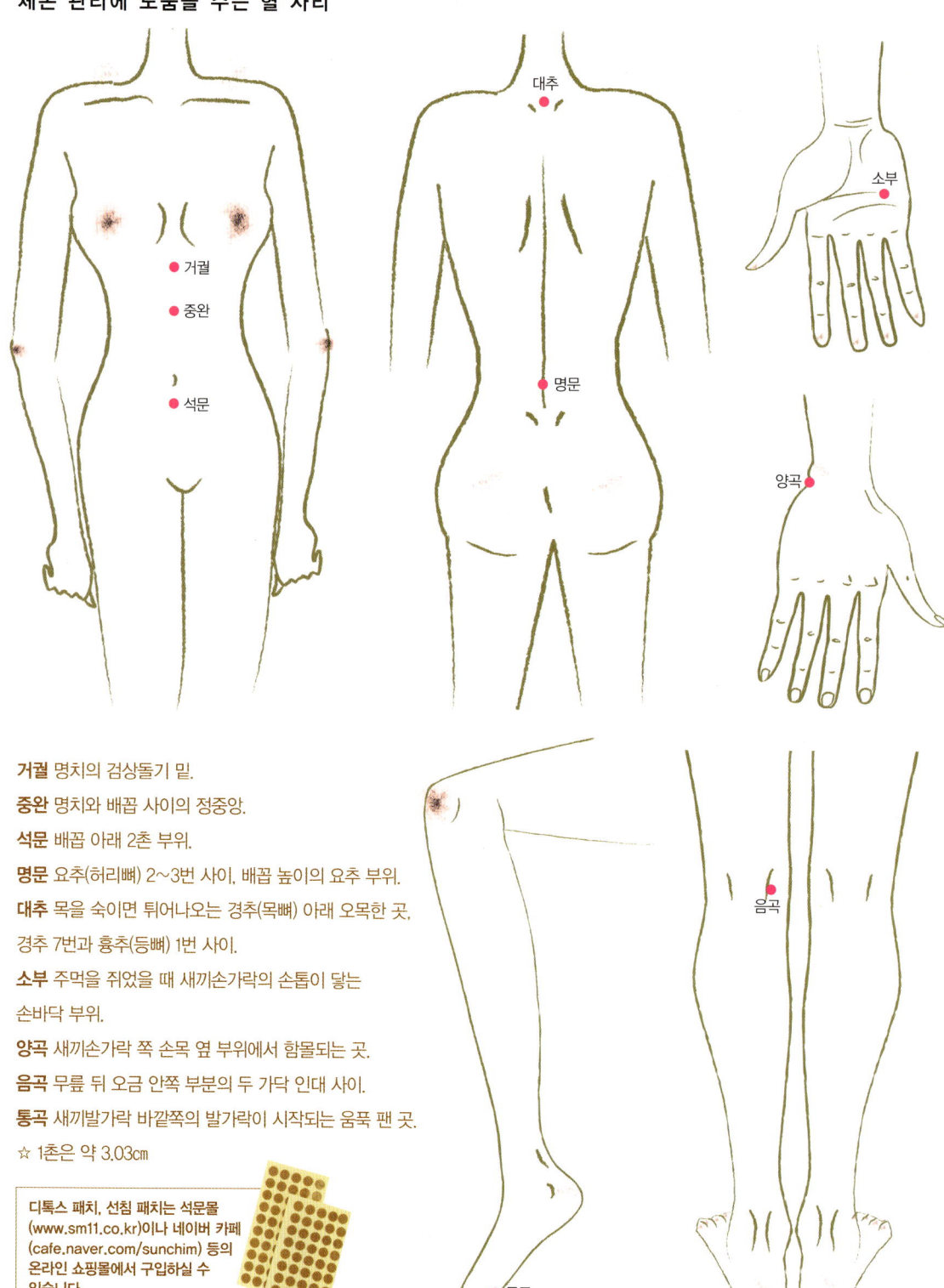

거궐 명치의 검상돌기 밑.
중완 명치와 배꼽 사이의 정중앙.
석문 배꼽 아래 2촌 부위.
명문 요추(허리뼈) 2~3번 사이. 배꼽 높이의 요추 부위.
대추 목을 숙이면 튀어나오는 경추(목뼈) 아래 오목한 곳. 경추 7번과 흉추(등뼈) 1번 사이.
소부 주먹을 쥐었을 때 새끼손가락의 손톱이 닿는 손바닥 부위.
양곡 새끼손가락 쪽 손목 옆 부위에서 함몰되는 곳.
음곡 무릎 뒤 오금 안쪽 부분의 두 가닥 인대 사이.
통곡 새끼발가락 바깥쪽의 발가락이 시작되는 움푹 팬 곳.
☆ 1촌은 약 3.03㎝

디톡스 패치, 선침 패치는 석문몰(www.sm11.co.kr)이나 네이버 카페(cafe.naver.com/sunchim) 등의 온라인 쇼핑몰에서 구입하실 수 있습니다.

자연 요법으로 배를 따뜻하게 건강한 신체에서 배의 온도는 다른 부위보다 높습니다. 배가 차다는 것은 근육이 굳어 있고, 배로 오는 혈액량이 상대적으로 부족하다는 뜻입니다. 온몸을 따뜻하게 하기에는 혈액의 양이 충분하지 않거나 순환이 활발하지 않다는 것입니다. 배의 온도를 높이는 자연 요법으로는 뜸과 선침이 효과적이며, 노폐물 배출을 통해 혈행을 활성화하는 데는 디톡스 패치 요법, 아로마 찜질, 된장 찜질 등이 좋습니다.

쑥뜸, 선침, 디톡스 패치 거궐, 중완, 석문, 명문, 대추의 혈 자리에 사용합니다. 한 가지 방법을 정하면 그 방법을 꾸준히 실행합니다. 쑥뜸은 직접구 방식과 간접구 방식이 있는데 자신에게 맞는 방식을 선택하면 됩니다. 디톡스 패치는 몸의 정화에 도움을 주는 약초와 허브를 농축해 만든 패치입니다. 필요한 크기만큼 오려서 원하는 자리에 6~8시간 붙이면 됩니다. 선침 패치는 경혈에 붙이는 작은 원형 패치입니다. 혈 자리에 붙여 기혈의 순환을 촉진하는 효과를 얻을 수 있습니다.

아로마 찜질 로즈, 로즈메리, 클라리세이지, 라벤더를 호호바 오일 50ml와 배합합니다. 혼합한 오일을 복부에 바르고 황토 팩을 그 위에 올립니다.

된장 찜질 된장 찜질은 숙변을 제거하고 장의 독소를 없애는 데 많이 활용됩니다. 배에 수건을 올리고 거즈를 깐 뒤 데워진 된장을 거즈 위에 펴 바른 뒤 수건을 덮고 30분간 찜질합니다. 이때 물을 충분히 마시는 것이 좋습니다.

몸을 따뜻하게 하는 옷 입기 옷 입는 습관이 나쁘면 몸이 냉해지기 쉽습니다. 예를 들어 겨울에 위에는 모피 코트를 입었다고 해도 하의로 미니스커트를 입는 것은 체온 관리에 좋지 않은 복장입니다. 여름에 배가 드러나는 옷도 입지 않는 것이 좋습니다. 앞에서 말했듯 '수승화강'이 거꾸로 되기 때문입니다. 배와 발은 차가워지고 심장과 머리에는 열이 몰리기 때문에 여성의 건강에 좋지 않습니다.

유연성 운동과 근육 운동 운동은 몸에 열을 발생시키고, 혈액 순환을 도와 냉증을 해소하고 체온을 조절하는 역할을 합니다. 특히 유연성 운동은 몸을 부드럽게 하여 기의 순환을 좋게 하며, 근육 운동은 순환시키는 힘을 강화하고 적절한 열을 올려주는 역할을 합니다.
몸이 경직된 사람은 유연성 운동을 비중 있게 하고, 체력이 약하고 추위를 많이 타는 사람은 근육 운동에 비중을 둡니다. 파워 스트레칭(요가)을 하면 두 가지 장점을 모두 얻을 수 있습니다. 초심자는 부드러운 스트레칭을 익히고 난 뒤 파워 스트레칭을 배우는 것이 안전합니다. 처음부터 강한 운동을 하면 다치거나 근육통으로 고생할 수 있습니다.

PART 3

엄마의 몸을 건강하게 한다 **바른 자세**

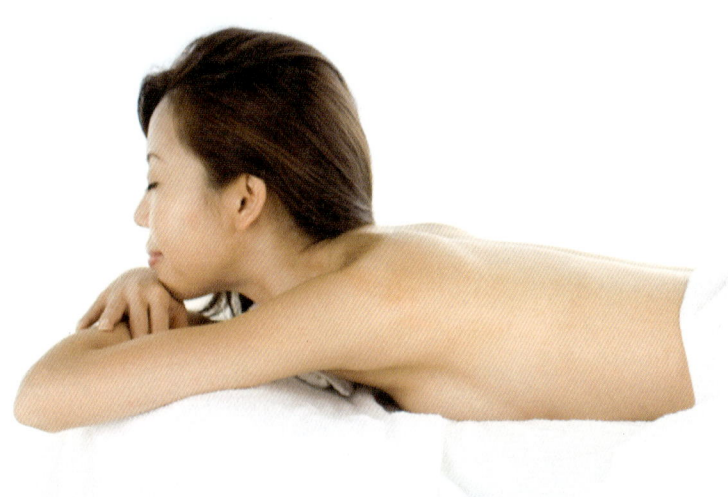

plan for green body

비틀어진 자세가 인체 기관의 기능을 떨어뜨린다

건물을 지을 때 기초 작업으로서 가장 중요한 것은 골조를 안정적으로 연결하는 것입니다. 고층 건물을 짓는 데 연결 부위들이 제 위치에 있지 않으면 그 건물은 오래 가지 않아 균열이 생기거나 각종 위험에 노출될 것입니다.

사람의 몸도 마찬가지입니다. 골격이 비틀어지면 틀어진 골격을 지탱하기 위해 근육의 긴장과 경직이 일어납니다. 긴장은 혈관을 좁혀 혈액 순환 장애로 이어지고, 신경 장애로 연결됩니다. 인간의 몸은 어느 한 곳이 문제가 되면 그것이 결국 인체 전반에 영향을 주게 됩니다. 각 기관은 독립되어 있으면서도 일체로 작용합니다. 여성의 체형이 바르지 않으면 골반 조직에 경직이 일어나고 자궁과 그 주변 환경이 나빠집니다. 바른 체형은 예비 엄마의 혈액 순환과 건강한 자궁의 필수 조건입니다.

조금 더 구체적으로 설명해 볼까요? 비틀어진 자세는 기관의 기능을 저하시킵니다. 사람의 몸을 보면, 양쪽 다리의 길이가 일치하지 않는 사람들이 많습니다. 이는 실제 다리 길이의 차이라기보다는 바르지 않은 자세로 인해 골반이 비틀어지고 기울어진 데다 고관절의 문제가 복합적으로 연결되어 생긴 현상입니다.

골반이 틀어지면 내부 근육이 경직되고 혈액 순환을 떨어뜨려 기관의 기능을 저하시킵니다. 반대로 골격이 바로잡히고 근육의 경직이 풀어지면 기관의 기능이 향상됩니다. 혈액 순환이 잘 되어 배가 따뜻해지고 만성적인 생리통이 해소되는 효과도 얻을 수 있습니다.

또한 목이 경직되면 스트레스에 약한 체질이 되기 쉽습니다. 모든 주요 신경은 목을 지나가는데 이러한 신경 중, 뇌와 목이 연결되는 부위에서 나오는 부교감 신경을 미주 신경이라고 합니다. 미주 신경의 기능이 저하되고 교감 신경이 항진되면 인체는 육체적·정신적 스트레스에 예민하게 반응합니다. 일자 목이나 혹은 과도한 C자 목이 되어 목에 만성적인 긴장이 생기면 이런 증세는 더욱 심해집니다. 목 근육의 힘을 빼고 있어도 힘을 주고 있는 듯한 상태가 됩니다.

등이 굽어지면 심폐 기능이 저하되고 열 조절이 잘 안 됩니다. 흉추에는 심장과 폐로 나오는 신경과 횡격막으로 나오는 신경이 있습니다. 등이 굽어져 생기는 긴장과 신경의 압박은 가슴을 답답하게 하거나 화가 잘 쌓이게 만들고 혈액 순환을 방해하여 전신을 무력하게 만들기도 합니다. 호흡에도 크게 영향을 미치는데, 호흡이 불안정하면 바로 마음에 반영되어 심리적으로도 불안정하고 예민해지기 쉽습니다.

여성의 골격에 나쁜 영향을 주는 자세들

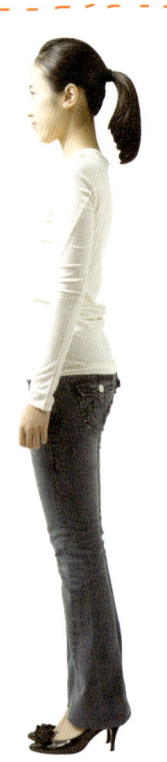

하이힐을 신었을 때 하이힐은 엉덩이를 올리고 가슴을 앞으로 내밀게 합니다. 또한 발을 유선형으로 돋보이게 하며 여성적인 미를 강조하는 효과가 있어 현대 여성의 필수품이 되었습니다. 하지만 하이힐을 신게 되면 앞으로 체중이 쏠리는 것을 방지하기 위해 몸을 뒤로 젖히게 되어 척추의 S자 커브가 더욱 커집니다. 그로 인해 허리와 등, 목이 긴장하게 되며, 다리 근육이 수축되고 하지의 순환이 나빠질 뿐 아니라 발의 변형도 초래합니다. 이런 현상으로 인해 척추가 변형되면 키가 줄어드는 결과가 나타납니다. 결국 하이힐을 신었을 때는 예쁘게 보이지만 하이힐을 벗었을 때는 아름답지 않은 체형이 됩니다.

다리를 옆으로 두고 앉는 인어공주 자세 하이힐을 신는 자세가 척추를 전후로 왜곡시킨다면 이 자세는 척추를 옆으로 삐뚤어지게 합니다. 한쪽 골반과 늑골 사이는 좁아지고 반대쪽 골반과 늑골 사이가 넓어지며, 한쪽 골반이 올라가면서 동시에 앞쪽으로 비틀어지게 됩니다. 이 자세를 취할 경우 자주 방향을 바꿔주는 것이 좋으며 교정 동작을 꼭 실천하는 것이 중요합니다.

Note

※ 계획이나 할 일, 필요한 정보를 담을 수 있도록 준비한 페이지입니다.

예비 엄마에게 좋은 자세 만들기

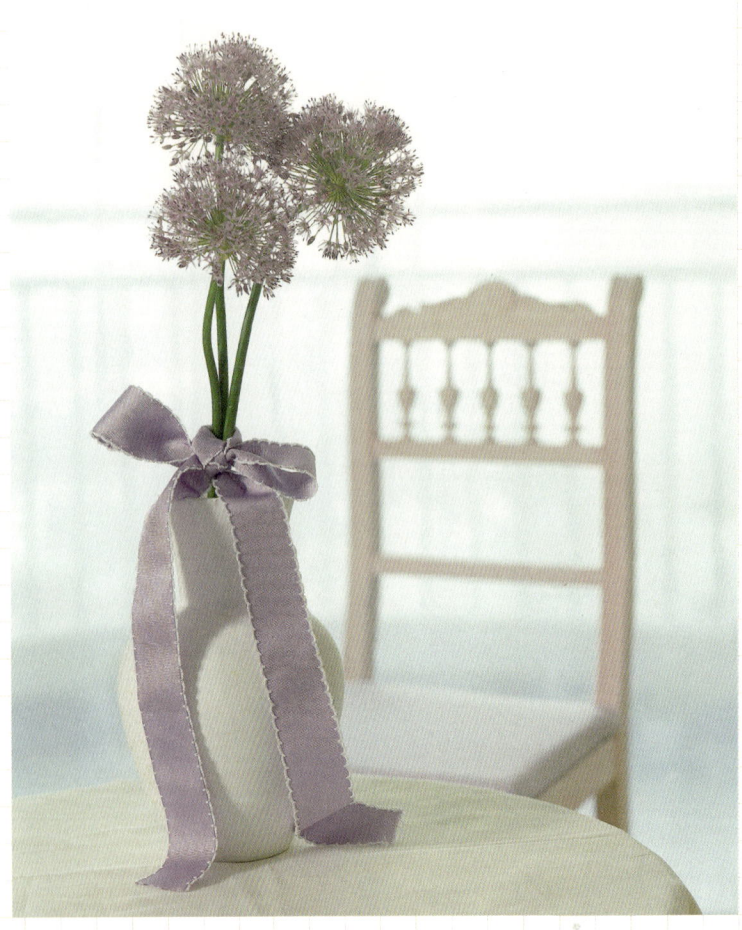

예비 엄마에게 좋은 자세는 많습니다. 하지만 중요한 것은 하나의 자세를 하더라도 제대로 해야 한다는 것입니다. 그렇지 않으면 골격이 비뚤어진 채로 유연해지게 됩니다. 예를 들어 척추에서 앞쪽으로 들어간 뼈는 더 들어가고 뒤로 쏠린 뼈는 더 뒤로 나가 골격의 변형이 더욱더 심해질 수 있습니다. **간단한 스트레칭을 한 뒤 골반, 흉추, 목의 골격을 바로잡는 데 기본이 되는 동작을 실시하세요.**

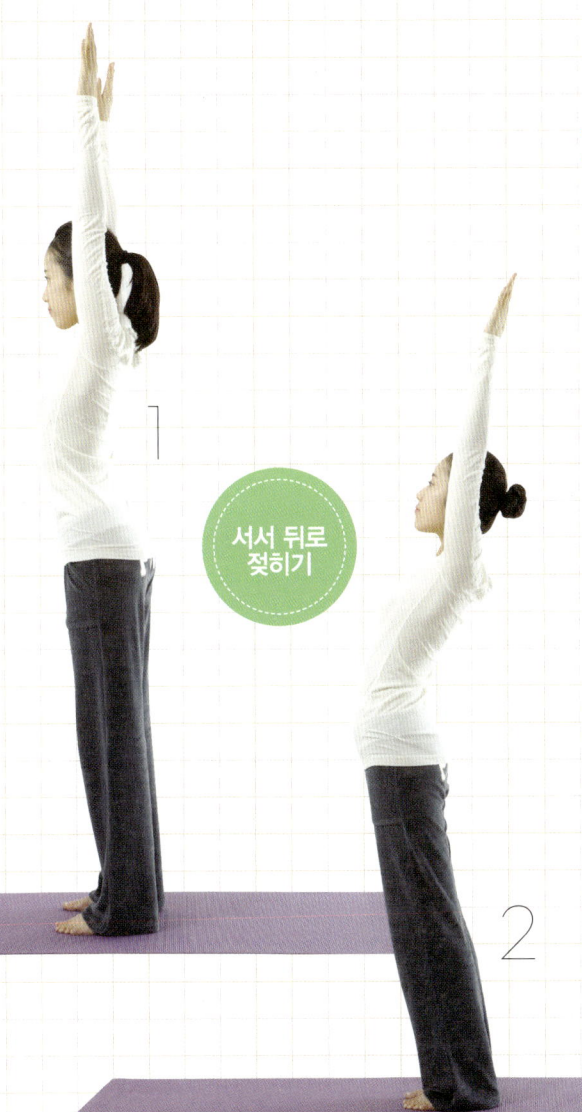

>> 세트 1 전신의 전 · 후굴

1~3회 정도 실시하며 강도를 서서히 올립니다.

1 양발을 어깨 너비로 벌리고 선 다음, 양팔을 귀 옆으로 붙여 올립니다. 손바닥은 정면을 향합니다.

2 숨을 들이쉬며 골반을 앞으로 내밀고, 숨을 내쉬며 고개를 뒤로 젖힙니다.

☆이 동작에서 첫 번째 포인트는 손목을 위로 뻗어 올린 다음 뒤로 젖히는 것입니다. 척추 전체의 간격을 좀 더 늘린 다음 뒤로 젖히면 척추의 한 곳(특히 요추 4번, 5번)에 몰리는 과도한 꺾임을 방지해 통증을 예방할 수 있습니다. 두 번째 포인트는 골반을 앞으로 내민 다음 상체를 뒤로 젖히는 것입니다. 천추(엉치 척추뼈)가 굳으면 기관의 순환이 나빠지고 골반이 긴장하게 됩니다. 이곳을 교정하려면 엉덩이를 먼저 움직이고 상체를 젖히는 것이 중요합니다. 이는 허리의 부상을 방지하는 효과도 있습니다. 골반의 천추를 푸는 것은 임신 전 준비에서 가장 중요한 부분입니다.

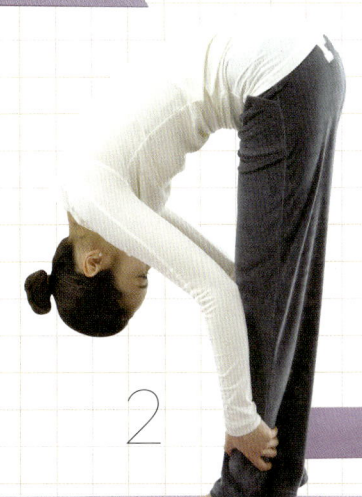

1 위의 자세에서 숨을 들이쉬며 팔을 위로 올립니다.

2 숨을 내쉬며 앞으로 몸을 숙입니다. 이 동작이 어려운 사람은 발목을 앞에서 잡고, 쉽게 되는 사람은 뒤에서 감싸 쥡니다. 어느 정도 멈추어 있다가 숨을 들이쉬며 일어납니다. 발은 11자가 되도록 합니다.

≫ 세트 2 비틀기와 기울기

1~2회 실시하되 강도를 점차적으로 높입니다. 멈추는 시간이 길어지면 강도가 높아지니 자신의 몸에 맞게 조절합니다.

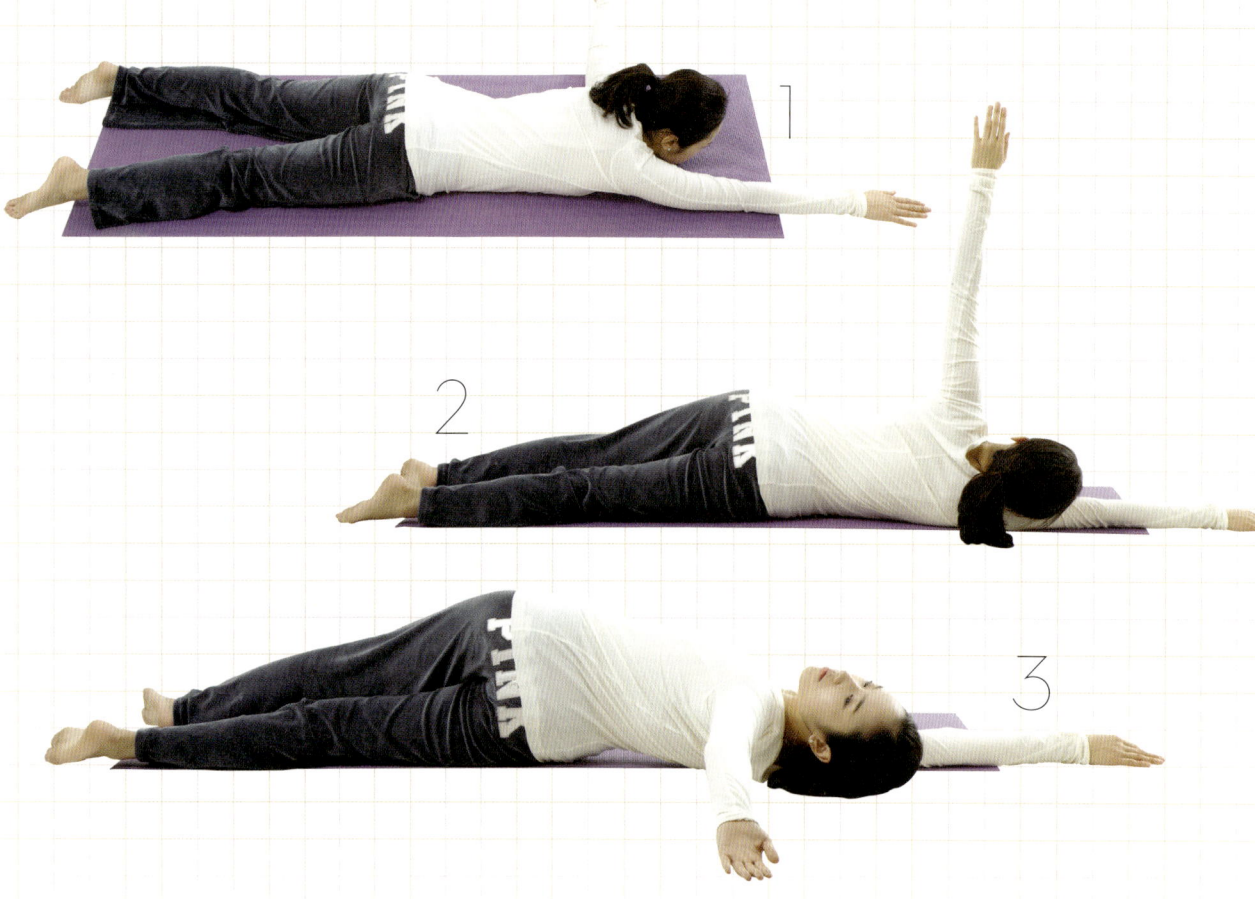

L자 비틀기

1 바닥에 엎드린 다음 양발을 어깨 너비로 벌립니다. 오른손은 위로 뻗어 바닥에 붙이고, 왼손은 수평으로 뻗습니다.
2 숨을 들이쉬며 왼손을 하늘을 향해 수직으로 올립니다.
이때 골반도 수직 가까이 올립니다.
3 숨을 내쉬며 몸을 비틀어 왼손을 오른쪽 바닥 가까이 보냅니다. 시선은 왼손을 따라 갑니다. 숨을 들이쉬며 손을 수직으로 올리고 숨을 내쉬며 ①의 자세로 돌아옵니다. 반대쪽도 같은 요령으로 합니다.
☆척추가 옆으로 어긋났을 때, 이 과정을 반복하면 좋은 효과를 볼 수 있습니다. 비트는 동작은 허리의 경직된 근육을 풀어 요통을 해소하는 데 꼭 필요한 동작입니다. 비트는 강도를 잘 조절해야 하는데 조금 부족한 듯 실시하는 것이 좋습니다.

1 양발을 어깨 너비의 두 배 정도 벌립니다. 오른발을 직각으로 돌리고 양손을 옆구리에 올립니다.
2 숨을 들이쉬며 팔을 수평으로 올립니다.
숨을 내쉬며 골반을 비틀지 않고 오른쪽으로 기울입니다.
3 척추가 회전하는 움직임을 최소화하고 기울이는 힘이 작용하도록 합니다. 이것이 교정의 포인트입니다. 엄지손가락을 골반 뒤에 받쳐 옆으로 골반이 비틀어지지 않도록 합니다.
반대편을 실시할 경우 왼발을 직각으로 돌리고 위와 같은 방법으로 왼쪽으로 기울입니다.
☆옆 기울기 자세는 늑간 근육과 옆구리의 경직을 풀어줍니다. 장기에 정체된 혈액의 흐름을 원활히 하며 골격이 좌우로 기울어진 것을 바로잡아 줍니다.

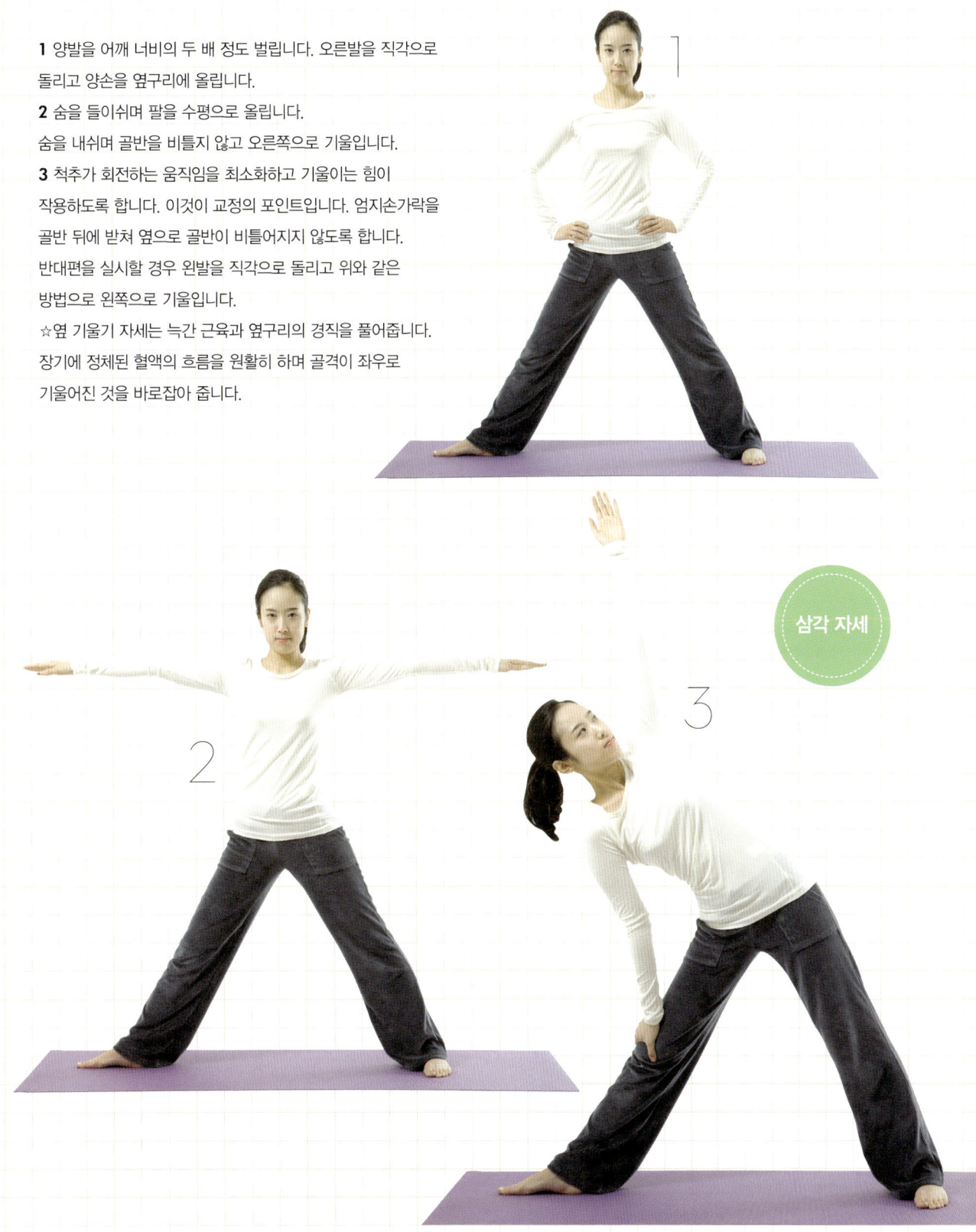

삼각 자세

>> 세트 3 목과 등의 전·후굴

1회 실시. 멈춰 있는 시간을 20초에서 1분까지 점점 늘립니다.

1 바닥에 편안하게 눕습니다. 숨을 들이쉬며 다리를 수직으로 올립니다.

2 숨을 내쉬며 뒤로 넘깁니다. 돌아올 때는 역순으로 내립니다.

☆이 자세는 척추의 간격을 늘려줍니다. 또한 뇌하수체, 갑상샘 호르몬 등의 기능을 활성화시키며 과도한 C자 굴곡의 목을 교정해 줍니다. 또한 머리와 목의 연결 부위가 수축된 것을 바로잡아 줍니다. 그러나 일자 목일 경우 아래 '등 펴기 자세'에 더 비중을 두고 병행해야 합니다. 정상적인 경우라면 동등한 비율로 해줍니다.

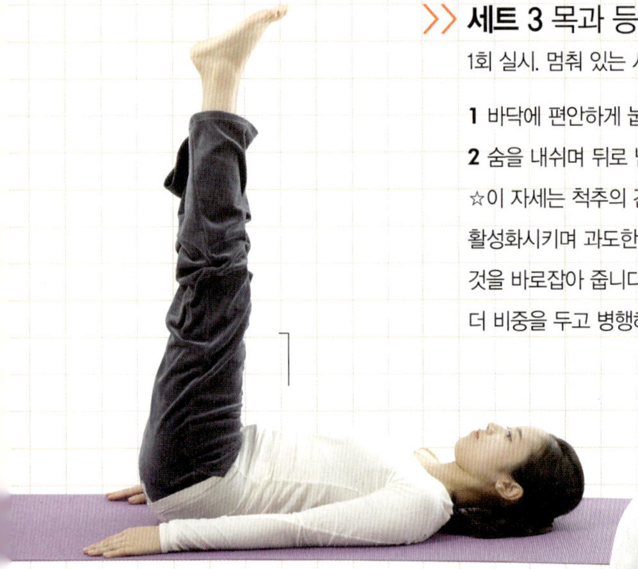

쟁기 자세

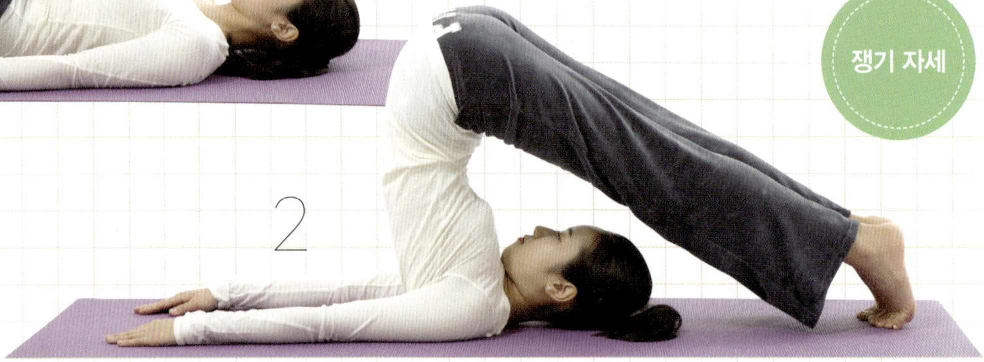

등 펴기 자세

교정을 목적으로 이 자세를 취할 때는 도구를 사용하는 것이 좋습니다. 타월을 말아 올린 블록을 등 뒤에서 받치고 손을 위로 올립니다. 이와 같이 하면 목의 꺾임을 완화하고 흉추를 교정하는 데 힘이 집중됩니다. 도구 없이 그냥 하면 등보다 목이 꺾이는 힘이 주가 됩니다. 그림과 같이 흉추의 교정보다는 경추가 더 전만(앞으로 밀리는 것)이 됩니다.

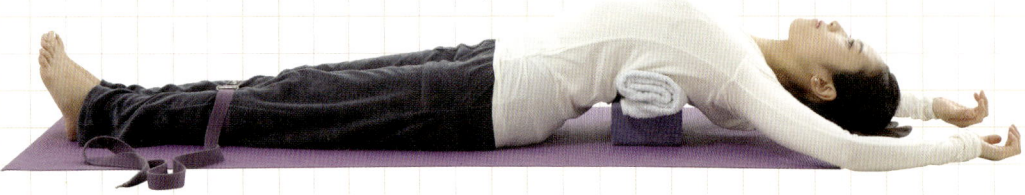

Note

※ 계획이나 할 일, 필요한 정보를 담을 수 있도록 준비한 페이지입니다.

예비 엄마를 위한 경혈 요법

혈 자리 옆 괄호의 뜻
(소) 소장 경락
(심) 심장 경락
(족) 다리
(보) 기운을 더해 준다
(사) 사기를 빼준다

무통 경혈 요법은 천연 약초들을 과학적으로 농축시켜 만든 경혈 패치를 주로 사용합니다. 경락의 균형과 조화를 맞춰주고, 기혈의 순환을 좋게 하는 데 효과가 있습니다. 경혈에 일정 시간 붙이는 방식으로 체내에 흡수시키는 것으로, 약초를 복용하는 원리와 경혈을 자극하는 원리가 합쳐진 요법이라 할 수 있습니다. 압봉이나 인체용 자석을 사용하거나 지압을 해도 좋습니다.

증상별 패치를 붙이는 혈 자리

●빈혈
족삼리 다리를 직각으로 구부리고 엄지를 무릎 중앙에 댄 다음 아래로 인지와 중지를 폈을 때 중지가 닿는 부위.
(소)소해 팔꿈치 뒤의 커다랗게 튀어나온 돌기에서 안쪽으로 움푹 파인 곳.
통곡 새끼발가락 바깥쪽의 발가락이 시작되는 움푹 파인 곳.
임읍 발등에서 넷째 발가락뼈와 다섯째 발가락뼈가 만나는 지점의 앞쪽.

●나팔관 경직(유산, 불임)
연곡 발목 안쪽에서 뒤꿈치뼈와 앞의 주상골 사이의 옴폭 파인 곳.
양곡 새끼손가락 쪽 손목 옆 부위에서 함몰되는 곳.
태돈 엄지발가락 안쪽에서 발톱 모서리 2~3mm 부위.
임읍 발등에서 넷째 발가락뼈와 다섯째 발가락뼈가 만나는 지점의 앞쪽.
족삼리 다리를 직각으로 구부리고 엄지를 무릎 중앙에 댄 다음 아래로 인지와 중지를 폈을 때 중지가 닿는 부위.

●원기무력증
소부 주먹을 쥐었을 때 새끼손가락의 손톱이 닿는 손바닥 부위.
명문 요추 2~3번 사이, 배꼽 높이의 요추 부위.

●자궁근종
경거 엄지손가락 쪽의 손목 가로 무늬에서 1촌 위의 뼈와 인대 사이의 오목한 곳.
복류(보) 아킬레스건 위, 발목의 바깥쪽 복사뼈에서 위로 2촌, 뒤로 0.5촌.

용천 발바닥 중심에서 1/3 앞의 지점.
임읍 발등에서 넷째 발가락뼈와 다섯째 발가락뼈가 만나는 지점의 앞쪽.
태돈(사) 엄지발가락 안쪽에서 발톱 모서리 2~3mm 부위.

●자궁 물혹
음곡 무릎 뒤 오금의 안쪽 부분 두 가닥의 인대 사이.
통곡(사) 새끼발가락 바깥쪽의 발가락이 시작되는 움푹 파인 곳.
경거 엄지손가락 쪽의 손목 가로 무늬에서 1촌 위의 뼈와 인대 사이의 오목한 곳.
복류(보) 아킬레스건 위, 발목의 바깥쪽 복사뼈에서 위로 2촌, 뒤로 0.5촌.

●저혈압
소부 주먹을 쥐었을 때 새끼손가락의 손톱이 닿는 손바닥 부위.
(심)소해 팔을 구부리면 팔꿈치 안쪽에 생기는 주름의 끝 부위.
통곡 새끼발가락 바깥쪽의 발가락이 시작되는 움푹 파인 곳.
양곡 새끼손가락 쪽의 손목 옆 부위에서 함몰되는 곳.

경혈 요법에 대한 궁금증

Q 위의 증세들이 경혈 요법으로 좋아지나요?
A 질환이 있는 분은 병원이나 한의원에서 우선적으로 치료하기 바랍니다. 위의 처방들은 의료적인 치료를 하면서 도와주는 방법으로 선택하기 바랍니다. 생활 속에서 꾸준하게 실천하는 요법들이 생각보다 도움이 많이 되기 때문에 권해 드립니다.

Q 경혈 패치나 압봉의 부작용은 없나요?
A 부작용은 거의 없다고 봐도 좋습니다. 안정성에 대해서는 임산부를 위한 경혈 요법에 자세히 써 놓았습니다.

증상별 경혈 요법을 위한 혈 자리

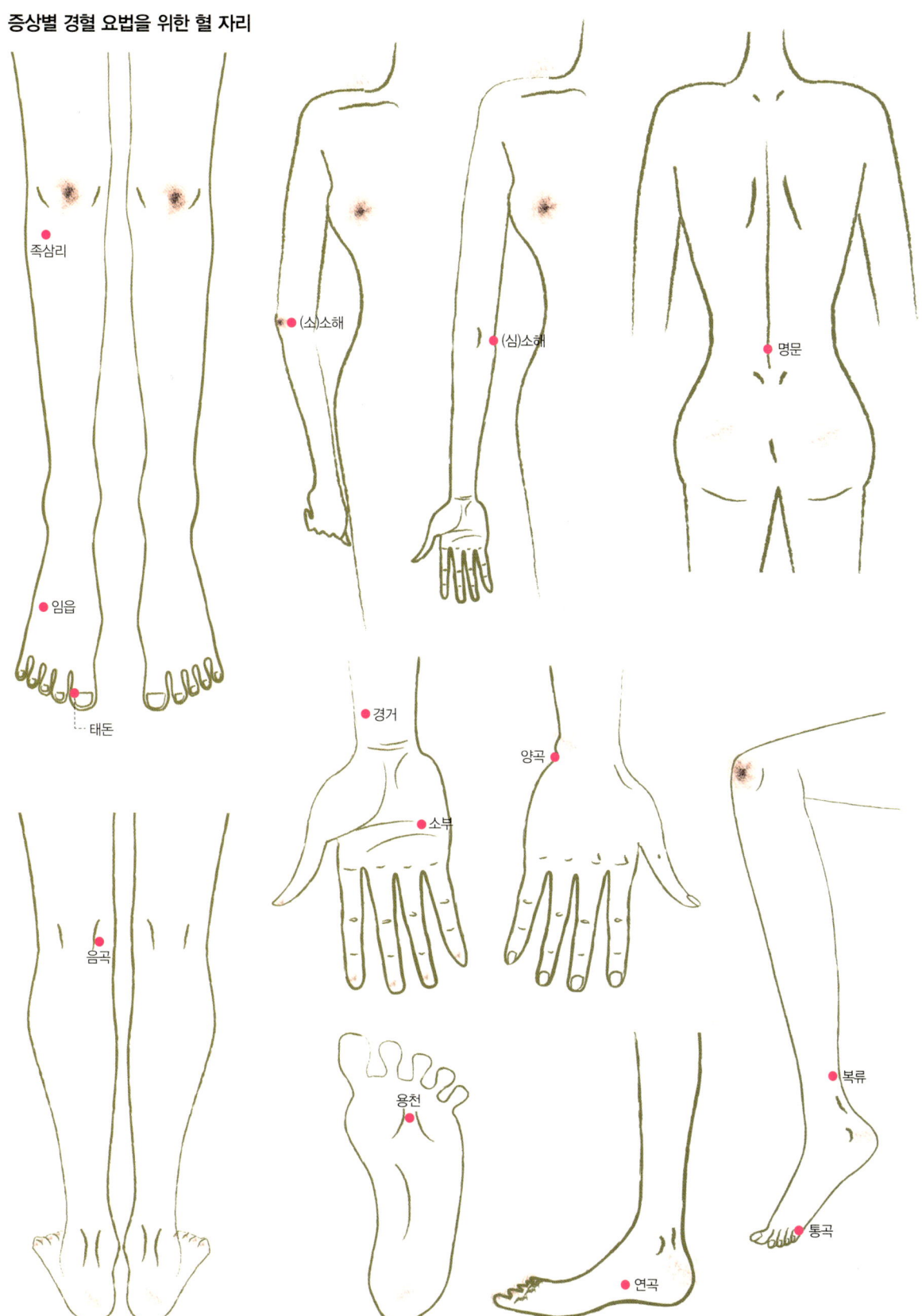

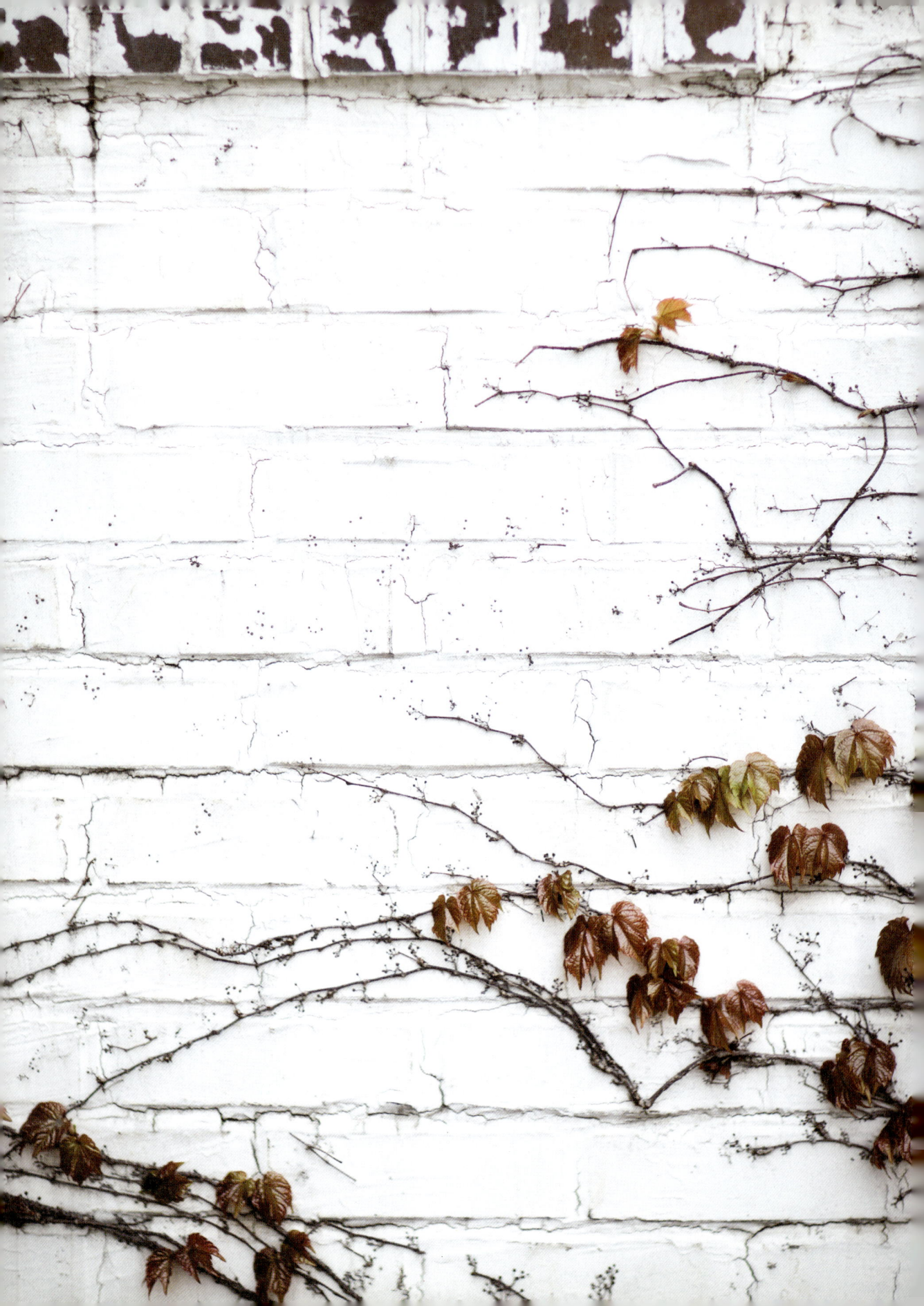

음식·호흡·운동·아토피… 21세기 태교 포인트
임신 중 생활 태교

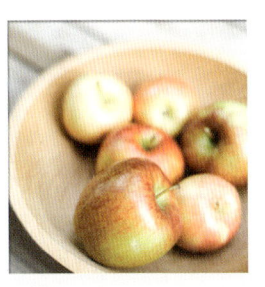

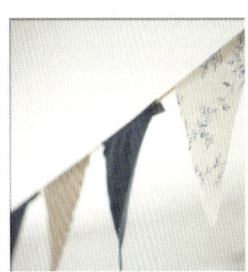

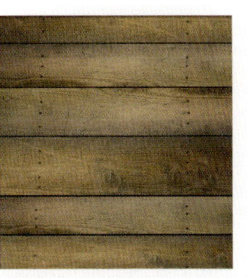

다른 어느 민족보다 태교를 중시하는 나라가 우리 민족입니다. 외적인 아름다움에 정성을 기울이던 여성도 임신을 하면 자신의 미모보다는 아이에게 모든 것을 맞춰 나갈 정도로 태교를 중시하지만, 이에 반해 실제로 실천하는 태교의 내용이나 프로그램은 빈약한 편입니다.

그도 그럴 것이 좋은 책을 읽고, 좋은 음악을 듣는 정도의 지극히 상식적인 태교에 그치고 있으니까요. 물론, 좀 더 적극적인 임신부의 경우에는 요가나 기체조를 하고, 마음을 안정시키고 집중력을 높이는 수단으로 뜨개질이나 퀼트 같은 취미를 가지기도 합니다만, 그것만으로는 진정한 태교를 하고 있다고 자신하기 어려운 게 사실입니다.

앞서 말한 기본적인 태교법도 중요하지만, 진정한 태교란 좀 더 실질적이고 근본적이어야 합니다. 다시 말해, 생활의 모든 부분과 직결되어야 합니다. 예를 들어 음식 태교, 호흡 태교, 운동 태교 등이 이에 속합니다.

이번 장에서는 이러한 구체적인 생활 태교를 임신부들이 가장 원하는 방향으로 살펴보고자 합니다. 그 중 '어떤 태교법을 알고 싶은지?' 묻는 설문 조사에서 가장 많은 임신부들이 궁금해한 '아토피를 예방하는 태교법'과 '머리를 좋게 하는 태교법'을 먼저 살펴본 뒤, 다음 장부터 태교 영역들을 하나하나 상세히 소개하겠습니다.

habit for green baby

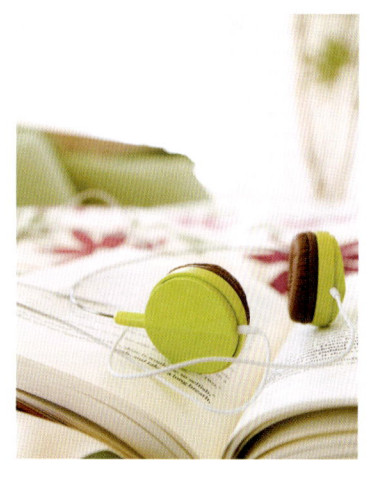
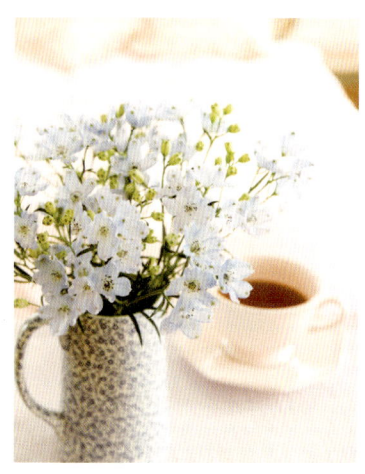
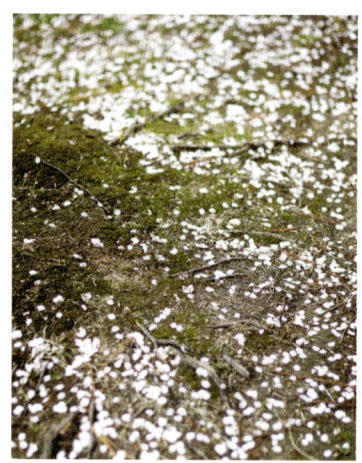

Note

※ 계획이나 할 일, 필요한 정보를 담을 수 있도록 비워둔 페이지입니다.

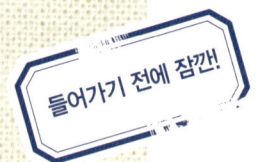

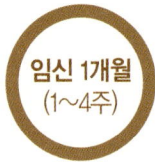

꼭 알아두어야 할 엄마와 태아의 변화 및 임신 주기별 증상들

마지막 월경 이후 배출된 난자는 난관에서 정자를 만나 수정됩니다. 이 수정란이 난관을 통해 이동한 다음, 7~10일 후 자궁 내막에 착상하면 임신이 되는 것입니다. 수정란이 착상되는 7일 동안 임신부는 몸의 변화를 잘 느끼지 못하므로 예정일이 7일 정도 지나도 생리가 없으면 소변 검사를 통한 자가 임신 테스트를 해봅니다. 임신이 예상될 때는 특히 약물이나 방사선 촬영 등에 주의해야 합니다.

엄마의 변화
- 체온에 변화가 생겨 가벼운 몸살기가 있는 것처럼 미열이 나고 몸이 나른해집니다.
- 자각 증세는 거의 없습니다. '임신이 아닐까'라는 느낌을 주는 증상은 4~5주 정도 지나서 나타납니다.
- 자궁의 크기는 거의 변화가 없고, 소변 검사에서도 임신 여부를 정확히 알기 어렵습니다.
- 아랫배가 아프거나 변비와 같은 증상이 올 수도 있습니다.

태아의 변화
- 이 시기를 '수정란 상태'라고 합니다.
- 수정란은 5일 동안 신경계, 혈관계, 순환계의 기본 조직이 형성됩니다.
- 3주가 지난 후엔 4개의 아가미에 꼬리가 달린 물고기 형상처럼 보입니다.
- 섬모 조직이 수정란을 둘러싸면서 자궁 내막에 있는 영양분이 태아에게 운반됩니다.

유의 사항
- 월경 예정일이 늦어지면 임신 여부를 확인합니다.
- 약물 복용 등을 주의합니다.

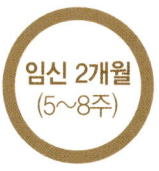

임신 2개월 (5~8주)

월경이 없어지며 임신을 추측하게 됩니다. 임신 테스트를 통해 임신 사실을 확인할 수 있습니다. 전문의와 상담을 통해 출산 예정일을 확인하고 각종 검사일 등을 체크합니다.

엄마의 변화
- 자궁의 크기는 달걀 크기보다 조금 커집니다.
- 2개월 초기에는 체중이나 외모의 변화는 거의 없으나 2개월 후기에 접어들면 체중이 서서히 늘어납니다.
- 입덧이 생길 수 있으며 심한 경우 전문의의 도움을 받습니다.
- 하복부, 옆구리, 다리 등에 통증이 느껴집니다.
- 피로감을 느끼게 되며 빈뇨, 변비 등이 생기기도 합니다.
- 가슴이 팽팽하게 부은 듯하고 유두가 따끔거리기도 합니다.

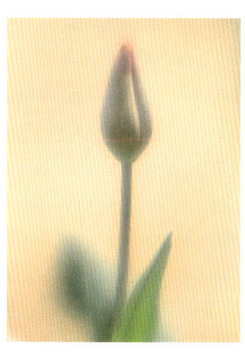

태아의 변화
- 이 시기를 '배아기'라고 합니다.
- 수정란이 자궁 내막에 깊이 자리를 잡습니다.
- 세포 분화가 활발해져 장기들이 생기기 시작하며 6주경부터 심장이 뜁니다.
- 8주 정도가 되면 머리, 몸통, 팔과 다리의 형체를 구별할 수 있습니다.
- 태반이 발달하기 시작합니다. 아직 다 완성되지 않았으므로 자연 유산이 되지 않도록 주의합니다.

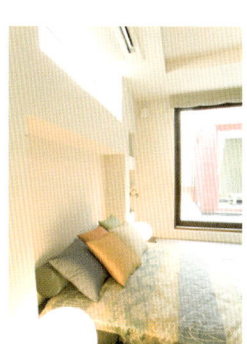

유의 사항
- 유산이 되지 않도록 주의합니다. 특히 출혈, 경련, 통증 등은 유산의 징후로 볼 수 있으므로 전문의의 상담을 제때 받아야 합니다.
- 특히 열을 주의해야 하는 시기입니다. 사우나, 온욕 등을 주의하며 전기담요, 전자레인지 등 전자파가 많이 방출되는 제품을 오래 접하지 않습니다. 컴퓨터 사용 시간과 자가용 운전 시간을 줄입니다.
- 필수 영양소를 충분히 섭취합니다.
- 부부 관계 시 지나친 자극은 피하고 체위에도 주의합니다.
- 감염 위험이 있는 음식물은 피합니다.

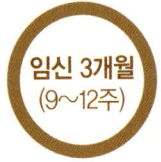

임신 3개월 (9~12주)

'배아기'에서 '태아기'로 전환되는 시기로 태아가 급성장하며 인체 기관도 그에 맞춰 성장합니다. 그러나 아직 태아가 작고 자궁 내막과 융모의 결합이 약한 상태라 가장 유산에 조심해야 할 시기입니다. 호르몬의 변화로 여러 가지 불편한 신체 증상이 나타나게 됩니다.

엄마의 변화
- 혈액의 양이 늘기 시작하고, 호르몬의 변화도 나타납니다.
- 가슴이 커지고 유륜의 색깔이 진해집니다. 후기에 가면 가슴이 무거워지고 부드러워집니다.
- 배가 불러오진 않지만 허리가 굵어지기 시작합니다.
- 3개월 초기에는 하복부의 변화가 거의 느껴지지 않지만 후기에 가면 치골 위쪽에서 자궁을 느낄 수 있습니다.
- 피부 가려움증이나 배에 흑선 등이 나타날 수 있습니다.

태아의 변화
- 태아의 크기는 6~7cm 정도로 커집니다.
- 세포 수가 급격히 늘어나고, 신체는 4배 정도 성장합니다.
- 얼굴 모습이 드러나고 손가락, 발가락의 형상이 잡힙니다.
- 내장 기관이 발달하여 심장의 소리를 기계 장치로 들을 수 있습니다.
  (심장 소리는 초음파로 6주부터 들을 수 있고, 도플러라는 기계 장치로는 16주 이후에 들을 수 있습니다)
- 남녀를 구별하는 성기가 형성되고 근육이 발달해 팔과 다리, 머리를 조금씩 움직이기 시작합니다.

유의 사항
- 유산의 70%가 이 시기까지 일어나므로 무리하지 말고 몸가짐에 주의합니다. 급격한 몸동작은 삼가고 무거운 것을 드는 행위나 과로 등을 피합니다.
- 임신 초기, 중기, 후기에 받아야 할 검사를 체크해 둡니다.
- 모체와 태아의 조직을 튼튼히 해주는 영양소 섭취에 주의를 기울입니다. 비타민 C, 철분, 엽산, 칼슘을 위주로 한 필수 영양소를 골고루 섭취합니다.

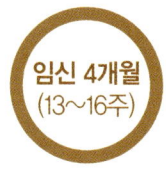

임신 4개월 (13~16주)

태아의 인체 기관들이 형태를 잡으며 본격적인 성장이 시작됩니다. 쉽게 피로를 느끼며 잠자는 시간이 길어집니다. 태아의 성별이 구별되고 기형아의 여부도 알 수 있습니다(태동은 개인차는 있지만 보통 20주가 되어야 느낄 수 있습니다).

엄마의 변화

- 입덧이 줄고 식욕이 생깁니다. 동시에 활력이 증진됩니다. 영양 공급은 충실히 하되, 체중이 급격히 늘지 않도록 합니다.
- 혈액량이 늘고 이에 따라 심장의 부담도 커집니다. 심장의 혈압 부담을 줄이기 위해 손발의 혈관이 이완되어 순환이 촉진되므로 손발이 따뜻해집니다(모체 혈액량의 증가는 임신 시점부터 늘기 시작하여 임신 7개월까지 가장 많이 증가합니다. 분만 직전에는 임신 전의 1.5배에 해당하는 혈액량을 가지게 됩니다).
- 호르몬이 안정되어 감정의 기복이 줄고, 예민하던 신경이 느슨해집니다.
- 자궁의 크기는 어린아이 머리 크기 정도이며 자궁의 기저부가 느껴질 정도로 커집니다.
- 음식을 소화하는 시간이 늘어납니다.

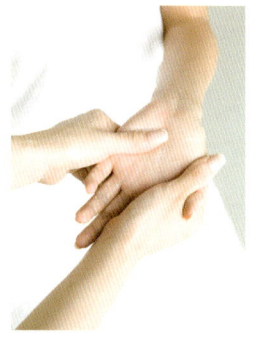

태아의 변화

- 태아는 10~17cm 정도로 커지며, 눈과 같은 세부 기관도 완전한 형태를 갖춥니다.
- 뼈 조직이 모습을 나타내며 생식기가 외부로 드러나 초음파로 남녀를 구별할 수 있습니다.
- 심장의 박동은 분당 120~160번 정도이며 자신의 몸을 움직이는 법을 깨달아 양수 속에서 자유롭게 운동합니다.
- 하품을 하고 기지개도 켜며 얼굴의 근육을 움직이기도 합니다.
- 피부에 솜털이 생깁니다.

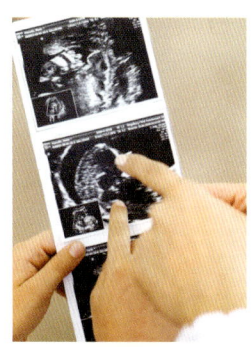

유의 사항

- 입맛이 당길 때 살찌는 음식을 먹으면 체중이 늘어나 임신 후반부가 힘들어집니다. 하루에 필요한 칼로리를 충분히 섭취하되 신체를 활성화하는 영양소를 섭취하는 데 주의를 기울입니다. 특히 면역력을 증강하는 항산화 비타민을 자연 식품을 통해 충분히 섭취합니다.
- 태반이 완성된 시기이므로 운동을 시작합니다. 몸에 활력을 주고 신체 기능을 향상시키는 것이 필요합니다. 무리하지 않는 운동이 좋으며 임신부 요가나 기체조 등을 추천합니다.
- 임신기에는 피부 분비물이 늘고 열이 많아져 피부 트러블이 생기기 쉽습니다. 적절히 세정하고 가능하면 천연 계면활성제가 든 클렌저를 사용합니다.

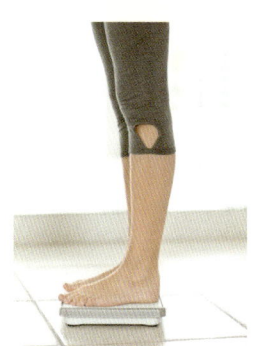

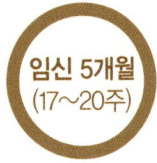

심리적·육체적으로 엄마로서의 정체성이 확고해집니다. 태동이 확실히 느껴져 엄마가 된 것을 실감하며 태아와의 교감이 훨씬 높아집니다. 주위 사람들도 쉽게 알아차릴 만큼 배가 불러옵니다. 몸과 마음이 안정되는 시기지만 아직 자궁과 태아엔 많은 변화와 성장이 있으므로 무리한 일이나 여행 등은 되도록 삼갑니다.

엄마의 변화
- 자궁 크기의 변화와 호르몬의 증가로 심신이 무거워지고 근육과 골격에 통증이 생기기 쉽습니다.
- 자궁 크기는 어른 머리 정도로 커지고 이 과정에서 인대와 근육이 늘어나면서 통증이 생깁니다.
- 태아와 모체에 많은 혈액을 보내기 위해 심장 운동이 더 활발해집니다. 이로 인해 체내 열감이 증가됩니다.
- 혈당이 불안정해져 현기증이나 피로가 오기 쉬우므로 안정적인 당분 공급과 당분을 에너지원으로 전환하는 활성 영양소의 섭취에 주의를 기울입니다.
- 5개월 후반에 가면 체중이 3~6kg 정도 증가합니다.

태아의 변화
- 키는 18~25cm로 성장하며 몸무게는 300g 정도 됩니다.
- 신경 세포가 발달하며 팔다리의 관절을 움직일 수 있게 됩니다. 그래서 엄마가 태동을 느낄 수 있습니다.
- 머리는 몸의 1/3 정도 되며, 피하 지방이 붙고 머리에는 솜털 같은 머리카락이 생깁니다.
- 대뇌 피질이 빠른 속도로 성장하여 외부 감각 기관이 발달합니다. 청각, 미각이 발달하고 외부 소리를 인지하기 시작합니다.

유의 사항
- 임신부의 혈액량이 늘고 태아의 신체 조직에 필요한 혈액량 또한 증가하므로 철분 섭취를 늘립니다.
- 이 시기 역시 급격히 체중이 늘지 않도록 조절합니다. 한 달에 2kg 이상 늘지 않게 조절하며, 단순 당분이나 지방, 단백질을 과잉 섭취하지 않습니다.
- 배가 커지므로 호흡이 잘 되고 통풍이 좋은 임신복을 준비합니다. 임신 전 질병이 있던 사람은 이 시기에 나빠질 수 있으므로 꾸준히 전문의의 상담을 받도록 합니다.
- 신체의 통증이 많을 경우 부드러운 마사지나 이완 요법으로 몸과 마음을 편안하게 해줍니다.

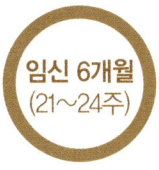

임신 6개월 (21~24주)

임신 중기에 접어드는 시기입니다. 태아의 성장 속도는 지연되고 신체 각 기관들이 성숙합니다. 임신부는 배가 많이 불러오고 체중이 증가합니다. 아기의 태동도 본격적으로 시작됩니다. 만약 태동이 없을 경우 전문의의 진찰을 받도록 합니다. 유산의 염려는 거의 없으나 자궁 경관이 약한 사람은 조산할 가능성이 있으므로 심한 복통이나 규칙적인 배 뭉침이 있을 경우 바로 병원에 가도록 합니다.

엄마의 변화
- 신진대사가 활발해져 평소보다 땀을 많이 흘리고 호흡도 더 깊게 합니다. 활동량이 많을 때는 이전보다 숨이 가빠집니다.
- 자궁저의 높이가 20cm 정도 올라가므로 아랫배가 눈에 띄게 커지고 혈관의 압박이 심해져 다리가 붓기 쉽습니다.
- 혈관이 확장되어 얼굴을 비롯한 신체 곳곳에서 붉은색 모반이 나타납니다.
- 체중은 일주일에 240~480g 정도 늘어나며 활력이 생겨 컨디션이 좋아집니다.

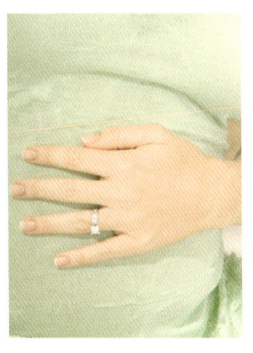

태아의 변화
- 태아의 키는 약 28~34cm 정도, 몸무게는 650g 정도로 성장합니다.
- 키와 뼈가 빠르게 성장하며 두개골, 척추, 갈비뼈 등의 모습이 뚜렷해집니다.
- 신경과 근육이 발달하고, 육체적 힘이 증가하여 태동을 확실히 느낄 수 있도록 움직입니다.
- 자궁 밖에서 나는 소리까지 들을 수 있을 정도로 청력이 증가합니다.
- 태지선에서 피지가 분비되고 앞머리, 눈썹 등이 짙어지며 얼굴과 신체 곳곳이 서서히 균형을 잡습니다.
- 신장이 발달해 양수를 삼켰다 오줌으로 배설하기도 합니다(신장에서 오줌을 배설하는 기능은 임신 12주부터 가능합니다).

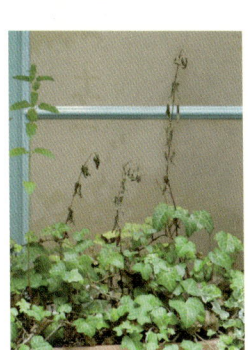

유의 사항
- 자궁이 커져 각 장기의 압박이 증가하므로 변비가 생기지 않도록 주의합니다.
- 태동이 느껴진 시기부터 유방 마사지를 합니다. 혈액 순환을 좋게 하고 유선을 발달시킵니다.
- 부부 관계 시에는 남편의 체중이 불러진 아랫배를 압박하여 태아를 누르지 않도록 주의합니다.
- 가슴이 무거워지므로 임산부용 속옷을 착용합니다.
- 철분, 엽산 등의 섭취에 노력하고, 지나친 염분 섭취로 몸이 붓지 않도록 합니다.
- 지속적인 소음이나 큰소리는 태아의 청각을 손상시킬 수 있습니다.

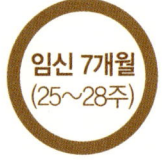
임신 7개월 (25~28주)

자궁이 커지면서 복부가 팽창되어 보랏빛 임신선이 생깁니다. 하지의 순환이 잘 안 돼 정맥류가 생기거나 손발이 붓고 저리기 쉽습니다. 태아는 심장과 간 등의 주요 장기가 더욱 발달하며 엄마의 감정을 함께 느낄 수 있게 됩니다. 남편과 함께 출산 교실에 참가하여 분만, 진통 등의 과정을 같이 배우는 것도 좋습니다.

엄마의 변화
- 자궁이 커져 위쪽 갈비뼈를 압박하여 통증을 느낍니다. 이 시기에는 늑골을 확장하는 체조를 해주는 것이 좋습니다.
- 자궁이 커져 갈비뼈는 앞으로 휘는 반면 요추는 커진 배의 무게 중심 때문에 뒤로 휘게 됩니다. 이로 인해 요통이 생기기 쉬우므로 허리의 통증을 해소하는 동작을 꾸준히 합니다.
- 체중은 주당 500g 정도 늘어나며 허벅지와 엉덩이에도 살이 찝니다.
- 커진 자궁 때문에 장기가 압박을 받아 소화 장애, 속 쓰림 같은 증상이 생깁니다.

태아의 변화
- 키는 약 35~38cm 정도로 자라고 몸무게는 1kg 정도가 됩니다.
- 피지 분비로 피부는 태지로 덮이며 투명했던 피부는 붉은색을 띠며 불투명해집니다. 뇌, 척수의 신경계가 발달하고 심장과 간이 더욱 발달합니다. 폐의 세포가 발달해 호흡을 하기 위한 준비를 시작합니다.
- 이 시기에 조산하게 되면 생존율이 낮습니다.
- 눈꺼풀이 나뉘어 눈을 뜰 수도 있으며 손가락을 빨기도 합니다.

유의 사항
- 체중 증가와 자궁의 확장으로 각종 통증이 생기므로 통증과 피로를 다스리는 체조, 마사지 등을 합니다. 무엇보다 무리하지 않고 적절한 휴식을 취하는 것이 중요합니다.
- 오래 서 있는 자세를 피해 척추와 하지의 부담을 줄여줍니다.
- 태아가 필요로 하는 철분과 단백질의 양이 늘어나므로 영양 관리에 더욱 신경 씁니다. 철분의 흡수를 돕고 콜라겐 단백질을 합성하는 비타민 C도 충분히 섭취합니다.
- 부기가 잘 생기는 임신부는 특히 여름철에는 비타민과 무기질, 수분을 충분히 섭취하며 찬 음식을 자주 먹지 않습니다. 겨울철에는 감기에 걸리지 않도록 체온 관리를 잘하고 면역력이 떨어지지 않도록 주의합니다.

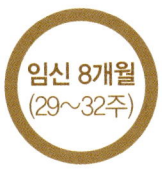

임신 8개월 (29~32주)

조산이 될 수 있는 시기이므로 몸가짐에 유의합니다. 자궁이 커져 횡격막을 눌러 호흡하기가 더 힘들어집니다. 호흡을 편하게 해주는 동작을 하며 체내 열감을 안정시키는 요법 등을 꾸준히 실행합니다.

엄마의 변화

- 자궁은 출산을 위한 준비로 수축 운동을 하게 되는데, 하루 5회 이내의 배 뭉침은 정상적이나, 규칙적인 자궁 수축은 조기 진통으로 이어질 수 있으니 조심합니다.
- 자궁이 커져 무게 중심이 이동하게 되어 허리의 부담이 커지고 관절이 느슨해집니다.
- 방광이 압박을 받아 소변이 자주 마렵고, 하반신의 혈관 압박으로 치질이 생기기도 합니다.
- 혈액량이 늘어나는 만큼 심장의 박동이 강해지고 이에 따라 열감도 증가합니다.
- 체중은 주당 0.5kg 정도 증가합니다.

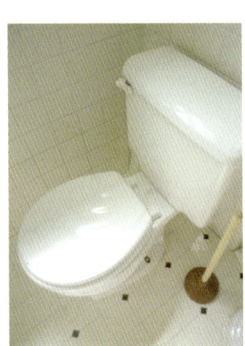

태아의 변화

- 피부는 붉지만 피하 지방이 늘어 주름살이 부드러워지고 살이 오릅니다.
- 아직은 머리를 위쪽으로 둔 상태이지만 점점 아래쪽으로 향합니다.
- 조산을 하더라도 대부분 생존 가능합니다.
- 키는 40~42cm 정도, 몸무게는 1.7kg 정도 됩니다.
- 외부 소리를 들을 정도로 청각이 발달하고 엄마의 감정을 느낍니다.
- 골격이 완성되어 자리 잡고 눈을 뜰 수 있게 됩니다.

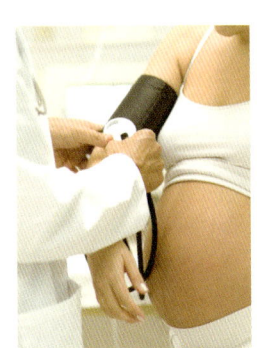

유의 사항

- 배가 많이 불러 똑바로 누워 있기 힘들어집니다. 이때는 옆으로 눕는 자세를 좌우 번갈아 가면서 취합니다. 한쪽으로 자주 누워 있으면 어깨와 골반이 비틀어집니다.
- 태아가 커져 자궁 공간이 좁아지므로 아이가 공간을 확보할 수 있는 동작들을 해줍니다.
- 혈압과 체중을 잘 체크하고 임신 중독증이 생기지 않도록 관리합니다.
- 조산이 되지 않게 주의하고 자연 분만할 수 있도록 체조와 호흡을 꾸준히 실천합니다.

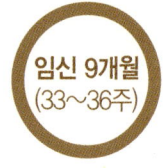
임신 9개월 (33~36주)

이 시기가 되면 몸이 많이 무거워지고 쉽게 피로해집니다. 양수가 일찍 터질 수 있으므로 가능하면 무리하지 않습니다. 9개월 후반부에 가면 태아의 머리가 아래로 내려가면서 복부가 아래로 처지는 느낌이 듭니다. 자궁 수축으로 예비 진통이나 가진통이 나타나기도 합니다.

엄마의 변화
- 태아가 커져 배가 더욱 불러오고 흑색선이 진해지며 배꼽이 나오기도 합니다.
- 감정의 기복이 잘 생기고 신경이 예민해집니다.
- 숙면을 취하기가 점점 힘들어집니다.
- 치골에서 자궁 상부까지 길이는 32cm 정도 됩니다.
- 분만을 위한 준비 과정으로 불규칙적인 자궁 수축이 일어나는데, 이를 '브랙스톤 힉스'(Braxton Hicks) 수축이라고 하며 보통 30초 정도 진행됩니다 (임신 마지막 달에는 10~20분 간격으로 자주 발생하기도 하고 통증을 유발하므로 '가진통'이라고 합니다).
- 모유 수유를 대비해 유방은 최대로 커지며 초유가 흐를 수 있습니다.

태아의 변화
- 태아의 키는 46cm 정도, 몸무게는 2.5kg 정도가 됩니다.
- 머리가 아래로 향합니다. 만약 태아가 반대로 있을 경우 이를 개선하는 운동을 꾸준히 실시합니다.
- 뇌로 전달되는 다섯 가지 감각 기관이 완성되고 눈을 감고 뜰 수 있게 됩니다. 시선을 마주칠 수도 있습니다.
- 폐가 성숙하여 조기 출산해도 대부분 건강하게 생존할 수 있습니다.
- 피부에 지방이 축적되어 분홍색이 되고 몸이 부드러워집니다. 체지방은 8%가 됩니다.
- 태아는 하루 0.5리터 정도 소변을 보며 양수는 소변으로 대부분 채워집니다.
- 탯줄은 50cm 정도가 되고 매우 미끄러우며 태반의 두께는 얇아집니다.

유의 사항
- 임신에서 벗어나고 싶은 마음이 생기기도 하므로 심리적으로 안정을 찾는 훈련이 중요합니다. 특히 호흡의 불안정으로 감정의 기복이 더 심해질 수 있으므로 호흡 훈련을 충실히 합니다.
- 양수가 터져 조기 출산할 수 있으므로 무리하지 말고, 충분한 휴식과 숙면을 취하도록 합니다.
- 부종이 생기기 쉬우므로 하지 마사지를 부지런히 하고, 염분과 수분의 지나친 섭취를 삼갑니다.
- 태아의 위치가 바른지 체크해 두고 어디서 출산할 것인지, 어떤 분만법을 선택할 것인지 결정합니다.

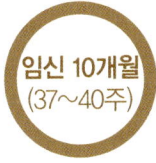

임신 10개월 (37~40주)

본격적으로 분만을 준비하는 시기입니다. 그동안 해온 체조와 호흡을 정리해 보고 부족한 부분을 보충합니다. 이 시기는 자궁 수축이 일어날 때마다 태반에 공급되는 혈액과 산소의 양이 줄게 되므로 이를 개선하여 태아와 산모의 스트레스를 완화하도록 합니다. 혼자 외출하는 것을 삼가고 태아의 상태를 체크해 둡니다.

엄마의 변화
- 배가 가장 많이 부른 시기이므로 허리뿐 아니라 머리도 최대한 뒤로 젖혀져 신체 감각이 떨어지게 됩니다. 넘어지거나 부딪치지 않도록 주의합니다.
- 태아가 아래쪽으로 이동하므로 호흡은 오히려 더 편해집니다.
- 출산이 가까워지면 자궁 입구가 늘어나면서 피가 섞인 분비물이 나올 수 있는데 이를 '이슬'(show)이라고 합니다. 이슬이 나오고 규칙적인 진통이 있으면 병원에 가도록 합니다.

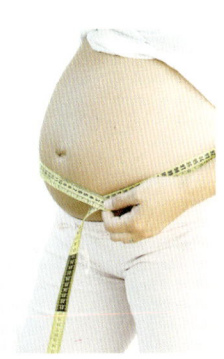

태아의 변화
- 태아의 머리는 골반 아래쪽을 향해 깊숙이 내려오고 태동은 약해집니다.
- 엄마로부터 항체를 이어받아 면역력이 생겨 감염에 대한 저항력이 강해집니다.
- 태아의 장 속에는 흑록색의 태변이 차 있습니다. 출산 이후 태변이 잘 나올 수 있도록 초유가 나오기 전까지 인위적으로 분유를 공급하지 않고 단식을 하도록 준비합니다.
- 태아의 키는 50cm 정도 되며 몸무게는 약 3kg 전후가 됩니다.
- 배내털이 빠지고 살이 올라 잔주름이 없어지며 출산 시 산도를 잘 통과하기 위해 피부는 태지로 덮여 있습니다.

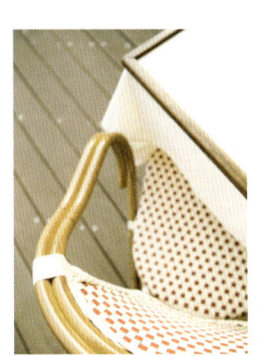

유의 사항
- 이 시기의 성생활은 조산, 파수, 감염의 원인이 될 수 있으므로 주의합니다.
- 분만 예정일이 지나면 전문의의 체크를 받으며 심리적으로 안정을 취하도록 합니다. 분만 예정일 2주 전후의 출산은 정상 분만으로 봅니다.
- 위에 부담이 되는 음식과 과식을 피합니다. 진통이 오면 식사를 하지 않거나 소식합니다.

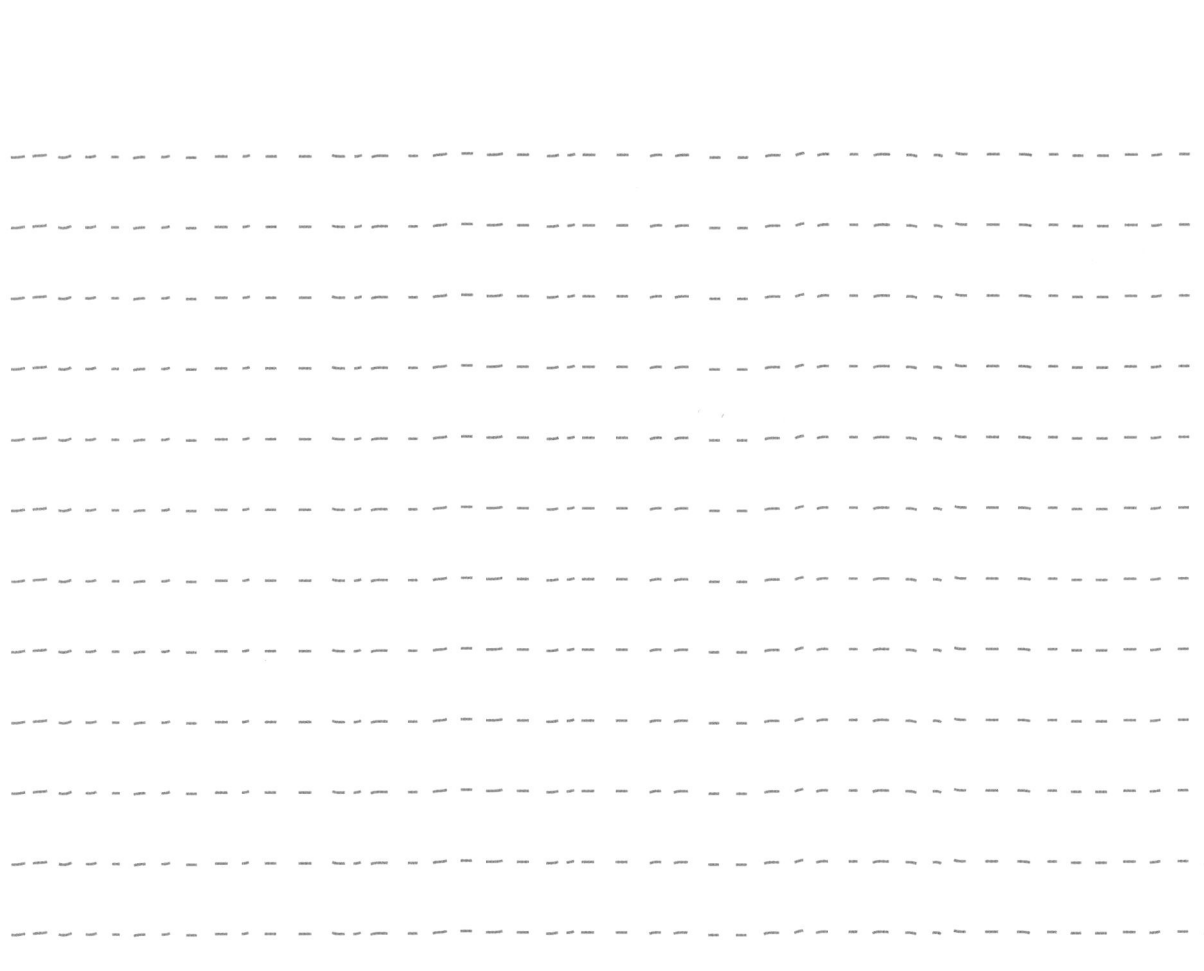

Note

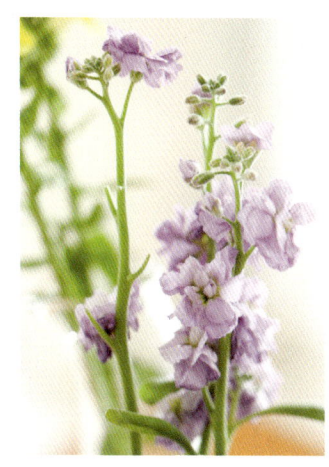

※ 계획이나 할 일, 필요한 정보를 담을 수 있도록 비워둔 페이지입니다.

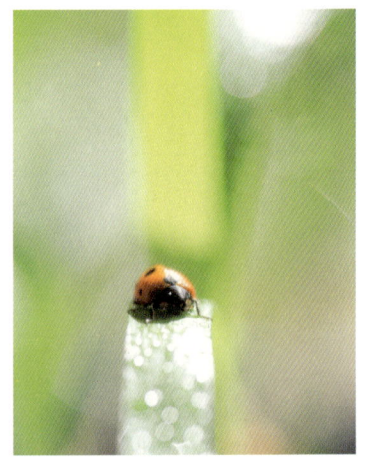
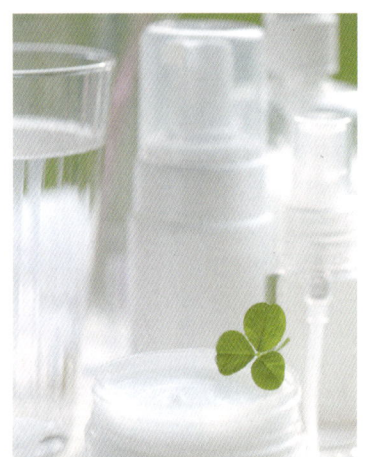
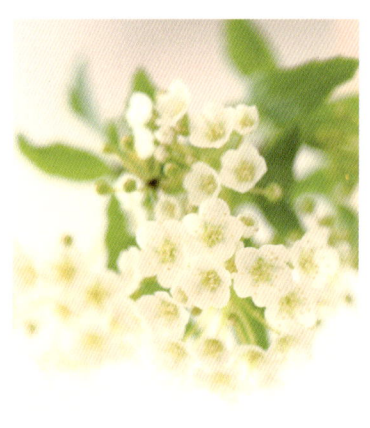

PART 1
예비 엄마들의 걱정과 궁금증 1순위 아토피 예방 태교

아토피 예방 태교가 왜 필요한가?

생협과 같은 유기농 단체나 환경 단체 등으로 강연을 다니다 보면 아토피, 열, 비염, 자세 교정에 관한 질문을 많이 받습니다. 그중에서도 아토피에 대한 질문은 다른 문제들에 비해 좀 더 첨예합니다. 아마 다른 질환에 비해 가족이 겪어야 하는 고통이 크기 때문일 겁니다.

몇 년 전 유기농 단체의 회원이 한창 늘 때 상당수가 아토피안 가족들이었습니다. 이것저것 다 해보다 결론적으로 도달한 것이 생활 습관을 바꾸는 것이었고, 그중 가장 중요한 식생활을 개선하고자 모인 것입니다.

자연식으로 치유하고자 모일 정도 되면 최소 여러 군데의 병원과 한의원 등을 섭렵하고 나름대로 해볼 것은 다 해보았다고 볼 수 있습니다. 그러다 보니 정도가 심한 사람이 많았습니다. 온몸이 아스팔트에 긁힌 것 같은 아이, 발진이 심하고 따가워 내내 울고 있던 아이, 진물이 심해 계속 닦아 주어야 하는 아이 등 갖가지 형태의 아토피 환자들을 만났습니다.

아토피는 체질 질환이기도 하지만 현대인의 삶의 특성상 상당수는 공해병이라고 할 수 있습니다. 그래서 환경과 생활 문제를 개선하는 것으로 대부분은

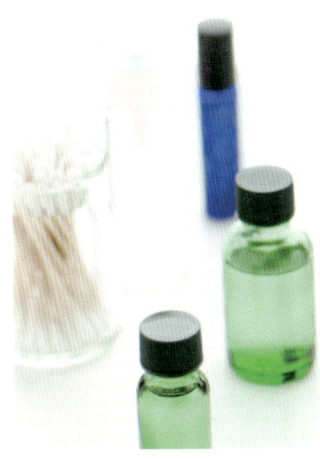
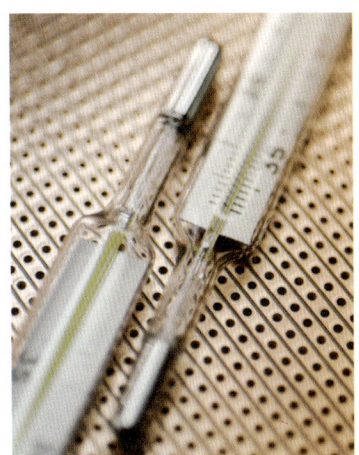

예방할 수 있고 거의 근본적인 치유도 가능합니다. 하지만 삶을 바꿔야 하기 때문에 그리 간단하지는 않습니다. 그렇기 때문에 임신 기간뿐 아니라 임신 전부터 아토피 예방을 위해 노력하는 것이 좋습니다. 부부의 삶이 변화되면 아토피로 고통 받지 않는, 피부가 맑은 아이가 태어날 수 있습니다.

아토피의 특징

아토피는 두 가지 측면에서 살펴볼 수 있습니다. 하나는 인체의 열 조절이 잘 안 되는 것이고, 다른 하나는 면역력이 저하되어 세포가 과민해진 것입니다. 인체는 에너지를 생산하는 과정에서 내부의 온도가 계속 올라갑니다. 이 열을 안정적으로 다스리는 시스템이 제대로 작동하지 않으면 인체는 많은 문제를 유발합니다. 열을 관리하는 시스템으로는 첫째 호흡, 둘째 피부, 셋째 신장의 기능을 들 수 있습니다. 아토피는 이 중 특히 피부의 온도 조절 기능이 약한 체질에서 쉽게 발생합니다.

피부는 자율 신경의 지배를 받아 인체의 열을 조절합니다. 피부의 온도 조절 기능이 약한 사람은 내부의 열이 밖으로 잘 발산되지 않으며, 축적된 열은 피부 표면으로 몰려 아토피의 원인이 됩니다. 아토피는 면역 시스템의 문제이자 그 배경에는 열 문제가 자리를 잡고 있는 것입니다.

면역 기능에는 여러 가지가 있습니다. 외부의 이물질을 잡아먹는 기능도 있고, 점막에서 방어하는 기능도 있습니다. 혹은 신체 내부로 들어온 것을 밖으로 밀어내는 기능도 있습니다. 외부의 이물질이 많이 들어오거나 내부의 면역력이 약해지면 밀어내는 과정이 과잉 반응을 하게 됩니다. 이 과정에서 자신의 약한 부위에 피가 몰려 알레르기 반응이 일어납니다.

이 알레르기 반응이 피부에 일어나면 아토피가 됩니다. 임신부가 아기의 아토피를 예방하려면 먼저 자신의 열을 잘 다스려야 합니다. 아기에게 잠재된 열을 적게 물려줘야 하기 때문입니다. 그리고 면역력을 향상시키는 것이 중요합니다.

아토피 예방을 위한 임신부의 식습관

고칼로리 음식 섭취를 줄일 것 현대인들의 열량 섭취는 이전에 비해 훨씬 많아졌습니다. 지나친 칼로리(열량)의 섭취는 비만이나 불필요한 지방의 축적을 유발합니다. 혹은 체중이 늘지 않더라도 에너지가 과잉되어 세포가 민감해지기 때문에 열이 많거나 과민한 체질로 변합니다.

'열 체질'인 부모에게서 태어난 아기가 아토피가 될 확률이 높습니다. 물려받은 체질 자체가 열성을 많이 띠기 때문입니다. 아토피의 확률을 줄이고 싶다면 임신 전부터 부모가 적절한 열량을 섭취하고 특히 열이 많은 식품을 균형 있게 섭취하는 습관을 가져야 합니다.

육식 위주보다는 채식 위주로 하고, 단순 당 위주의 식품보다는 복합당의 식품을 섭취합니다. 그리고 과식보다는 소식을 습관화하는 것이 중요합니다. 임신 기간 중에는 영양 섭취를 충분히 해야 하지만 요즘 식습관을 보면 오히려 과식을 주의하고, 활성 영양소의 섭취에 더 노력해야 합니다.

매운 음식을 주의할 것 음식은 성분뿐 아니라 성질도 중요합니다. 맵고, 짜고, 달고, 시고, 쓴맛은 한방에서 음식의 성질을 구분하는 기준이 되기도 합니다. 또한 먹으면 열을 발생하는 따뜻한 성질의 음식과 몸을 식히는 시원한 음식이 있습니다. 고추, 겨자 등은 열성(熱性) 음식이고 메밀, 오이 등은 한성(寒性) 음식입니다. 열성 음식은 인체의 순환을 잘 되게 하고, 한성 음식은 몸의 진액을 촉촉하게 해줍니다. 두 가지 성질 모두 인체에 필요하므로 균형 있는 섭취가 중요합니다. 열에 민감한 임신부나 예비 산모는 자신과 아기의 건강을 위해 열성 음식을 평소보다 줄이고, 평성을 띤 음식(배추, 감자, 버섯, 콩 등) 위주로 섭취하는 것이 좋습니다. 임신부가 매운 음식을 지나치게 섭취하면 태열이 쉽게 발생할 수 있기 때문입니다.

지방 섭취를 줄일 것 1g의 당은 4kcal를 발생하는 데 반해, 1g의 지방은 9kcal를 발생합니다. 또한 지방은 열량을 높일 뿐만 아니라 혈액의 정체도 유발합니다. 인체의 혈액 순환이 느려지는 요인 즉 피가 끈적끈적해지는 요인으로는 당분과 지방의 과잉 섭취를 들 수 있습니다. 핏속의 당분 수치와 지방 함량의 수치는 혈액의 흐름과 반비례합니다.

피의 순환 속도가 느려지면 이를 높이기 위해 심장의 부담은 늘어나게 되고 심장의 과부하로 인하여 인체의 열은 상승합니다. 이와 같이 지방을 과잉 섭취하게 되면 열 부담을 이중적으로 안게 됩니다.

habit for green baby

일반적으로 현대인의 식생활에서 문제점을 지적할 때 맵고 짜게 먹는 것을 일순위로 얘기하지만, 실은 달고 기름진 음식이 더 큰 문제임을 기억하시길 바랍니다. 아기 건강의 첫 번째 문제인 아토피를 예방하려면 우선 예비 엄마 아빠가 아기를 가지기 전부터 식생활을 바꿔야 합니다. 아기의 유전자는 수정되기 전에 이미 결정되는 것입니다. 임신 전부터 미리 준비하는 것이 진정한 태교입니다.

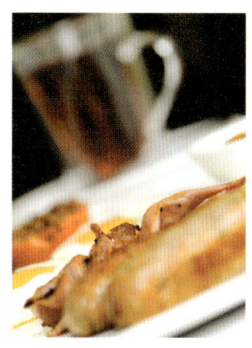

아토피를 예방하는 생활 습관

화를 적게 낼 것 음식의 열만 몸에 남는 게 아니라 마음의 열도 몸에 남습니다. 스트레스는 몸의 열을 끌어올립니다. 스트레스를 받을 때 분비되는 '코티졸'이라는 호르몬은 몸의 중심부와 근육에 혈액을 집중시키고 사지와 모세 혈관의 혈액량은 줄입니다. 임신부가 스트레스를 받는 상황에 지속적으로 놓이거나 화를 자주 내면 손발은 혈액 순환이 나빠져 냉해지고, 심장과 머리엔 혈액이 몰려 열감이 높아집니다.

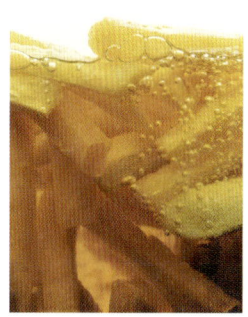

스트레스로 인한 불안정한 열은 태아의 체질에도 반영되어 마치 아기가 화를 낸 것 같은 신체 반응을 보입니다. 스트레스로 인한 열과 음식으로 인한 열은 인체에서 비슷한 효과를 발휘합니다. 화가 나는 상황이라면 억지로 참기보다는 아기를 위해 생각을 되돌리고 호흡을 가다듬으십시오. 그러면 세 번 화낼 것이 한 번으로 줄어들 것입니다.

호흡 훈련을 할 것 한방에서 피부는 폐와 연관 지어 파악합니다. 폐의 기능 저하는 피부의 부담으로 옵니다. 폐와 마찬가지로 피부도 호흡에 중요한 역할을 하며 피부가 온도 조절에 관여하듯, 폐도 온도 조절에 관여합니다.

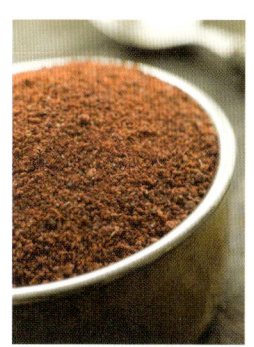

인체는 신진대사 과정에서 다양한 형태의 찌꺼기를 남깁니다. 이 과정에서 생긴 유·무형의 찌꺼기인 숙변, 소변, 활성 산소, 이산화탄소 등을 얼마나 잘 제거하는지가 건강의 척도가 됩니다.

우리는 흔히 독소 배출을 이야기할 때 숙변과 소변을 떠올립니다. 섬유질을 많이 먹는다든지 물을 많이 마시는 것은 이러한 독소를 잘 배출하려는 노력입니다. 그러나 활성 산소, 이산화탄소, 일산화탄소 등 기체 형태의 무형 독소 제거에는 소홀합니다. 하루 중 가장 많이 먹는 것이 공기이듯 가장 많은 양의 독소 배설이 호흡을 통해서 이루어집니다. 엄마의 호흡이 안정되고 좋으면 그만큼 체내의 열 비축이나 독소의 잔류량이 적기 때문에 아토피가 일어날 확률을 줄일 수 있습니다.

그래서 아토피를 예방하려면 폐의 호흡 기능과 피부의 호흡 기능을 활성화하는 것이 중요합니다. 아토피안들이 풍욕을 열심히 하는 것도 이 때문입니다.

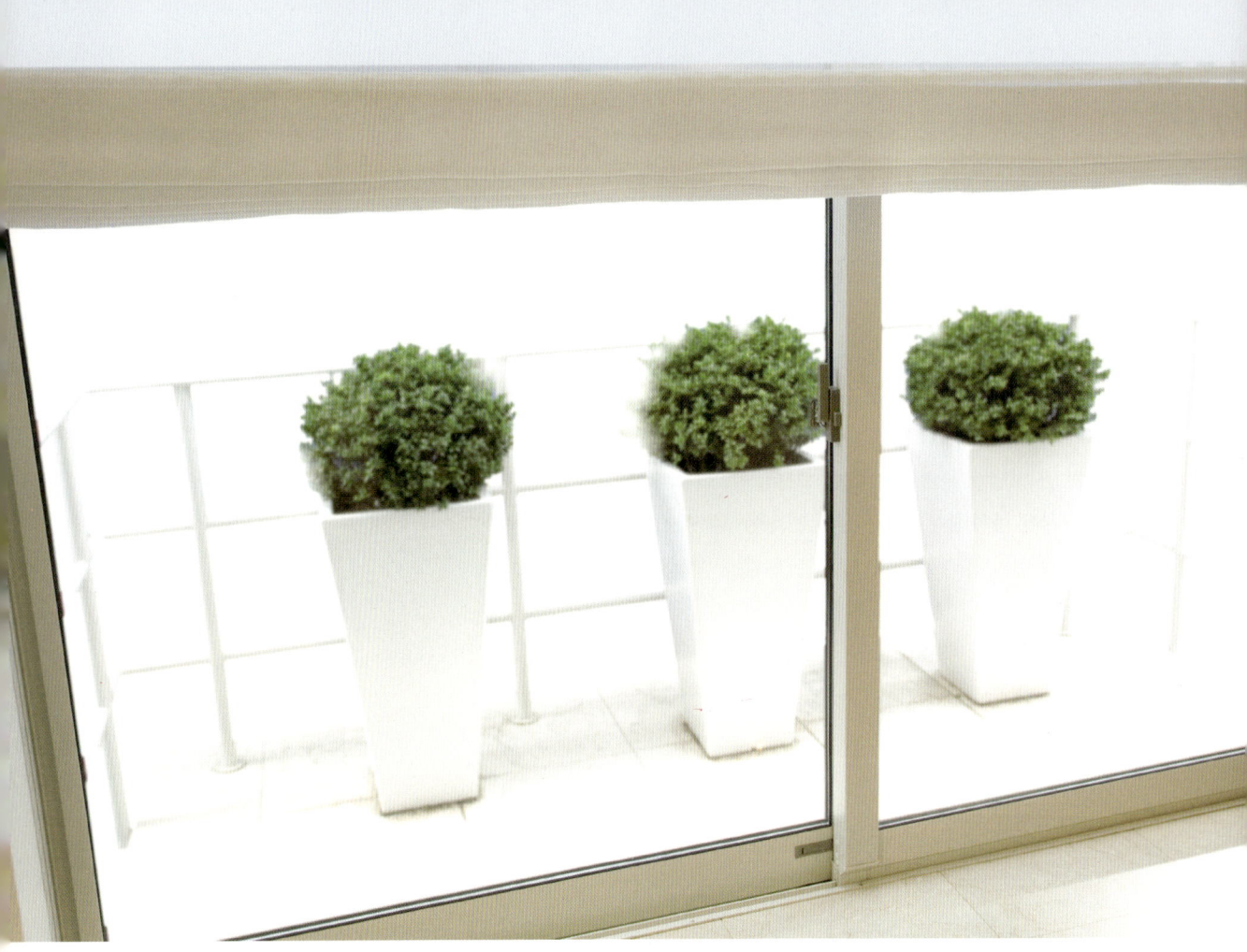

PART 2
머리 좋은 아이 만드는 엄마의 정성 두뇌 개발 태교

총명한 아이는 태교에서부터 결정된다

현대의 부모에게 아이 건강이 1순위라면, 다음 관심은 학업일 것입니다. 아이의 성적에 연연해하지 않는 부모들도 아이가 총명하고 지혜롭게 자라길 바라는 것은 마찬가지일 것입니다. 지혜로운 아이, 잠재력이 큰 아이, 스스로 편안해할 줄 아는 아이를 위해, 아이의 몸이 만들어지는 임신 시기부터 준비를 잘 해야 합니다. 뇌를 구성하는 영양소를 충분히 섭취하고, 의식을 올바르게 갖는 습관을 부모가 먼저 길러야 합니다. 아이가 스스로 자신을 컨트롤하길 바란다면 부모가 먼저 그렇게 할 수 있어야 합니다. 그래서 태교는 아이를 교육하는 것이 아니라 나를 바꾸는 과정이자 부부가 변화되는 시간이어야 합니다. 건강, 마음, 의식에서 부모가 자신의 가치를 높여나가면 총명한 아이는 절로 얻어질 것입니다.

좋은 두뇌의 아이를 갖기 위한 식습관

뇌의 구성 성분을 충분히 섭취할 것 머리를 좋게 하려면 하드웨어에 해당하는 뇌 신경계가 튼튼해야 합니다. 뇌는 수분을 제외하면 대부분(약 50% 이상)이 지방산으로 구성되어 있는데, 그중 꼭 필요한 지방산이 레시틴, DHA, EPA입니다. 시중에는 이런 성분을 넣어 뇌를 발달시키고, 공부를 잘하게 만든다는 가공식품들이 많이 나와 있습니다. 그러나 그 함량이 워낙 미미하여 실질적인 효과를 기대하기 어려운 것이 사실입니다. 오히려 자연 식품을 제대로 선택하여 꾸준히 먹는 것이 더 효과적입니다.

레시틴 대두를 비롯한 콩 식품은 레시틴을 많이 함유하고 있습니다. 두부나 콩국, 된장 등의 콩 요리를 자주 먹도록 합니다. 유전자가 조작된 콩 식품을 피하고 소화가 잘 되는 조리법으로 요리해야 합니다. 단백질 식품을 먹고 소화가 잘 안 될 경우 알레르기를 발생시킬 가능성이 높습니다.

DHA, EPA 지방은 인체의 기능을 유지하고 구성하는 데 매우 중요한 영양소입니다. 문제는 유해 지방을 많이 섭취하면서 필요한 지방은 적게 섭취하는 것입니다. 먼저 포화 지방과 트랜스 지방의 섭취를 줄이십시오. 반면 필수 지방산인 오메가3, 오메가6 지방산은 충분히 섭취합니다. 대표적인 식품은 등 푸른 생선이나 들기름, 견과류 등이며 이 식품의 필수 지방산엔 DHA, EPA가 풍부하게 들어 있습니다. 필수 지방산은 상온에서 불안정하므로 생산 과정과 보관이 중요합니다. 산화를 방지하는 비타민 E와 함께 먹으면 더욱 좋습니다.

뇌의 신경 전달 물질을 섭취할 것 지방산이 뇌를 구성하는 주요 재료라면, 신경 전달과 같은 기능적 역할을 하는 데 중요한 영양소는 칼슘 등의 무기질입니다. 칼슘은 천연 신경 안정제라고도 불리는데 칼슘 섭취를 잘 하는 것만으로도 예민한 신경이 누그러지고 정서 안정에 도움이 되기 때문입니다.
칼슘을 섭취할 때는 다른 미네랄과의 균형도 매우 중요합니다. 칼슘과 마그네슘의 비율은 2 : 1이 좋으며 인과의 비율은 1 : 1이 좋습니다. 이 비율을 계산하여 먹는 것은 현실적으로 어렵지만 마그네슘이 많이 함유된 녹색 잎 채소류와 통곡식을 잘 섭취하면 적정 비율을 유지할 수 있습니다. 인은 현대인의 식습관에서 부족할 염려는 거의 없습니다.

당분을 활성 영양소와 함께 섭취할 것 뇌는 당분만을 에너지원으로 활용하고 있습니다. 아침 식사가 뇌의 활동에 중요하다는 것도 이 때문입니다. 당분을 먹을 때 신경 써야 할 점은 당을 에너지화하는 영양소와 당분의 흡수 속도를 조절하는 영양소를 함께 섭취하는 것입니다.

당분을 에너지로 만드는 영양소는 비타민 B군, 칼슘과 같은 미네랄이며 당의 흡수 속도를 조절하는 영양소는 섬유질입니다. 섬유질은 인체가 소화할 수 없어 장 청소부의 역할을 하며, 당의 흡수 속도에 관여하여 혈당을 조절합니다. 공복 상태가 되면 머리가 아프고 멍해진다든가 한 끼만 굶어도 짜증이 나거나 쉬 피로감을 느끼는 증상 등은 대개 혈당의 기복이 심하기 때문입니다.

병적인 저혈당은 아니더라도 당의 롤링이 심한 것입니다. 이를 방지하려면 당분을 먹어도 섬유질과 활성 영양소가 함께 있는 형태의 당분을 섭취해야 합니다. 대표적인 것이 백미 대신 현미를 먹는 것이며, 과일을 먹어도 주스 형태보다는 껍질과 함께 통째로 먹는 것입니다.

올바른 당의 섭취는 뇌의 건강뿐만 아니라 정서에도 많은 영향을 줍니다. 건강한 두뇌의 아이를 가지고 싶으면 아기의 뇌를 구성하는 영양소와 함께 부모의 뇌를 건강하게 하는 식사 습관을 지켜야 할 것입니다.

좋은 두뇌의 아이를 갖기 위한 생활 습관

관심 있는 분야를 탐구할 것 머리가 우수한 아이를 원하면 엄마가 뇌를 쓰는 훈련을 하는 것이 가장 좋습니다. 공부라고 해서 어려운 학문을 배울 필요는 없습니다. 자신이 관심을 갖고 있는 분야에 대해 탐구심을 가지고 학습하면 됩니다. 의무감에서 하는 공부가 아니라 깨달음의 즐거움을 얻는 공부를 하

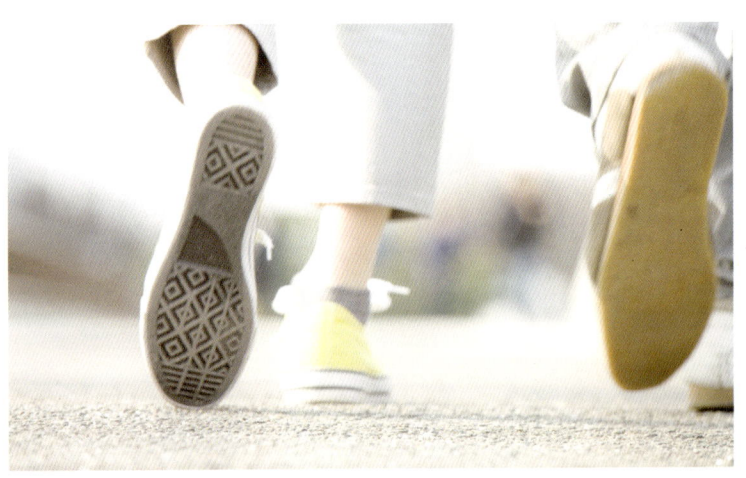
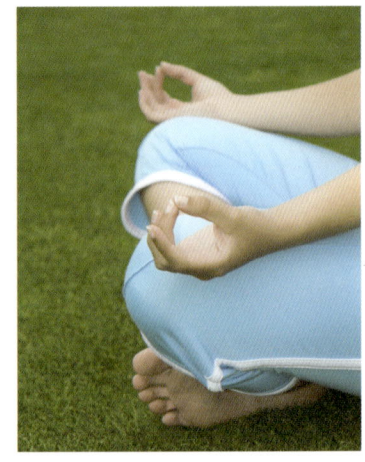

는 것입니다. 학습의 즐거움을 아이에게 물려줄 수 있다면 정말 좋겠지요. 전대의 직업이 후대의 특기로 나타나는 경우를 자주 보게 됩니다. 운동을 잘하는 부모의 자녀들이 똑같이 뛰어난 소질을 보인다든지, 학자 집안에 계속 우수한 인재가 대를 이어 내려오는 것도 결코 출생 이후 학습 환경의 영향만은 아닐 것입니다. 정서를 안정시키려는 노력과 임신부의 직접적인 자기 학습 노력이 머리를 좋게 하는 태교의 핵심적인 내용입니다.

예를 들어 건강에 좋은 요리, 자연식 등을 연구한다든가 사색집, 수필집, 철학 서적을 통해 인간의 존재에 대한 연구를 해도 좋겠지요. 자극적이지 않고 사색적이며, 문학 서적을 보는 정도의 가벼운 탐구가 좋습니다.

잠재력을 높이는 '명상'을 할 것 공부에는 유형적인 공부와 무형적인 공부가 있다고 할 수 있습니다. 유형의 공부는 지식과 정보를 직접 습득하는 것을 말합니다. 무형의 공부는 공부를 잘 할 수 있는 잠재적 능력을 확장하는 것을 말합니다. 앞의 이야기들이 유형적인 공부라면 지금 얘기하는 명상, 쉼, 호흡은 '잠재적 학습 능력'을 향상시키는 방법입니다. 이는 영감과 창조성을 높이는 밑거름이 됩니다.

아이가 밥을 잘 먹게 하는 방법에는 맛있는 음식을 주는 것도 있지만 보다 간단한 방법은 적당한 공복감을 느끼고 먹는 것을 즐기게 하는 것입니다. 마찬가지로 학습의 잠재적 능력을 키운다는 것은 의식의 비움을 익혀 무의식과의 교류를 확대하는 능력을 키우는 것입니다.

걷기 명상 꼭 명상을 한다는 느낌보다는 유유자적 산책을 한다는 마음으로 실시합니다. 운동 효과를 위해 빨리 걷거나 팔을 열심히 움직이지 말고 단순히 마음을 가다듬고 휴식을 취한다는 기분으로 걷는 것이 좋습니다. 자신을 느낀다는 기분, 더 나아가 아기와 교감하며 산책한다는 기분을 가져보세요.

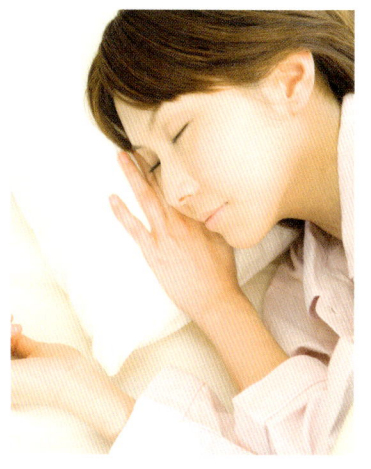

호흡 명상(93쪽의 이완 호흡 익히기)
1 편안한 자세로 눕습니다.
2 양팔을 옆으로 30도에서 45도 사이로 벌립니다.
3 양발을 어깨 너비로 벌리고 몸을 이완합니다.
4 5~10분 뒤에 몸이 어느 정도 이완되면 자신의 숨결을 느껴봅니다.
억지로 느끼려고 애쓰지 말고 자연스럽게 느껴질 때까지 기다리면 됩니다.
5 잘 되면 편안한 자세로 앉아서도 실시해 봅니다.

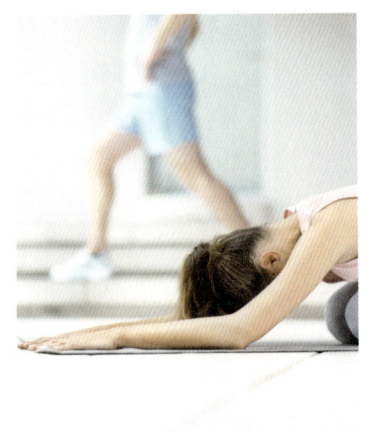
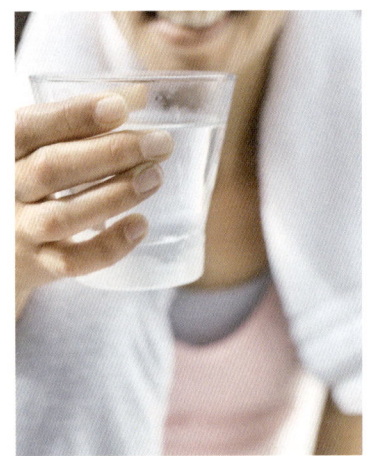

PART 3

임신 중에 실천하면 득이 되는 생활 운동 **운동 태교**

사람의 몸은 생각보다 빨리 변한다

"골반에 통증이 있고 초산입니다. 임신 8개월째에 접어들었는데, 저도 자연 분만이 가능할까요?"
"병원에선 뭐라고 말씀하시던가요?"
"아무래도 결혼 후 10년 만의 임신이고, 골반의 상태를 볼 때 수술할 가능성이 다른 사람들에 비해 높다고 하더라고요."
"일단 지금이라도 임신부 체조를 하시는 게 좋겠어요. 혹 자연 분만을 하지 못하더라도 건강한 몸을 유지할 수 있고, 산후 회복에도 도움이 되니까 무조건 시작하라고 권하고 싶습니다. 간혹 예상을 뛰어넘어 좋은 결과가 나오기도 합니다. 조금만 더 일찍 시작했으면 하는 아쉬움이 있네요."
"지금 허리와 어깨의 통증이 너무 심한데 이것에도 도움이 될까요?"
"아마 특정 질환만 없다면 그 부분은 많은 효과를 볼 수 있을 겁니다."
남편이 운영하는 치과 업무를 직접 보느라 근·골격계에 통증이 많던 산모와의 대화였습니다. 그분은 그때부터 2개월 남짓의 시간을 매일 센터에 와서 운동과 호흡 훈련을 꾸준히 했습니다. 허리는 직접 마사지를 해드렸고 자연 요법도 병행했습니다. 출산이 임박하자 통증이 많이 완화되었고, 예정일 일주일 전에 출산을 위해 친정으로 가는 모습이 제가 본 마지막 모습이었습니다.
보통 출산 후 제가 먼저 전화를 드리지만 다른 변수가 있는 산모의 경우엔 연락이 오길 기다리는 편입니다. 그런데 연락이 없어서 제 기억도 희미해지고 6~7개월이 흘렀습니다. 그러다가 길에서 우연히 그 부부를 만나게 되었습니다. 아빠의 품에 예쁜 아이가 안겨 있었습니다. 그렇게 밝게 웃는 두 분의 모습

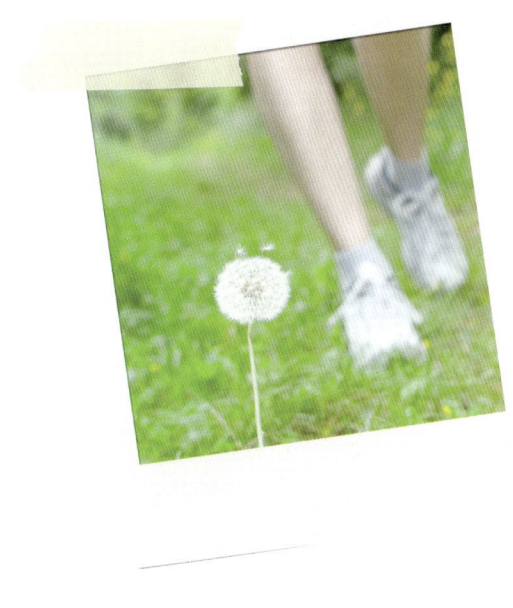

은 처음 보았습니다. 반갑게 인사를 나눈 후 얘기를 들으니 무사히 자연 분만을 했으며 진통도 생각보다 힘들지 않았다고 하더군요. 그 소식을 듣고 하루 종일 기분이 좋았습니다.

또 하나는 어느 종합 병원에서 태교 교실을 5년 정도 이끌었을 때 이야기입니다. 분만실 수간호사에게 태교 교실을 하고 난 뒤 자연 분만 비율에 어느 정도 변화가 있느냐고 물었더니, 태교 교실에 오는 사람들은 30% 정도 자연 분만이 늘었고, 진통 시간도 확실히 줄었다고 하더군요. 직업의 보람이란 이런 것이겠지요.

어떤 분들은 처음 저희 센터를 방문할 때 "제가 이렇게 몸이 굳었는데 지금 운동을 한다고 도움이 될까요?"라는 질문을 많이 합니다. 저는 "몸이 굳었기 때문에 더욱 필요하다"는 얘기와 함께 "생각이 게으르지, 사람의 몸은 생각보다 빨리 변한다"는 말을 꼭 해줍니다.

짧게는 3개월, 길게는 6개월 이상은 많은 변화가 일어날 수 있는 시간입니다. 이 장에 소개하는 운동 태교는 제가 오랜 시간 동안 많은 임신부들과 함께 했던 동작 중, 쉽고 안전하면서도 효과적인 동작을 엄선한 것들입니다. 그리고 개월 수에 상관없이 꾸준히 할 수 있는 동작들로 구성했습니다. 더 좋은 동작을 찾는 것도 좋지만 기본을 꾸준히 하는 게 우선입니다. 안전한 범위에서 무리하지 말고 꾸준히 실천하시길 권합니다.

만약 운동 태교의 더 깊고 세밀한 부분을 알고 싶다면 전문가의 직접적인 도움을 받는 것이 좋습니다. 책이나 영상 자료로 혼자 동작을 배울 땐 항상 모자란 듯 실천하세요. 무리하면 몸에 부담이 올 수도 있기 때문입니다. 끝까지 행복하고 활력 있는 몸을 유지하세요. 화이팅!

Note

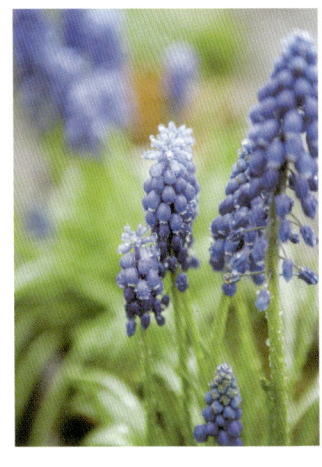

※ 계획이나 할 일, 필요한 정보를 담을 수 있도록 비워둔 페이지입니다.

임신부에게 좋은 증상별 운동법

준비 운동 및 교정의 긴장을 푸는 동작

평소 운동을 하지 않던 임신부가 교정 동작과 치유 동작만 반복하다 보면 허리나 특정 부위에 힘이 집중되어 근육과 관절이 과도하게 긴장할 수 있습니다. 이를 해소하기 위해 교정 동작 중간중간 반드시 긴장을 푸는 동작을 실시하여 안전하게 운동을 진행합니다. 이 동작들은 준비 운동으로 사용해도 좋습니다.

골반 좌우 흔들기

1 바로 누운 자세에서 양발을 어깨 너비로 벌리고 무릎을 편안하게 구부립니다.
2 양 무릎을 좌우 번갈아가며 기울입니다. 5~6회 정도 천천히 반복합니다.

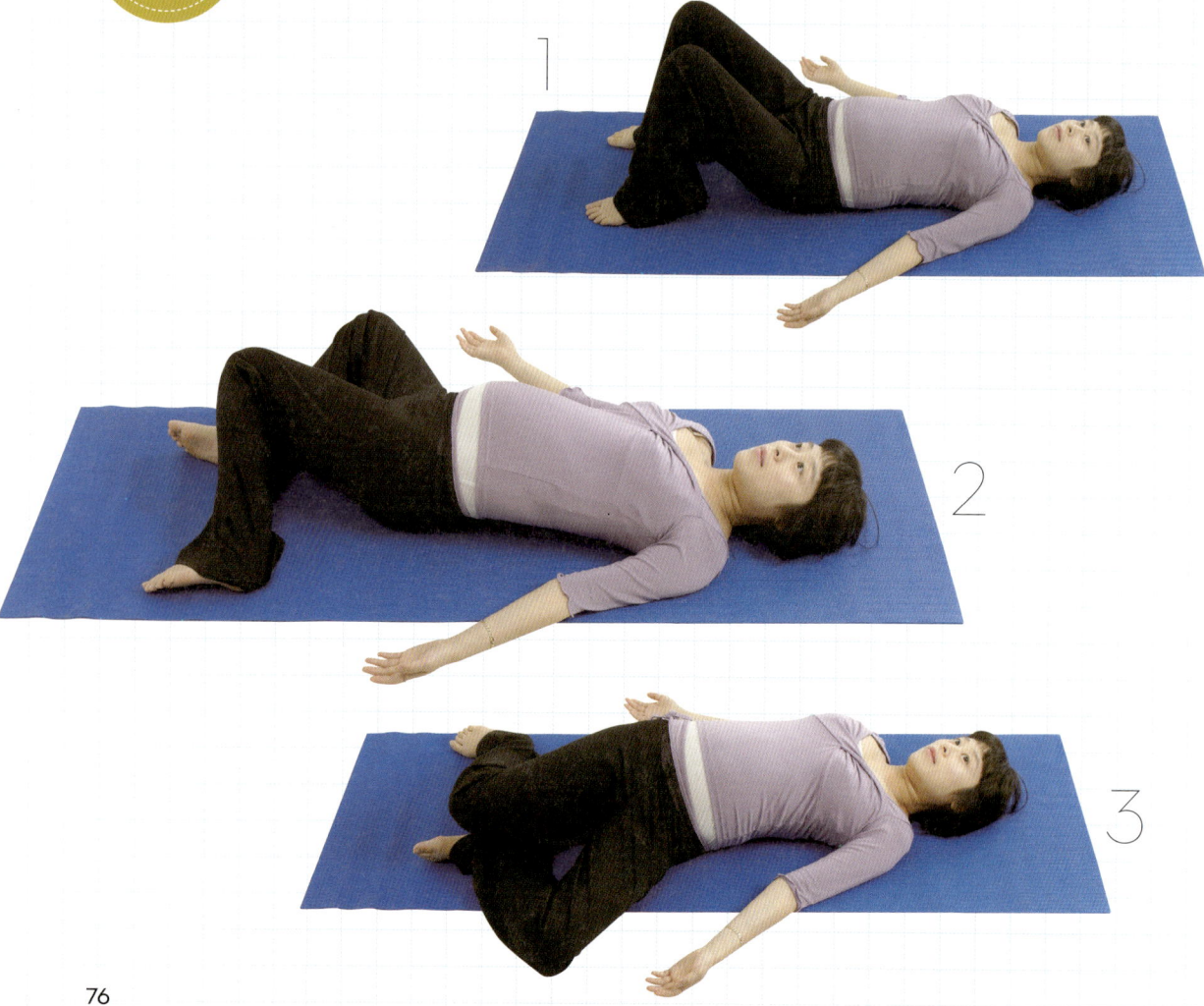

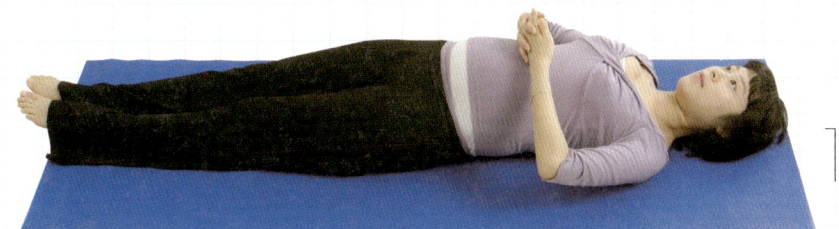
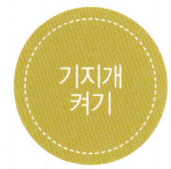
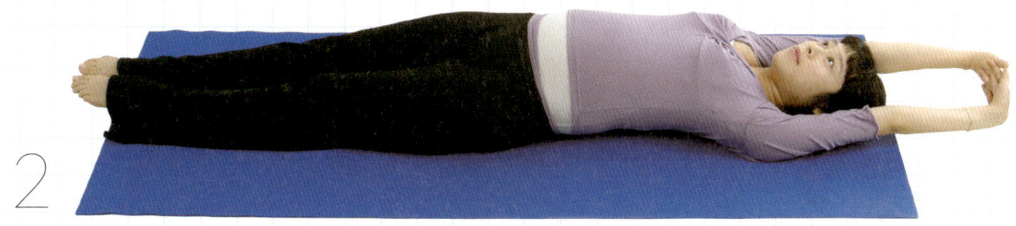

1 바로 누운 자세에서 양손을 깍지 낍니다.
2 숨을 들이쉬며 양팔을 머리 위로 올립니다. 이때 깍지 낀 손은 위로 뻗고, 발끝은 아래로 밉니다.
숨을 내쉬며 몸을 이완합니다. 2~3회 실시합니다.
☆기지개 켜기는 가장 안전한 동작 중의 하나로 전신의 긴장을 푸는 데 좋습니다. 특히 척추의 긴장을 부드럽게 풀어줍니다. 체중과도 상관없으며 특정 관절이나 근육에 무리가 없기 때문에 누구나 쉽게 할 수 있는 자세입니다.
두 번째 할 때는 발끝을 당기며 동작을 합니다. 동작 시 호흡은 반대로 해도 좋습니다.

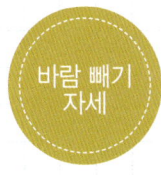

1 바로 누운 자세에서 두 다리를 모은 다음 오른쪽 무릎을 구부립니다.
양손으로 무릎을 깍지 끼어 잡고 숨을 내쉬며 가슴 쪽으로 당깁니다.
2 숨을 들이쉬며 제자리로 돌아옵니다. 반대쪽도 같은 방법으로 실시합니다.
배가 많이 부를 경우에는 무릎을 약간 바깥쪽 대각선 방향으로 당깁니다.
좌우 교대로 2회 정도 실시합니다.

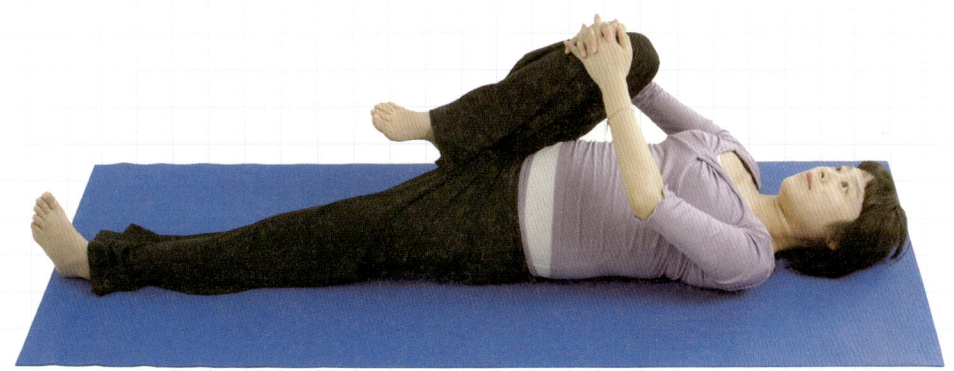

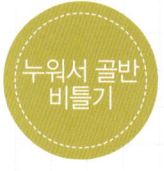
누워서 골반 비틀기

1 똑바로 누운 다음 양발을 모으고 양손은 옆으로 내려놓습니다. 오른발을 왼쪽 무릎 위에 올립니다.
2 숨을 내쉬며 오른쪽 무릎을 왼쪽으로 비틉니다. 이때 고개는 오른쪽으로 가볍게 돌립니다.
3 숨을 들이쉬며 제자리로 돌아온 다음 반대쪽도 같은 방법으로 합니다. 1~2회 실시합니다.

☆호흡은 편안하고 부드러운 리듬으로 하며 가슴에 힘이 들어가지 않는 강도로 실시합니다.
가슴에 힘이 들어가는 순간 근육이 수축해 통증을 느낄 수 있습니다. 비트는 동작은 경직된 허리 근육을 푸는 데 뛰어난 효과가 있습니다. 준비 운동으로 훌륭한 동작이며, 요통이 있는 사람에게도 매우 좋습니다.
교정 운동을 실시할 때 느끼는 일시적 근육 긴장을 해소할 때도 꼭 필요한 동작입니다.

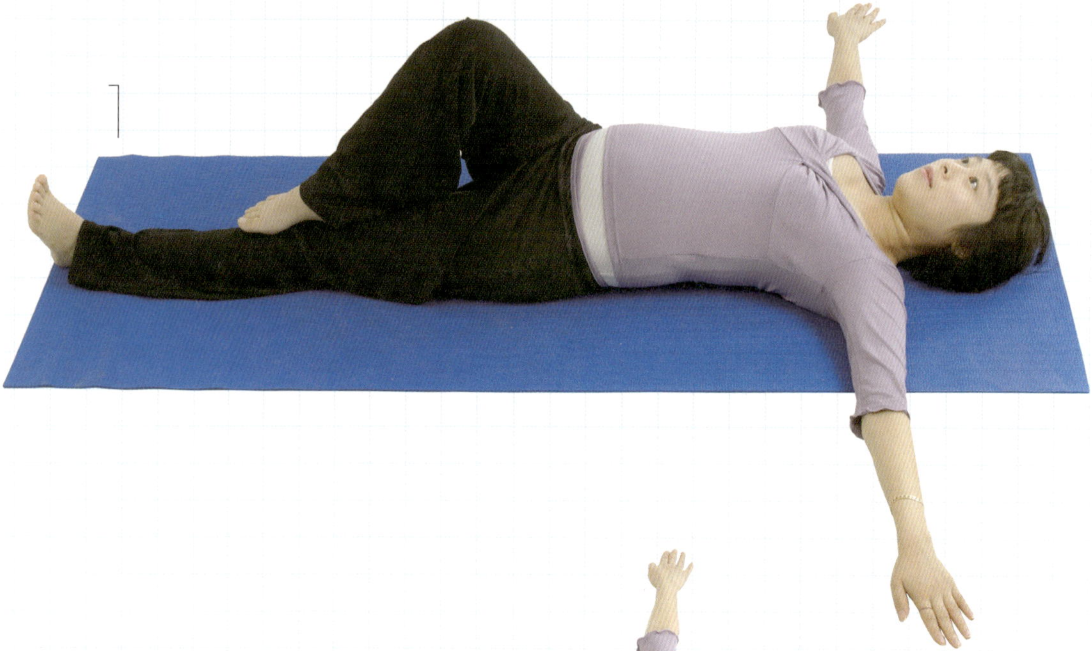

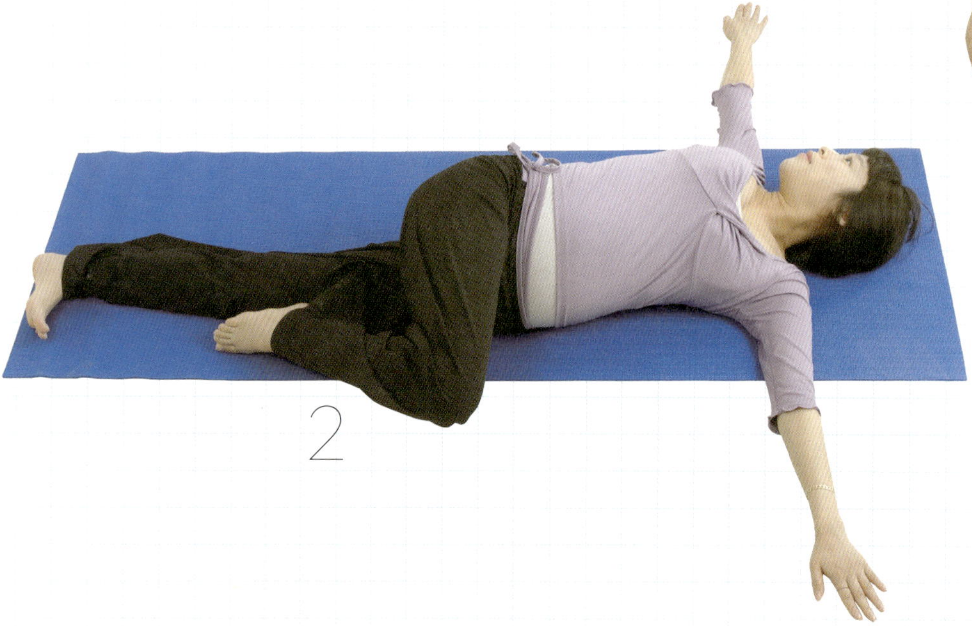

앉아서 허리 돌리기

1 편안하게 앉은 자세에서 양발은 마주 붙이고 양손은 무릎 위에 올립니다.
2 척추는 곧게 펴고 천천히 골반을 축으로 원을 그리며 6~9회 돌립니다.
3 반대 방향도 같은 횟수로 실시합니다. 회전하는 원의 반경은 척추가 굽어지지 않는 선에서 점점 크게 합니다.

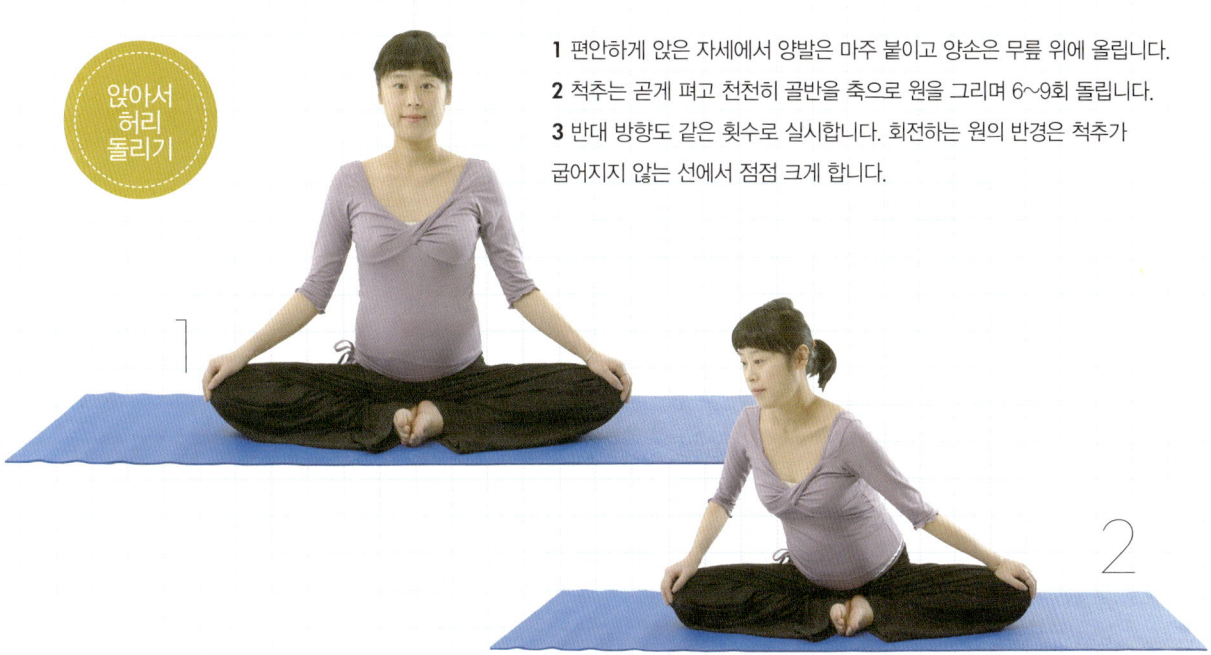

골반 벌린 고양이 자세

1 양발을 마주 붙이고 무릎은 바닥 가까이 두고 앉습니다. 발은 몸에서 20cm 앞에 둡니다. 양손은 종아리의 중간 부위를 잡습니다.
2 숨을 내쉬며 무릎을 45도로 올리고 허리를 뒤로 뺍니다. 동시에 턱을 가슴으로 당기며 등을 동그랗게 말아줍니다.
3 숨을 들이쉬며 무릎을 바닥으로 내리는 동시에 몸을 45도 앞으로 숙입니다. 고개는 부드럽게 뒤로 젖힙니다.
4 ②와 ③의 동작을 5~6회 정도 반복한 다음 휴식을 취합니다.

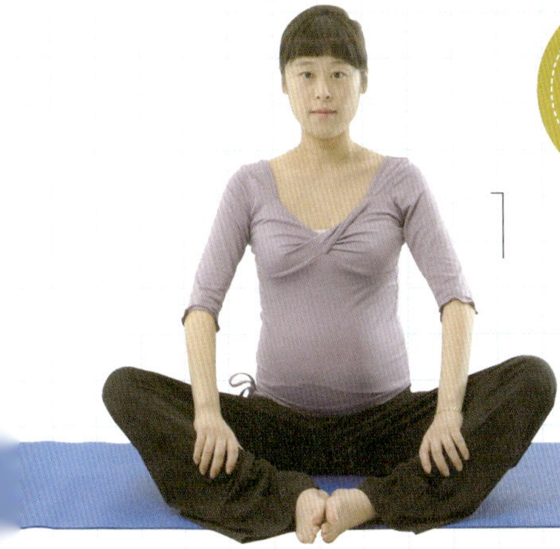

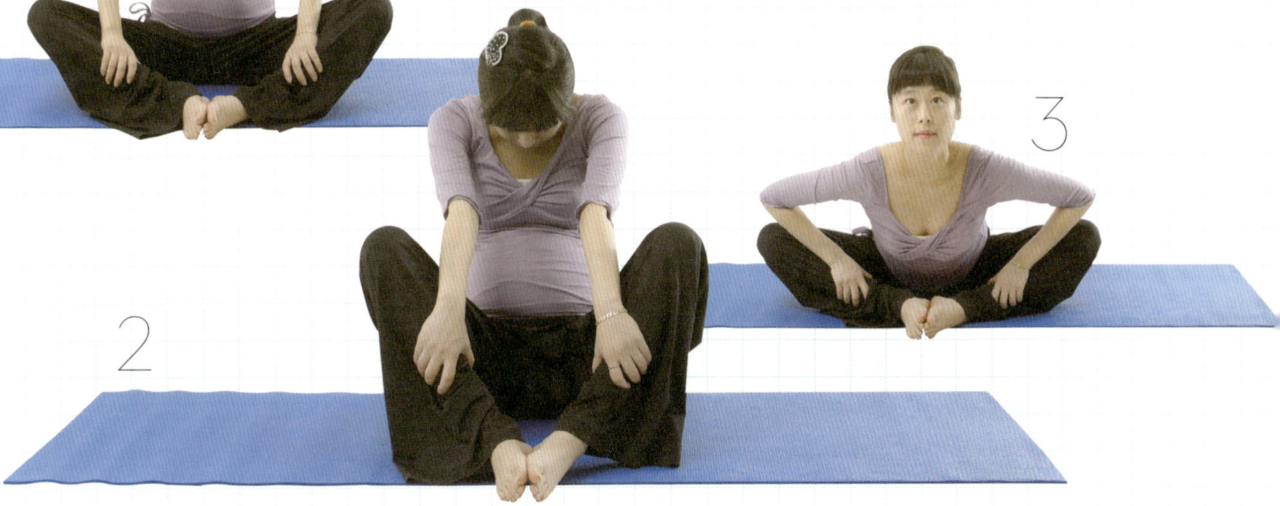

요추나 선추의 요통 해소를 위한 동작

임신으로 배가 불러오면 체형의 변화가 생깁니다. 불러진 배의 무게를 지탱하기 위해 몸을 뒤로 젖히게 되고, 요추가 앞으로 밀리고 골반도 앞으로 향하게 됩니다. 이로 인해 허리와 다리 근육이 수축됩니다. 이러한 체형은 허리와 골반의 긴장을 높여줍니다. 몸의 긴장과 중력의 부담을 줄이는 운동을 임신 중에 꾸준히 해야 요통을 예방할 수 있습니다.

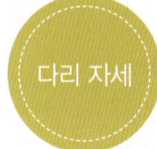

다리 자세

1 우선 쿠션이나 베개 등을 준비하고 시작합니다. 벨트로 다리를 묶어 고정시킨 뒤 편안하게 자리에 눕습니다.
2 양다리를 구부려 골반을 들고 쿠션이나 베개를 골반 아래에 받친 다음 다시 다리를 뻗습니다. 초심자는 30초 이하로 실시하고 숙련되면 1분 정도 실시합니다.

☆이 자세가 힘들다고 느끼는 사람은 다리를 뻗지 말고 구부린 채로 둡니다. 이후 익숙해지면 서서히 다리를 뻗기 시작합니다. 허리의 통증이나 긴장이 유발되는 경우에는 쿠션의 높이를 낮춥니다. 이 자세는 옆에서 보면 완만한 아치가 됩니다. 등과 허리는 수축되고 척추는 뒤로 젖혀지며 복부는 부드럽게 확장됩니다. 골반의 좌우 틀어짐을 교정하는 데도 좋은 동작입니다.

골반을 위로 미는 데 힘을 집중했기에 상대적으로 요추는 선추(엉치 부분의 척추뼈)에 비해 아래로 약간 처지는 효과가 있어 척추 뒤로 휘는 힘을 강화하고 요추의 전만을 완화하는 효과가 있습니다. '한 다리 펴고 숙이기' 동작과 반대되는 동작이므로 두 자세를 한 세트로 구성하면 좋습니다. 다리를 벨트로 묶지 않고 장기적으로 동작을 하면 고관절과 골반이 바깥으로 많이 열릴 수 있으니 다리를 고정시키는 과정은 꼭 지켜주세요.

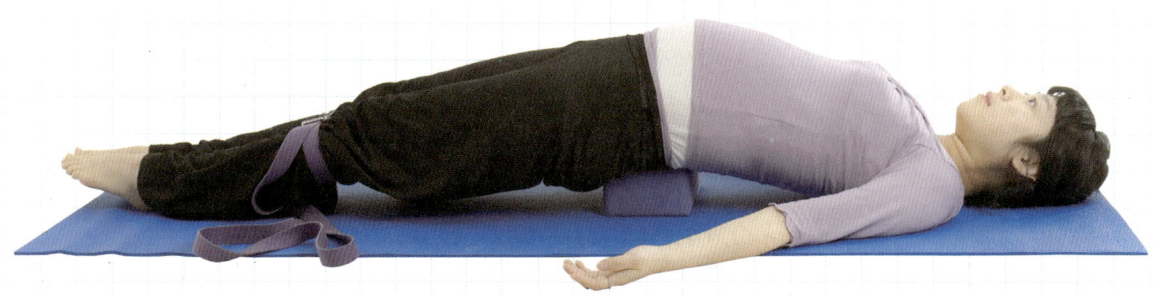

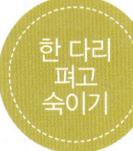
한 다리 펴고 숙이기

1 오른쪽 다리를 앞으로 뻗고, 왼쪽 다리를 구부립니다. 왼손을 뻗은 다리 위에 놓고 그 위에 오른손을 겹쳐 놓습니다.

2 숨을 내쉬며 몸을 앞으로 숙입니다. 원래 동작은 머리를 다리에 닿게 하는 것이지만 배가 많이 부른 임신부는 호흡이 안정된 범위에서 앞으로 숙이는 동작만 취하도록 합니다. 앞으로 숙일 때는 손부터 앞으로 내밀지 말고, 몸을 숙인 다음 손을 앞으로 뻗는다는 기분으로 움직입니다. 동작이 쉽게 안 되는 사람은 손을 무릎 위에 두고 몸을 숙이는 것을 반복합니다. 초심자는 손이 발목 쪽으로 가지 않게 앞으로 숙이고, 숙련자는 손을 발목으로 이동하며 숙입니다.

☆이 자세는 등을 곧게 펴줍니다. 앞으로 숙이는 과정에서 허리뼈를 뒤로 보냄으로써 전만(앞으로 굽은 것)을 해소합니다. 또한 허리의 긴장을 완화하는 효과가 있어 임신부의 요통에 도움이 됩니다. 허리의 긴장은 둔부와 오금의 긴장으로 연결되는 경우가 많은데 이 자세는 다리 근육을 효과적으로 펴주므로 하지의 부종과 통증을 동시에 해소해 주기도 합니다.

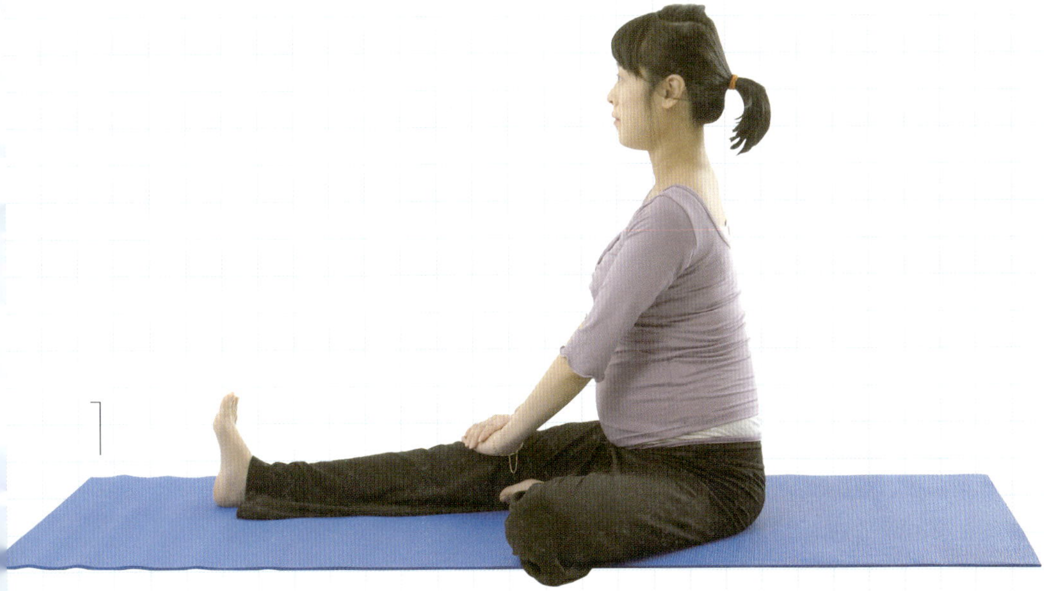

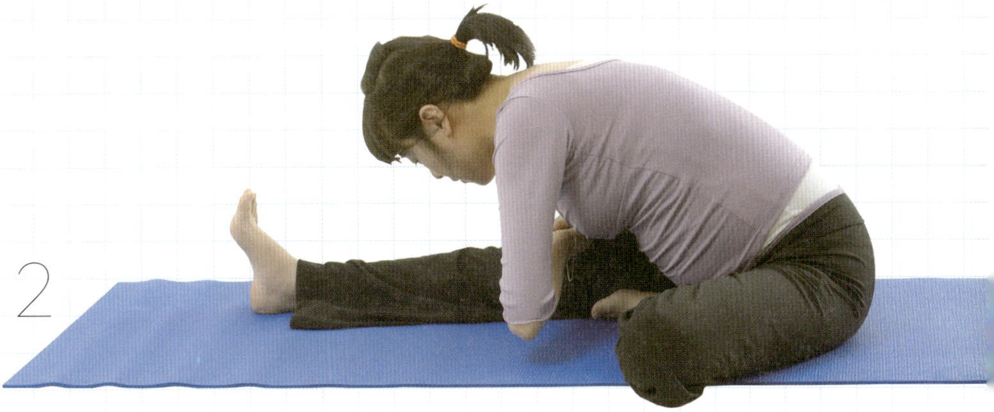

골반과 꼬리뼈 통증 잡는 자세

임신부는 골반이 벌어지면서 서혜부(아랫배와 허벅지 사이) 근처와 미추(꼬리뼈)에 통증이 생기기 쉽습니다. 또한 배가 불러 편안하게 허리를 세우고 앉기 힘들기 때문에 허리를 약간 뒤로 빼고 앉거나 배가 많이 부를 때는 손을 뒤로 짚고 몸을 젖혀 앉게 됩니다. 이때 체중의 중심이 미추 쪽으로 이동하게 되므로 꼬리뼈에 통증이 생길 가능성이 높습니다. 여기에 골반이 벌어지면서 오는 근·골격의 부담과 골반의 좌우 틀어짐까지 있다면 서혜부와 골반의 통증은 더욱 증가합니다. 지금부터 소개할 동작을 따라 하기 힘들 정도로 골반에 통증이 있다면 앞에서 소개한 '준비 운동'을 반복적으로 실시하십시오.

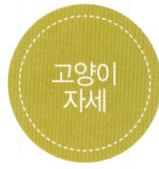

고양이 자세

1 양손을 어깨 너비로 벌려 바닥을 지탱하고, 무릎을 바닥에 대고 기어가는 자세를 취합니다. 숨을 들이쉬며 허리를 아래로 내리고 고개는 뒤로 젖힙니다. 이 동작을 할 때 선추, 미추의 교정 효과를 높이려면 몸을 원래 동작보다 조금 앞쪽으로 밀듯이 실시합니다. 이렇게 하면 허리에 긴장이 있는 사람도 조금 더 부드럽게 움직일 수 있습니다.

2 숨을 내쉬며 등과 허리를 둥글게 만다는 느낌으로 위로 올리고 턱은 가슴 쪽으로 당깁니다. 등을 먼저 움직인다는 느낌으로 하는 것이 좋습니다.

3 ①과 ②의 동작을 3~4회 반복합니다.

☆고양이 자세는 골반과 함께 척추 전체를 부드럽게 움직이는 자세입니다. 동작 시 중력의 부담이 적기 때문에 가장 안전한 운동에 속합니다. 허리를 아래로 내릴 때 골반의 윗부분이 좁혀지고, 허리를 위로 올릴 때 골반이 열리는 동작을 반복하면 마치 꽃봉오리가 열렸다 닫혔다 하는 것처럼 골반이 움직이게 됩니다. 척추 운동과 골반 운동을 동시에 할 수 있으므로 임신부에게 가장 많이 추천하는 동작 중 하나입니다.

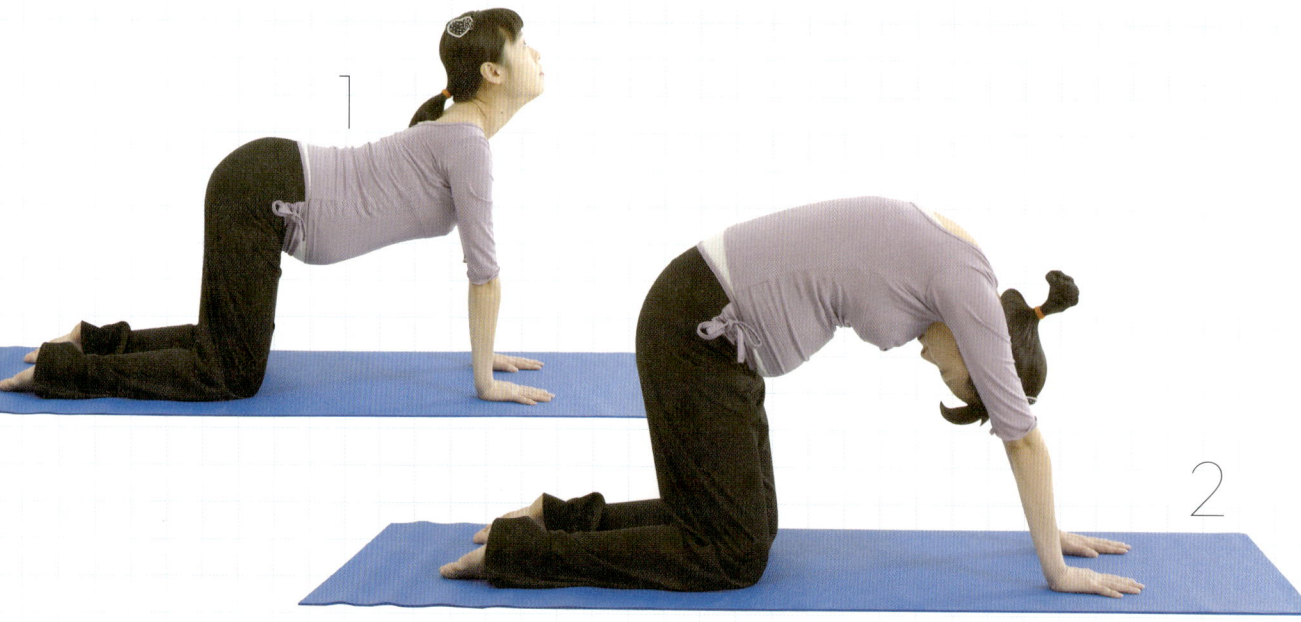

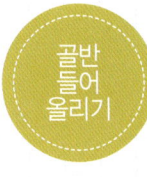
골반 들어 올리기

1 바닥에 누워 무릎을 구부리고 발은 11자 모양으로 만들어 어깨 너비 정도로 벌립니다.
2 숨을 들이쉬며 엉덩이를 위로 올리고, 숨을 내쉴 때 천천히 내립니다. 3~5회 실시합니다.
3 위의 자세가 잘 이루어지면 발을 서로 붙이고 골반을 옆으로 벌린 다음 골반 올리기를 실시합니다. 호흡은 같은 요령으로 하며, 양손은 수평으로 뻗어 바닥에 붙이고 몸을 지탱합니다.
☆양발을 11자로 맞추어 동작을 하면 몸의 중심을 교정하는 효과를 볼 수 있습니다. 즉 고관절과 골반의 위치를 수정해 줍니다. 동작을 할 때 골반을 많이 올리기보다는 천추와 미추(꼬리뼈)에 적당한 자극을 주는 정도로 합니다. 골반에 가해지는 자극을 느껴보세요. 자극이 오거나 압력이 가해지는 곳이 주요 운동 부위입니다. 즉 골격의 움직임이 빡빡하게 느껴지는 곳이 그 동작으로 인해 교정되는 부위입니다.

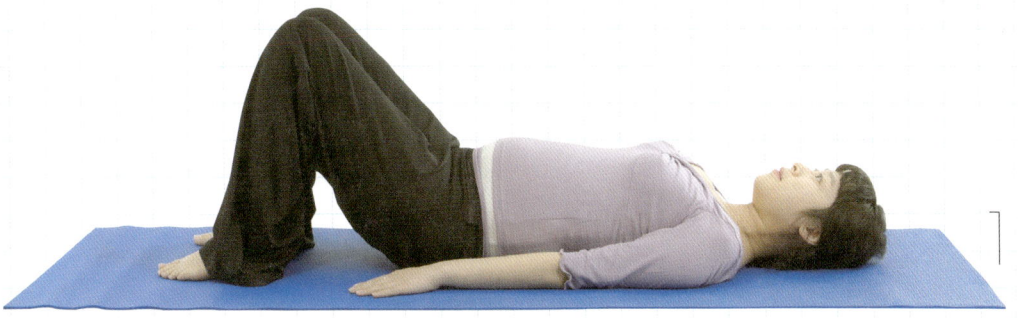

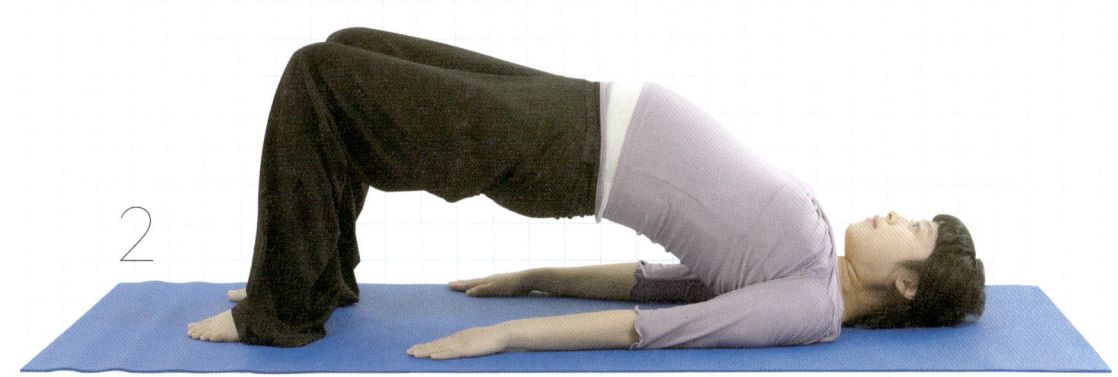

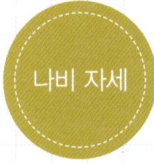

나비 자세

1 편안하게 앉은 자세에서 양다리를 구부려 몸 쪽으로 당기고, 양손으로 양발을 감싸 쥡니다. 발바닥은 살짝 붙도록 합니다.

2 숨을 내쉬며 몸을 앞으로 숙입니다. 처음에는 얼굴이 바닥으로 내려간다는 느낌으로 하고 동작이 잘 되면 이마를 바닥에 붙입니다. 더 잘 되면 턱을 바닥에 붙입니다.

3 숨을 들이쉬며 제자리로 돌아옵니다. 3~5회 실시합니다.

☆이 자세는 골반이 부드럽게 확장되는 것을 돕는 동작으로, 임신 기간 내내 권하는 자세입니다. 팔꿈치는 옆구리 쪽으로 당기기도 하고 바닥 가까이 붙이기도 해보세요. 두 동작은 효과가 조금씩 다릅니다. 전자는 앞으로 숙이는 힘이 좋아 골반 근육 발달에 좋으며, 후자는 어깨까지 함께 풀어주는 효과가 있습니다.

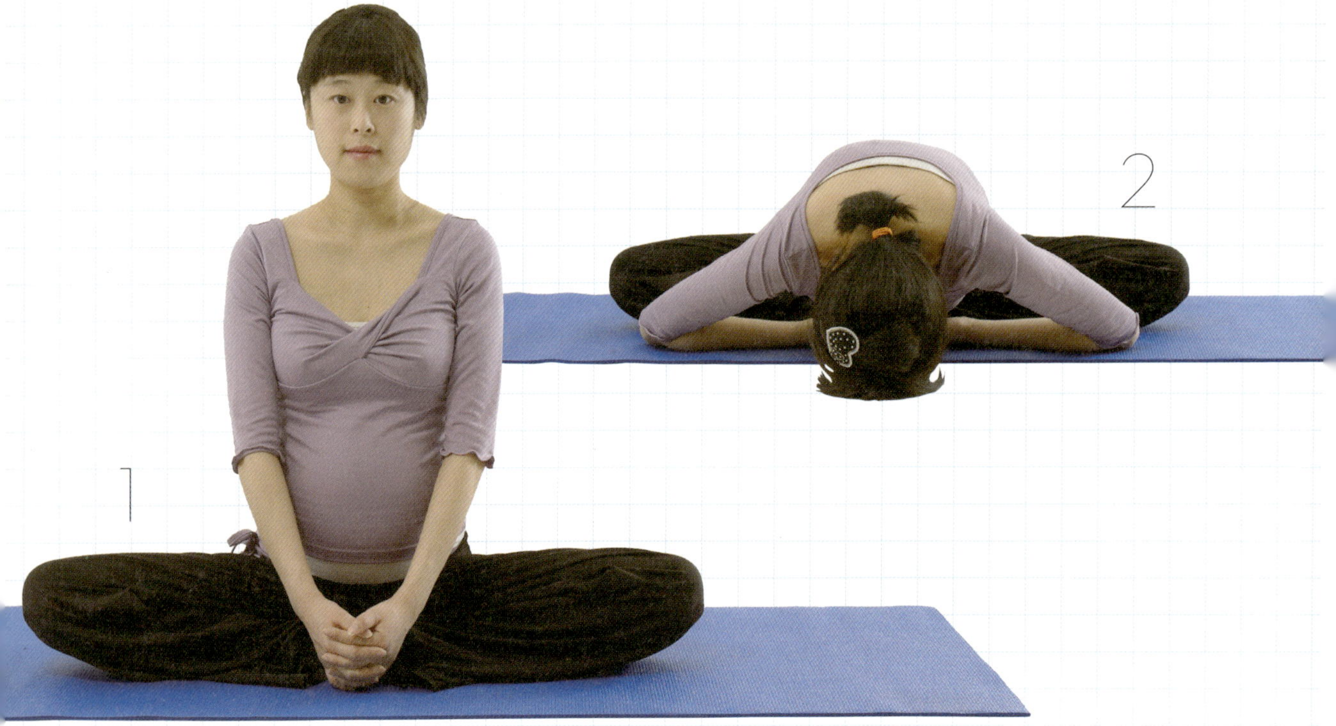

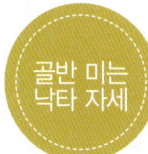
골반 미는 낙타 자세

1 양 무릎을 어깨 너비로 벌려 무릎을 꿇고, 허리는 곧게 펴 몸이 니은(ㄴ) 자가 되도록 합니다.
2 양손을 골반에 받치고 숨을 들이쉬며 골반을 앞으로 밉니다.
3 숨을 내쉬며 고개를 뒤로 젖힙니다. 어지러움을 잘 느끼는 임신부는 고개를 뒤로 젖힐 때 주의합니다. 호흡을 편안하게 하면 이러한 현상이 줄어듭니다. 어려운 동작을 할 때 과도하게 힘을 주면 교감 신경이 항진되어 뇌로 가는 혈액 순환에 일시적인 장애가 생겨 어지러워질 수 있습니다.
4 숨을 들이쉬며 제자리로 돌아온 다음 발을 모으고 무릎은 벌려 앉습니다. 몸을 앞으로 숙이고 양손을 포갠 다음 이마를 손에 얹고 잠시 휴식합니다. ③번 자세에서 멈추지 않고 하는 경우 3~5회 실시하고, 5~10초 내외로 멈춰 있는 경우엔 1~2회만 실시합니다.

☆골반 올리기 자세가 숙련되고 난 뒤 낙타 자세를 하는 것이 좋습니다. 이 자세를 할 때 골반 부위와 엉덩이를 먼저 앞으로 민 다음 허리를 젖히며 동작을 실시합니다. 상체를 먼저 젖히면 허리에 체중 부담이 가고 긴장하기 쉽습니다. 엉덩이를 앞으로 민다는 느낌으로 하는 것이 안전하게 하는 방법일 뿐만 아니라 동시에 천추, 미추를 교정하는 포인트가 됩니다.

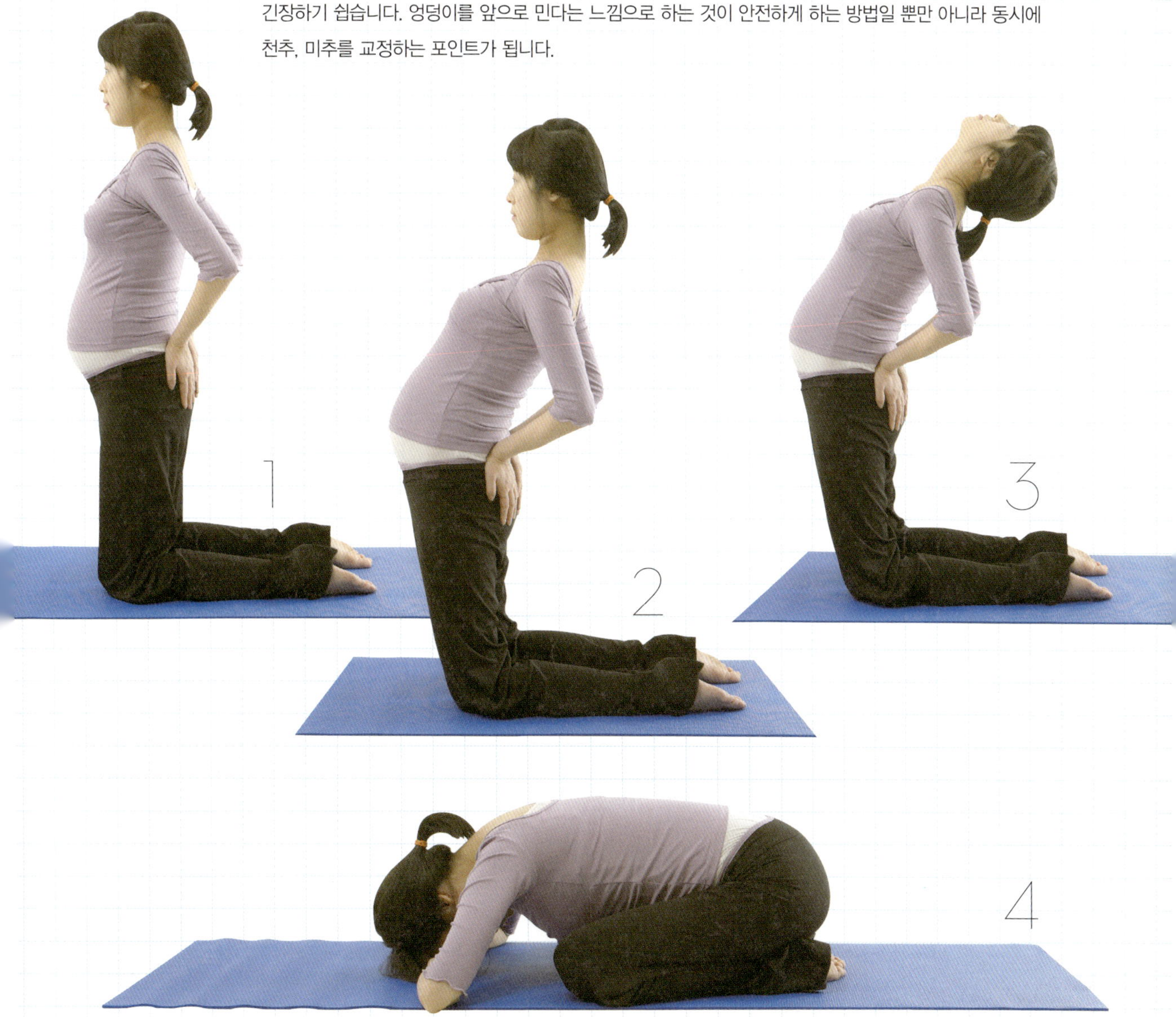

등과 어깨 통증을 완화하는 자세

임신부에게 흔히 나타나는 어깨 통증은 흉추, 경추와 관련이 있습니다. 현대 여성들은 생활 습관상 대개 흉추가 후만(뒤로 굽은 것)된 경우가 많은데 이때 등이 뒤로 빠지면서 가슴 쪽은 함몰하게 되고 머리는 앞으로 쏠리게 됩니다. 흉추가 제자리를 벗어났기 때문에 등은 긴장한 상태가 됩니다.

목은 일자 목이 되거나 혹은 고개를 위로 들면 머리와 목의 C자 커브가 더 심해지기도 합니다. 이렇게 되면 머리의 무게를 지탱하는 경추에 무리가 옴에 따라 목과 어깨에 통증을 느끼게 됩니다. 이러한 문제를 해소하려면 등을 펴는 동작과 함께 목을 교정하는 운동이 필요합니다.

양발 벌리고 앞으로 숙이기

1 앉은 자세에서 양다리를 뻗습니다.
다리는 어깨 너비로 벌리고 허리는 편안하게 세웁니다.
2 숨을 들이쉬며 양손을 만세를 하듯 위로 뻗어 올린 다음, 숨을 내쉬며 몸을 앞으로 숙입니다. 손은 발목 가까이 둡니다(이 자세가 힘들 경우 손을 무릎 근처에 둡니다).
다리 뒤가 땅기고 팔과 어깨가 앞쪽으로 뻗어지는 것을 느낄 수 있습니다.
☆배가 부를 경우 양발을 어깨 너비로 벌리고 복압이 강하게 느껴지지 않을 정도로 실시합니다. 동작이 잘 되는 사람은 양 손바닥이 발바닥을 향하도록 합니다.

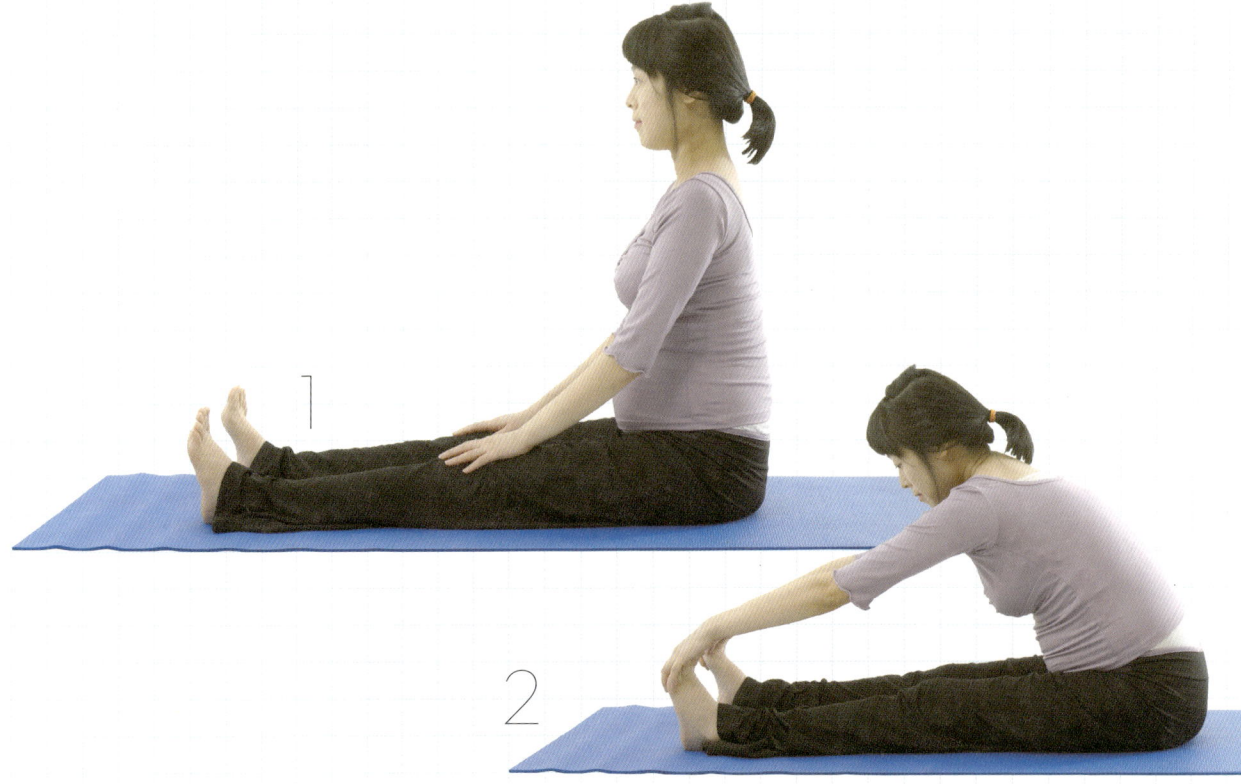

누워서 기지개 켜기

앞에서 이미 소개된 동작입니다. 이 동작은 척추 전체를 늘이는 효과가 있습니다. 그래서 어깨의 긴장뿐 아니라 전신의 긴장을 효과적으로 해소해 줍니다. 특히 요통을 함께 가지고 있는 임신부에게 적극 추천합니다. 동작의 구조상 자연스럽게 호흡이 길어진다는 장점도 있습니다. 2~3회 실시합니다.

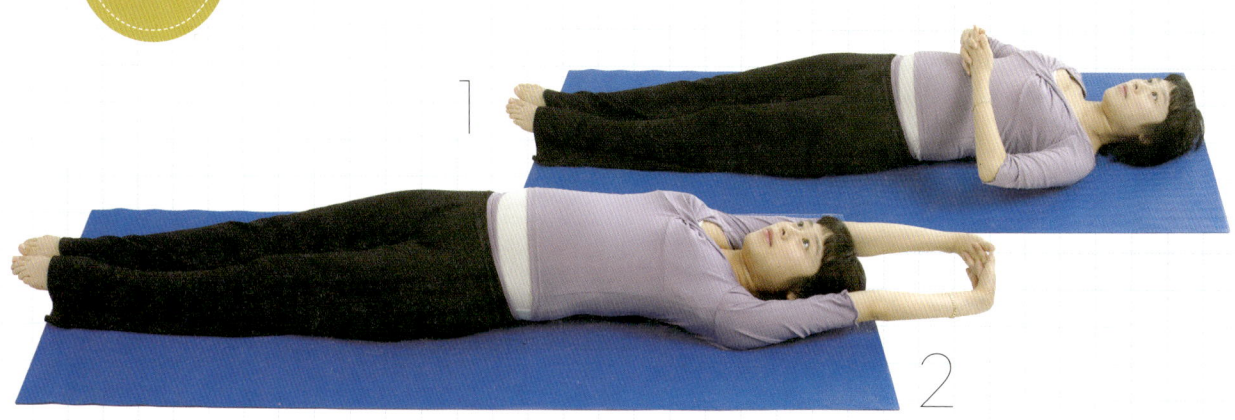

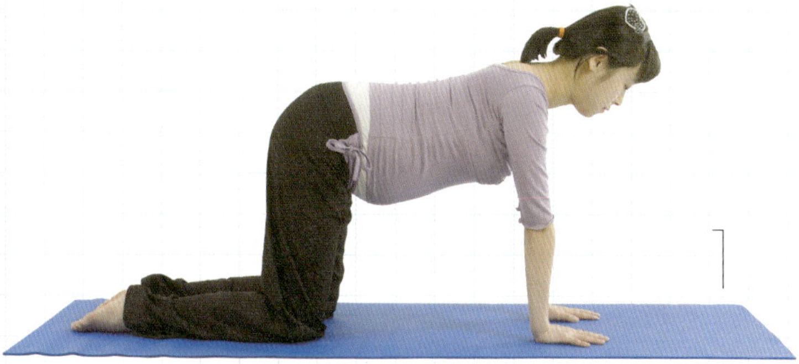

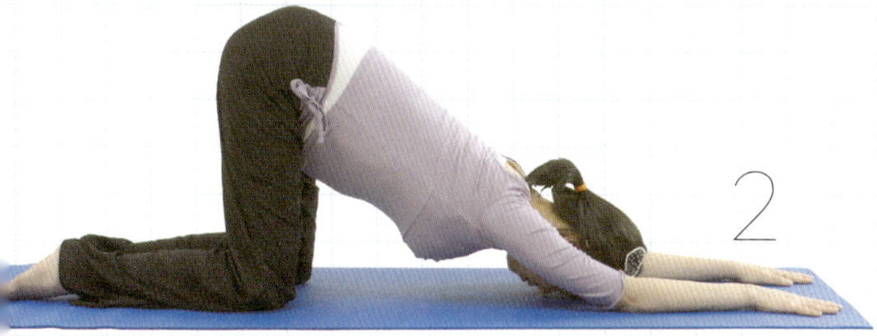

낮은 고양이 자세

1 바닥에 엎드려 기어가는 자세를 취합니다.
2 양손을 50cm 정도 앞으로 두고 숨을 내쉬며 얼굴과 가슴을 아래로 내립니다. 이마를 먼저 바닥으로 내리고 잘 되면 턱, 가슴 순으로 내립니다. 처음에는 10초 정도 자세를 유지하고, 서서히 1분 정도 유지하는 훈련을 합니다.
3 제자리로 돌아올 때는 역순으로 몸을 약간 위로 올린 다음 한 손씩 당기며 일어납니다.
2~4회 실시합니다.

☆이 동작은 뒤로 빠진 흉추를 적극적으로 교정해 주는 운동입니다. 가슴을 열리게 하여 흉곽이 함몰된 것을 교정하고, 심장과 폐의 기능을 향상시켜 가슴 답답함과 울혈(혈행의 정체)을 해소시킵니다.

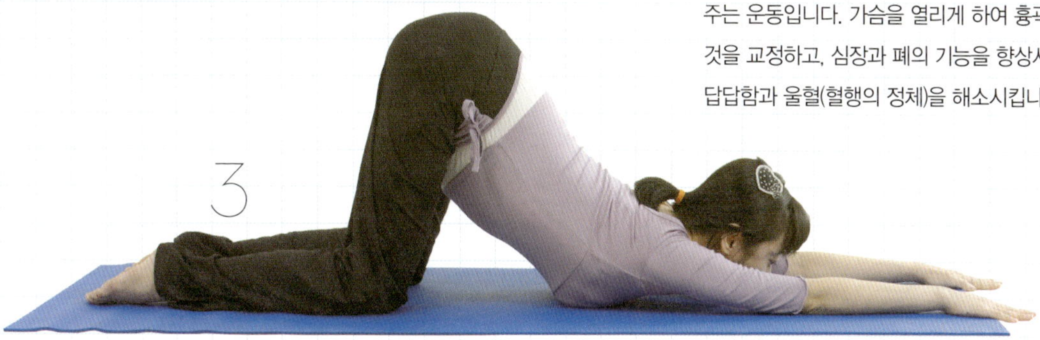

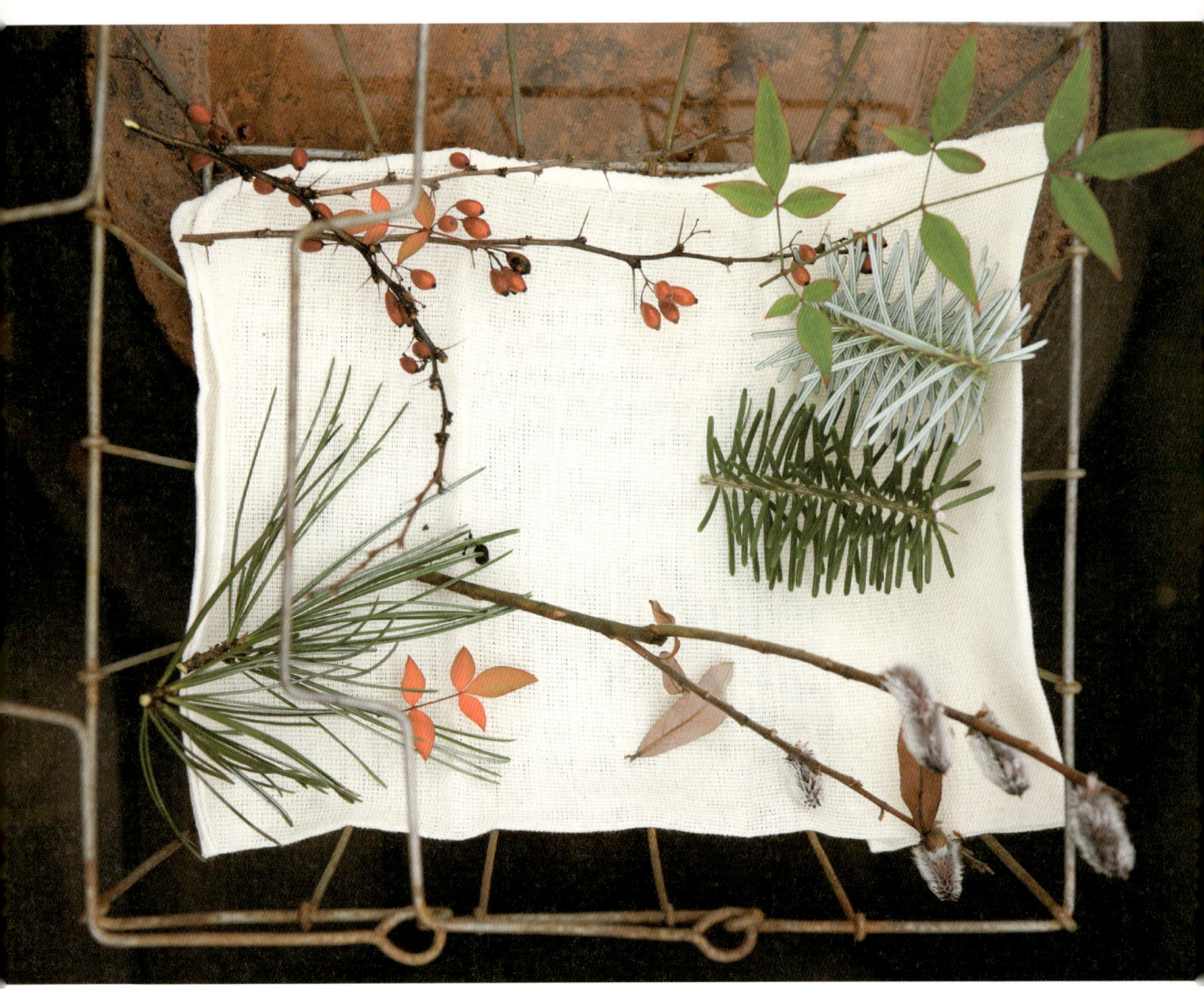

habit for green baby

운동 태교에 대한 궁금증

Q 서혜부(사타구니)와 고관절의 통증이 심해 골반 교정 동작을 하기 힘들어요.
A 먼저 준비 동작을 충실히 하세요. 이후에 골반의 통증을 가라앉히는 동작을 약한 강도로, 자신이 할 수 있는 만큼만 시도하세요. 준비 동작 안에 골반의 경직을 푸는 부드러운 동작이 들어 있습니다. 이것도 힘들다면 혼자 해결하려고 하지 말고 의사나 전문가의 도움을 받으세요.

Q 허리가 아파 교정 동작을 하기 겁나요.
A 마음이 내키지 않을 때는 하지 않는 것이 좋습니다. 통증이 심한 사람은 골반 문제와 마찬가지로 준비 동작 위주로 하세요. 허리가 많이 불편하면 동작을 실시할 때 전문가와 함께 하는 것이 좋습니다. 운동을 할 때는 동작을 완성하려는 것보다 내가 할 수 있는 범위까지 시도한다는 생각으로 하세요. 빠른 시간 내에 좋아져야 한다는 조급함을 버리고 하루하루 꾸준히 연습하면 생각보다 몸은 빨리 변화됩니다.

Q 저는 임신 전에 요가를 많이 해서 책에서 소개한 동작들이 너무 쉬워요. 꼭 이 정도로만 해야 안전한가요?
A 운동의 강도는 사람마다 차이가 있습니다. 이 책에는 평소 운동량이 많지 않은 임신부, 즉 일반적인 임신부들을 기준으로 선택한 동작들이 소개되어 있습니다. 요가 지도자의 경우 임신 10개월이 돼도 특별한 동작을 제외하고는 임신 중이 아닌 일반인보다 훨씬 더 동작을 잘하는 경우도 많습니다. 자신에게 맞게 프로그램 강도와 종류를 결정하시면 됩니다.

Q 임신부들이 특히 하지 말아야 할 동작이 있나요?
A 일반적으로 병원에서도 상식적으로 주의해야 하는 자세 외에는 특별히 하지 말아야 할 동작은 없다고 말합니다. 그러나 혹시라도 다칠 위험이 있는 동작은 조심해야 합니다. 예를 들어, 서서 고개를 뒤로 젖히는 동작은 어지러울 경우 넘어질 수 있으니 조심해야겠지요. 물구나무서기 동작을 하는 경우 안전 조치를 취한 상태에서 실시하거나 가벼운 반 물구나무서기 정도로 하는 것이 좋습니다. 그리고 급격히 움직이는 동작이나 복부에 압박이 가해지는 동작도 조심해야 합니다.

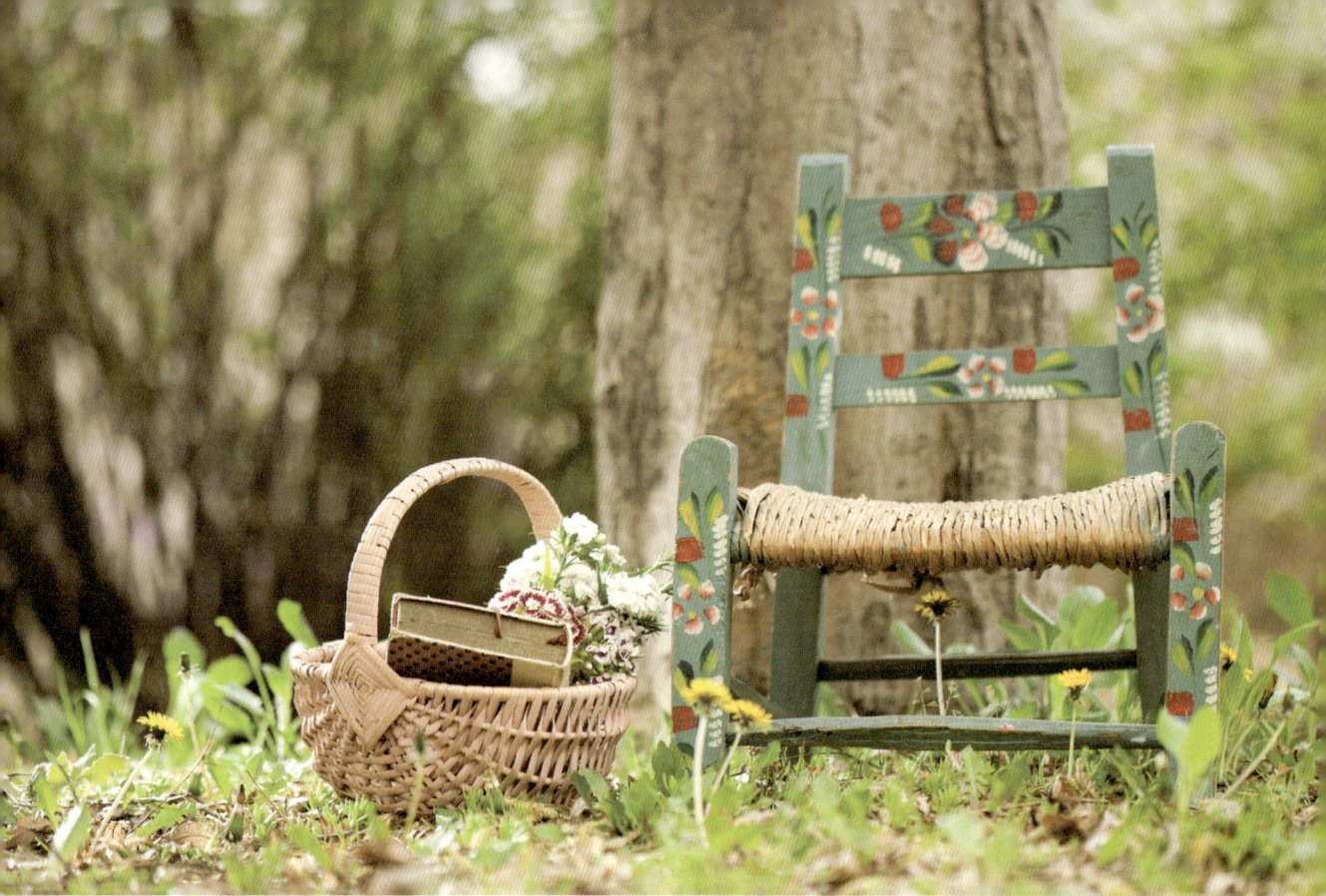

PART 4
마인드 컨트롤이 되는 호흡의 비밀 호흡 태교

임신부에게 꼭 필요한 이완 호흡과 강화 호흡

"이건 아기 태교가 아니라 신랑 태교인 것 같아요. 요즘은 남편이 더 호흡을 열심히 해요."
남편이 아내의 호흡 수련을 함께 하다가 자신이 이완의 맛을 깨달아 호흡 수련을 더 열심히 하는 경우를 종종 봅니다. 아빠가 맑아지면 그 자체로 아기에게 좋은 태교가 될 테니 기쁜 소식이 아닐 수 없습니다. 물론 임신부와 아기가 섭섭할 정도로 자신의 호흡 수련에만 몰입하지 않는다면 말이죠.

사람에게 호흡이 미치는 영향은 매우 큽니다. 먼저 호흡은 몸과 마음을 이어주는 역할을 합니다. 마음이 불안하면 호흡이 거칠고 불안정해지지만 마음이 안정되면 호흡도 고르고 편안해지지요. 잠든 아기가 새근새근 숨 쉬는 모습을 보고 부모들이 행복해하는 것도 어쩌면 내 아이의 현재 정서가 안정적이라는 것을 호흡으로 확인할 수 있기 때문일 것입니다.

몸의 쓰임에 따라 호흡도 달라집니다. 움직임이 많아지면 호흡이 빨라지고 움직임이 적으면 호흡은 느려집니다. 강하게 힘을 발휘할 때는 호흡이 잠시 멈추거나 강해집니다. 통증을 참을 때도 멈추는 호흡과 푸는 호흡을 반복하며 조절합니다. 이러한 이치를 알고 나면 임신부의 태교와 분만에 많은 도움이 됩니다. 예로부터 동양은 호흡 조절로 심리와 육체를 다스리는 방법이 매우 발달돼 왔습니다.

이러한 방법 중 임신부에게 필요한 부분을 정리하여 두 가지로 소개하려 합니다. 바로 통증을 줄이는 '이완 호흡'과 힘을 강화시키는 '강화 호흡'입니다. 실제 통증을 조절할 때는 두 호흡 모두 필요한데, 상황에 따라 적절한 비율로 사용하는 것이 중요합니다.

열이 많은 임신부의 경우 운동 태교를 하고 나면 얼굴이 발갛게 되는 일이 있습니다. 이럴 때는 호흡을 부드럽게 하면 한결 나아집니다. 이런 분들은 대체로 호흡을 강하게 하거나 끙끙 앓듯이 하는 경우가 많습니다.

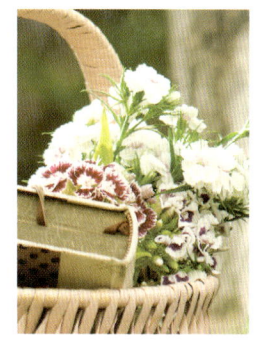

감정이 호흡에 반영되는 것처럼 반대로 호흡을 조절하면 마음에도 변화가 일어납니다. 임신 기간 중의 호흡 훈련은 분만을 준비하는 것에 그치는 것이 아니라 심리 조절과 건강, 면역 증강에도 많은 도움을 줍니다. 또한 산후 우울증을 다스리는 데도 도움이 됩니다.

호흡 훈련은 하루 5~10분이라도 꾸준히 하는 것이 좋은데, 고요하게 있어 보지 않은 사람은 처음엔 조금 힘들 수도 있습니다. 생각 외로 가만히 있는 것이 쉽지 않다는 것을 느낄 때는 운동 태교를 먼저 익히는 것이 비법입니다. 부드러운 몸동작을 익히면 부드러운 호흡도 절로 몸에 배게 됩니다. 그리고 운동 태교를 하면 몸의 이완이 잘되므로 고요하게 있는 것이 훨씬 쉬워집니다.

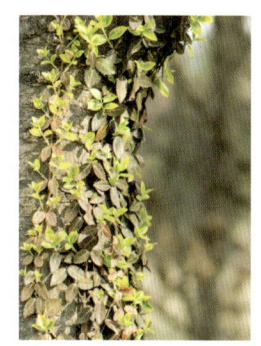

부모의 고요와 평화로움은 아기의 고요함과 평화로움이 됩니다. 이것은 아기의 정서와 지혜의 바탕이 될 것입니다. 보이지 않는 곳에 꾸준히 투자하는 것이 태교의 핵심입니다.

호흡 훈련의 효과

임신부에게 호흡 훈련은 두 가지 의미가 있습니다. 첫째, 아이에게 충분한 산소를 공급하고 편안한 임신기를 보내도록 도와줍니다. 둘째, 호흡 훈련 자체가 훌륭한 명상법이 되므로 호흡을 통해 최상의 정서적 태교를 할 수 있습니다. 호흡 훈련을 꾸준히 하게 되면 호흡과 함께 정서도 안정됩니다. 또한 호흡이 길어짐과 동시에 집중력도 향상됩니다. 호흡 능력이 향상되면 몸의 에너지가 충만해지며, 부드러운 호흡은 몸의 이완이 잘 되게 해 출산 시의 통증을 줄이고, 심리적으로 안정되도록 도와줍니다.

호흡 훈련의 진짜 효과는 분만 시에 발휘됩니다. 진통이 오기 시작하는 초반에는 부드러운 이완 호흡 위주로 하고, 출산이 임박하면 강화 호흡을 해야 합니다. 강한 호흡은 근력의 파워를 높이고 순간적인 집중력을 향상시킵니다.

호흡을 잘하는 것은 어떤 태교보다 뛰어난 태교법입니다. 이는 사람이 살아가는 데 가장 근원적인 행위가 호흡이기 때문이며, 심신을 연결하는 다리의 역할을 하기 때문입니다.

임신부 호흡 훈련을 위한 기초

기본 호흡 자세
가장 많이 사용하는 호흡 훈련 자세입니다. 이 자세는 이완된 상태에서 호흡 훈련을 하는 것으로, 전신의 긴장을 풀고 자신의 호흡에만 집중할 수 있습니다. 한손을 아랫배에 올려 호흡의 중심점을 잡은 뒤 부드럽고 깊은 호흡을 연습합니다. 의도적으로 하는 호흡이 아니라 편안한 가운데, 나도 인식하지 못하는 사이 깊은 호흡을 익히는 것이 좋습니다. 인위적인 호흡을 하다 보면 몸이 긴장해 오히려 불편해질 수 있습니다.

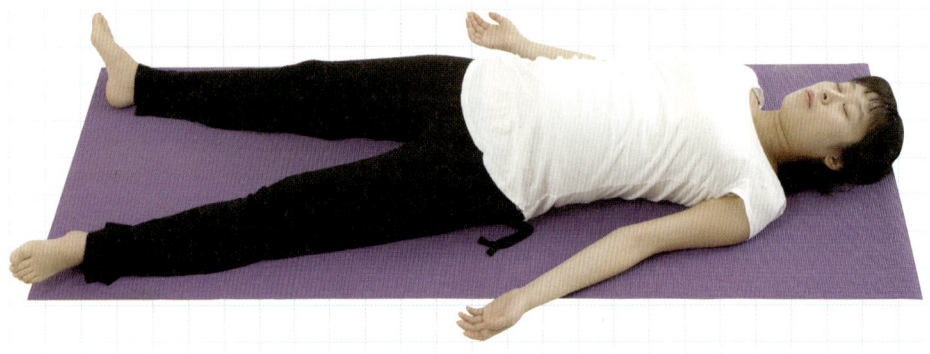

복식 호흡을 유도하는 수건 받치기
위의 자세를 훈련하여 깊고 부드러운 호흡이 가능하면, 다음 아래의 자세로 호흡 훈련을 지속합니다.

몇 가지 패턴으로 훈련하세요.
1 수건을 등 아래에 받치고 5분, 수건 빼고 5분.
2 며칠 동안 수건을 받치고 10분, 이후 수건 빼고 10분.

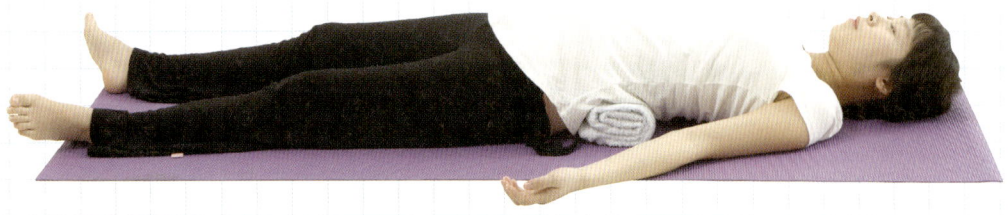

깊은 호흡을 유도하는 척추 펴기
위의 두 가지 호흡이 익숙해지면 허리를 아래로 낮추고 턱을 당겨 목을 늘인 자세로 호흡합니다. 이 자세는 깊은 호흡을 유도합니다. 척추와 어깨에는 약한 힘이 들어갈 수도 있습니다.

통증을 줄이기 위한 이완 호흡

이완 호흡의 기초는 고르고 깊은 호흡입니다. 깊은 호흡을 하려면 호흡의 중심점이 아래쪽 자궁에 있어야 합니다. 산소는 폐로 들어오지만 폐의 공간을 넓히는 방법으로, 배를 불리는 복식 호흡을 하는 것입니다. 복식 호흡에서도 윗배보다는 아래쪽 자궁을 중심으로 호흡을 하는 것이 좋습니다.

아랫배 호흡을 하면 신체의 무게 중심과 에너지 중심도 자궁으로 오게 되고 의식도 자연스레 자궁으로 집중됩니다. 의도적으로 자궁을 인식하여 명상하지 않아도 호흡을 통해 의식이 자궁과 하나가 됩니다. 임신부의 의식이 자궁에 집중되면 될수록 태아와 임신부의 의식적, 영적 교감도 높아집니다.

신체가 이완되면 모세 혈관의 순환이 좋아지며 뇌파의 안정도 효율적으로 이루어집니다. 즉 명상 시 형성되는 뇌파인 알파파가 나오면서 심신이 편안한 상태에 도달합니다. 주의할 점은 임신 초기에는 복식 호흡 훈련을 하지 말아야 합니다. 임신 전부터 복식 호흡에 익숙한 사람이라면 적당히 하는 것은 괜찮지만, 새로 배우는 초심자는 배에 과도한 힘을 주는 등 무리할 수 있기 때문입니다. 그러므로 복식 호흡 훈련은 임신 3개월 이후부터 다음과 같이 시작하세요.

1 기본 호흡 자세로 눕습니다.
2 호흡을 의식하지 말고 편안히 누워 몸을 이완합니다.
3 안정이 되면 자신의 숨을 느낍니다. 혹은 숨의 흐름, 숨결을 느낍니다.
4 호흡을 길게 하거나 아랫배로 내리려는 의도를 내려놓고, 자신이 숨을 어떻게 쉬고 있는지 느끼기만 합니다.
5 위의 단계가 익숙해지면 '숨이 자궁까지 내려간다'고 인식하고 기다립니다.
애써 노력하지 말고 저절로 이루어지도록 기다립니다.

이완 능력을 높이는 동작

분만 시 평소 호흡 훈련을 하지 않은 임신부에게 호흡을 잘하라고 요구하는 경우가 있습니다. 진통이 올 때 이완 호흡 훈련이 되지 않은 임신부에게 이를 요구하는 것은 현실적으로 무리한 주문입니다. 호흡이란 습관으로 이루어지는 것이기에 평소 꾸준히 연습하지 않으면 갑자기 실시하기란 매우 어렵습니다. 임신부는 평소 태교를 위해, 그리고 분만 시 통증을 줄이기 위해서도 이완 능력을 높이는 호흡 훈련을 하는 것이 꼭 필요합니다.

기지개 켜기 자세

기지개 켜기 자세는 이 책에서 반복해서 등장하는 기본 동작입니다. 물론 임신 시기와 상황에 따라 방법과 강도가 조금씩 달라질 수는 있습니다. 호흡 능력을 높이기 위해서는 가슴과 등 근육 확장이 잘 되어야 하고, 복부와 횡격막은 부드러워야 합니다. 기지개 켜는 자세는 무리 없이 척추를 늘이는 동작으로, 폐의 공간을 넓게 사용할 수 있도록 돕습니다. 이 동작을 할 때 발끝을 아래로 내립니다. 어깨를 위로 부드럽게 뻗으면서 턱을 당기면 척추가 펴지는 동시에 호흡은 더 잘 내려갑니다.
이 자세를 1~2분 정도 유지하며 호흡 연습을 합니다.

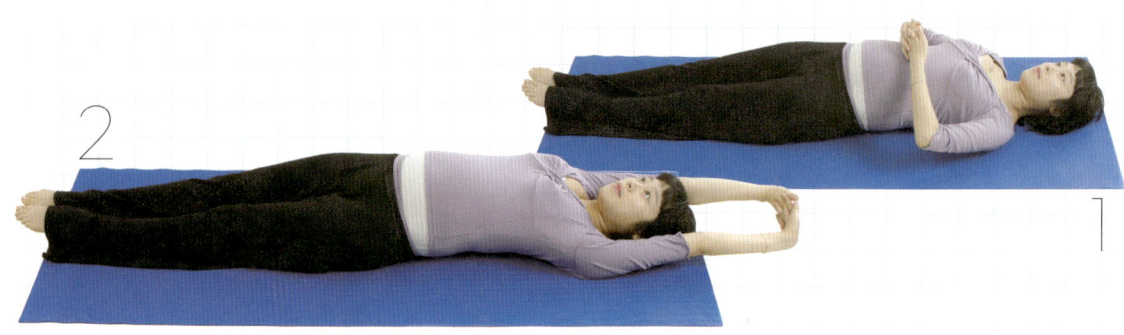

물고기 자세

이 자세는 흉곽을 집중적으로 확장하는 동작입니다. 원래 물고기 자세는 ②와 같이 하는데, 이 경우 깊은 호흡 훈련을 하기가 어렵고 흉추가 굳은 사람은 흉곽의 확장보다는 경추가 더 휘는 데 힘이 집중됩니다. 이런 경우는 임신 전 준비 자세의 '등 펴기 자세'처럼 등에 쿠션이나 베개를 받쳐서 흉추의 변화를 적극 유도합니다.

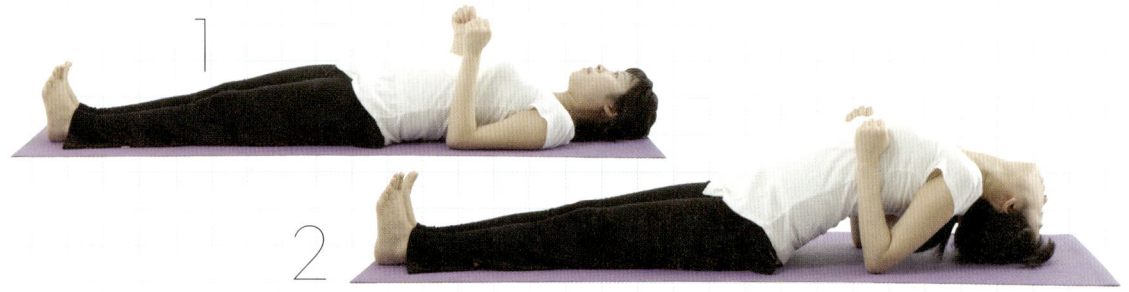

Note

※ 계획이나 할 일, 필요한 정보를 담을 수 있도록 비워둔 페이지입니다.

출산에 필요한 호흡 실기

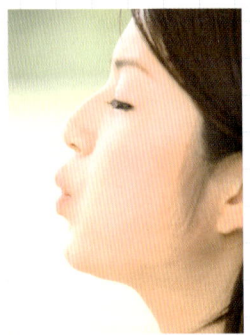

출산에 꼭 필요한 3대 요소로는 골반 확장을 위한 유연성, 아기를 밀어낼 수 있는 힘, 힘을 조절하고 통증을 다스리는 호흡을 들 수 있습니다. 텔레비전이나 영화를 보면 임신부들이 출산에 임박해 극심한 통증에 시달리는 모습을 자주 접합니다. 실제 출산의 통증이란 매우 크지만 필요 이상으로 과장된 모습도 많이 보입니다.

이러한 시각적 이미지는 출산 시 임신부의 마음에 큰 영향을 미치게 됩니다. 출산 시 많이 아플 것이란 선입견을 갖게 되고, 통증에 예민하게 반응해 몸은 더 긴장되고 수축됩니다. 이러한 긴장은 아기가 나오는 산도를 수축시켜 통증의 민감도를 높이고, 아기를 조여 출산을 더욱 힘들게 합니다. 산모가 평소 이완 호흡 훈련을 했다면 긴장된 몸의 근육을 풀어 통증을 완화시키고, 아기의 고통도 줄일 수 있습니다.

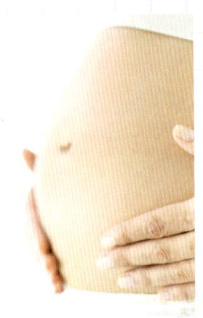

얼마 전 KBS에서 방영한 〈마음〉이란 프로그램에서 첫아이를 제왕절개 했던 산모가 둘째는 이완법을 익혀 자연 분만을 했던 외국의 사례를 직접 보여준 적이 있습니다. 이때 주요했던 훈련 방법은 운동이 아니라 이완 명상이었습니다. 진통이 오는 출산 초기에는 이완 호흡이 필요하고, 분만에 임박해서는 힘을 길러주는 강화 호흡이 좋습니다.

분만 능력을 높이기 위한 강화 호흡

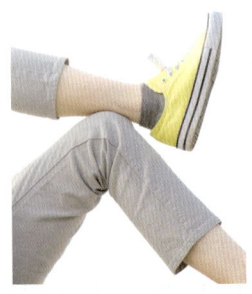

분만 능력을 높이려면 호흡의 파워를 늘리고 멈추는 능력을 키워야 합니다. 이를 위해서는 하체의 힘과 복부의 힘을 강화해야 합니다. 강화 호흡 훈련을 할 때 호흡 자체를 강하게 하는 연습을 하다 보면 무리한 호흡을 하는 경우가 생길 수 있습니다. 힘을 키우는 동작을 통해 육체의 단련과 호흡을 함께 익히는 것이 안전하고 효율적인 방법입니다.

다음의 동작들은 하체의 힘을 강화시키면서 호흡 능력을 키워줍니다. 동작의 강도는 약간 숨이 차거나 힘이 드는 정도까지 합니다. 이렇게 하면 폐활량 증대와 함께 강화 호흡을 무리 없이 익힐 수 있습니다. 강화 호흡은 지도자의 도움을 받으며 하는 것이 안전하며, 임신부는 호흡을 잘하려고 하기보다는 안전하게 익히는 것을 더 우선순위에 두길 바랍니다.

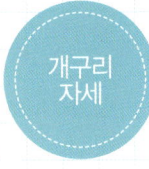 개구리 자세

1 양다리는 어깨 너비로 벌리고, 양발은 45도를 만든 다음 무릎을 구부리고 앉습니다. 양 손가락으로 바닥을 지탱합니다.

2 숨을 들이쉬며 발뒤꿈치를 들어 발끝을 세우는 동시에 엉덩이를 어깨 높이만큼 올립니다.
척추는 바닥과 수평을 이루도록 합니다.

3 숨을 내쉬며 제자리로 돌아옵니다. 10~15회 반복합니다. 조금 힘이 들 정도로 실시합니다.

☆이 자세는 다리 앞쪽과 안쪽의 근육을 강화합니다. 또한 골반과 다리로 연결되는 근육도 강화합니다.
동작을 약간 힘들 때까지 하면 호흡이 강해지며 폐활량도 커집니다.

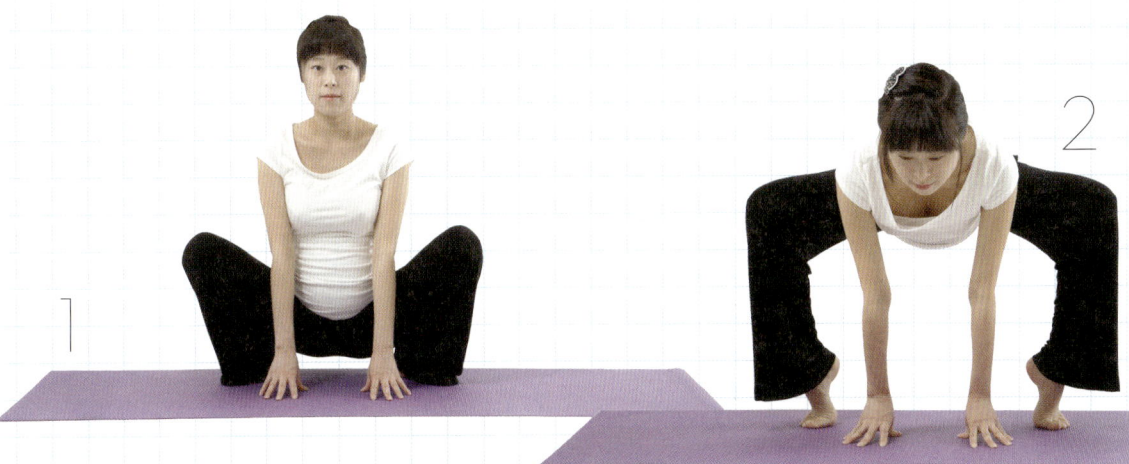

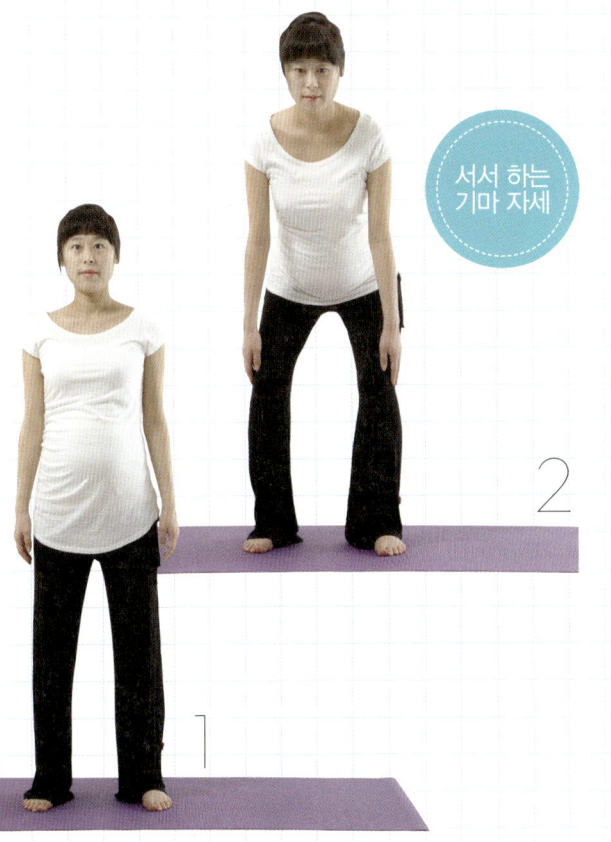 서서 하는 기마 자세

1 양다리를 어깨 너비로 벌리고 양발은 가능한 11자가 되게 합니다.
인체의 중심이 아랫배에 오도록 섭니다.

2 숨을 내쉬며 양다리를 구부립니다. 양손이 무릎 옆면에 닿을 정도로 구부립니다. 척추는 가능한 한 곧게 편 채 숙입니다. 이때 몸의 각도는 약 30도 정도로 기울입니다. 목과 어깨의 긴장을 풀고 하는 것이 중요합니다.

3 숨을 들이쉬며 제자리로 돌아옵니다. 10여 회 반복합니다.

☆동양의 양생술에서 기마 자세는 가장 중요한 자세 중 하나입니다. 기마 자세는 하체를 단련하면서 호흡 능력을 강화하는 효과가 뛰어납니다. 또한 몸의 중심이 자연스럽게 아랫배에 오게 되어 쉽게 호흡의 중심을 내릴 수 있습니다.

강화 호흡을 위한 자세는 여러 번 반복하여 숨이 약간 찰 때까지 하는 것이 특징입니다. 중요한 점은 입을 벌리지 않고 코로 숨 쉬며 복식 호흡을 하는 것입니다. 이렇게 하면 호흡의 중심이 아래에 위치하게 되며 호흡 공간이 커지고 심폐 기능이 강화됩니다.

호흡의 중요한 원칙은 힘들 때까지 하는 것이 아니라 안정적이어야 한다는 점입니다. 임신 후 가슴이 답답하거나 심장이 쉬 두근거리는 사람은 아주 약한 강도로 실시합니다.

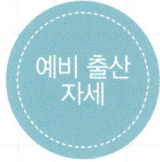

예비 출산 자세

1 바로 누운 자세에서 양다리를 구부려 양손으로 오금을 감쌉니다. 다리는 출산할 때의 각도(무릎이 옆구리에서 바깥쪽으로 대각선이 되도록)에 가깝게 합니다.
2 숨을 내쉬며 고개를 들고 다리는 어깨 쪽으로 당겨 등을 둥글게 구부립니다. 약한 복압이 형성될 때까지 동작을 실시합니다. 복근이 땅기거나 힘들 때는 휴식을 취합니다.
3 숨을 들이마시며 제자리로 돌아옵니다. 5~10회 정도 반복합니다.
☆아기를 낳을 때와 가장 유사한 자세에서 호흡 훈련을 실시해 출산 시 쓰이는 근육과 관절을 미리 단련합니다. 동시에 힘을 주는 타이밍과 호흡을 일치시키는 훈련을 합니다.

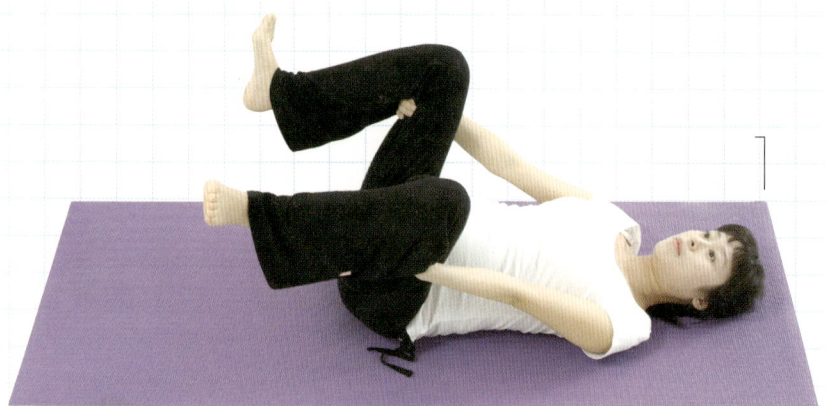

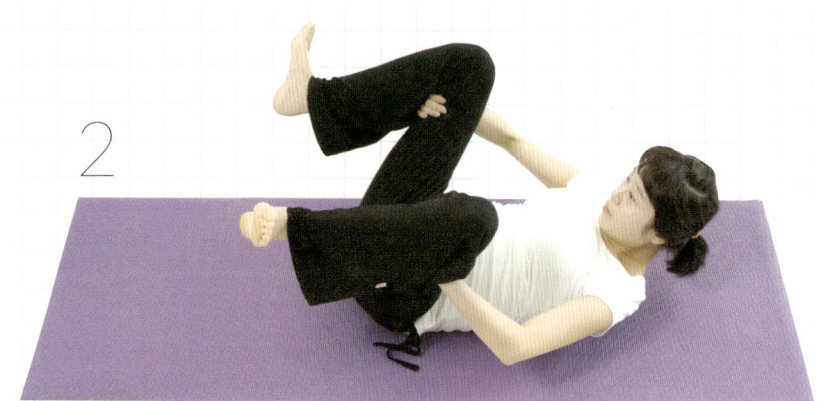

호흡 훈련에 대한 궁금증

Q 호흡 훈련 시 가슴이 답답하거나 얼굴에 열이 올라요.
A 자신이 자연스럽게 할 수 있는 강도보다 더 강하게 해서 그렇습니다. 강하다는 기준은 사람마다 다릅니다. 근육엔 무리가 없는데 심장이 예민하여 그럴 수도 있습니다. 이럴 경우 강도를 10~20% 정도 줄여봅니다. 호흡을 지나치게 길게 해서 그럴 수도 있는데, 이때 역시 호흡 길이를 10~20% 정도 줄입니다.

Q 호흡 길이는 어느 정도로 연습하는 것이 좋을까요?
A 평소 자연스럽게 호흡할 경우 1분에 15회 정도 합니다. 한 호흡이 약 4초 정도 됩니다. 호흡이 짧은 사람은 0.5~1초 정도 더 짧기도 합니다. 초심자가 호흡 훈련으로 심호흡을 할 경우 6~8초 정도까지 자연스럽게 늘릴 수 있습니다. 처음에는 5~6초로 시작한 뒤 익숙해지면 7~8초로 늘려보세요. 개인차가 많으니 다른 사람과 비교하지 말고 자신에게 맞춰 하는 것이 원칙입니다.
호흡이 길어야 좋다는 생각에 집착하는 경우를 자주 봅니다. 그러나 이런 경우 배와 가슴에 긴장이 생기면서 길게 숨 쉴 때 무리가 따릅니다. 자신이 충분하다고 느끼는 호흡 길이의 80~90% 정도만 호흡해도 충분합니다.

Q 제가 배우는 호흡과 다른 것 같습니다.
A 호흡은 지도자에게 직접 배우는 게 좋습니다. 방식이 다르다면 책이 아닌, 직접 배우는 방식을 따르세요. 단, 경험이 풍부한 지도자를 만나는 게 중요합니다. 지도자 자신이 호흡 훈련을 많이 해봤고, 가르쳐 본 경험 또한 많아야겠지요. 지도자가 없다면 책이나 동영상을 통해 아주 편안하고 안전한 범위 안에서 훈련하세요. 호흡을 잘못 익히면 인체에 부담이 많이 올 수 있습니다.

PART 5

좋은 영양소로 엄마와 아기 건강 돌보기 음식 태교

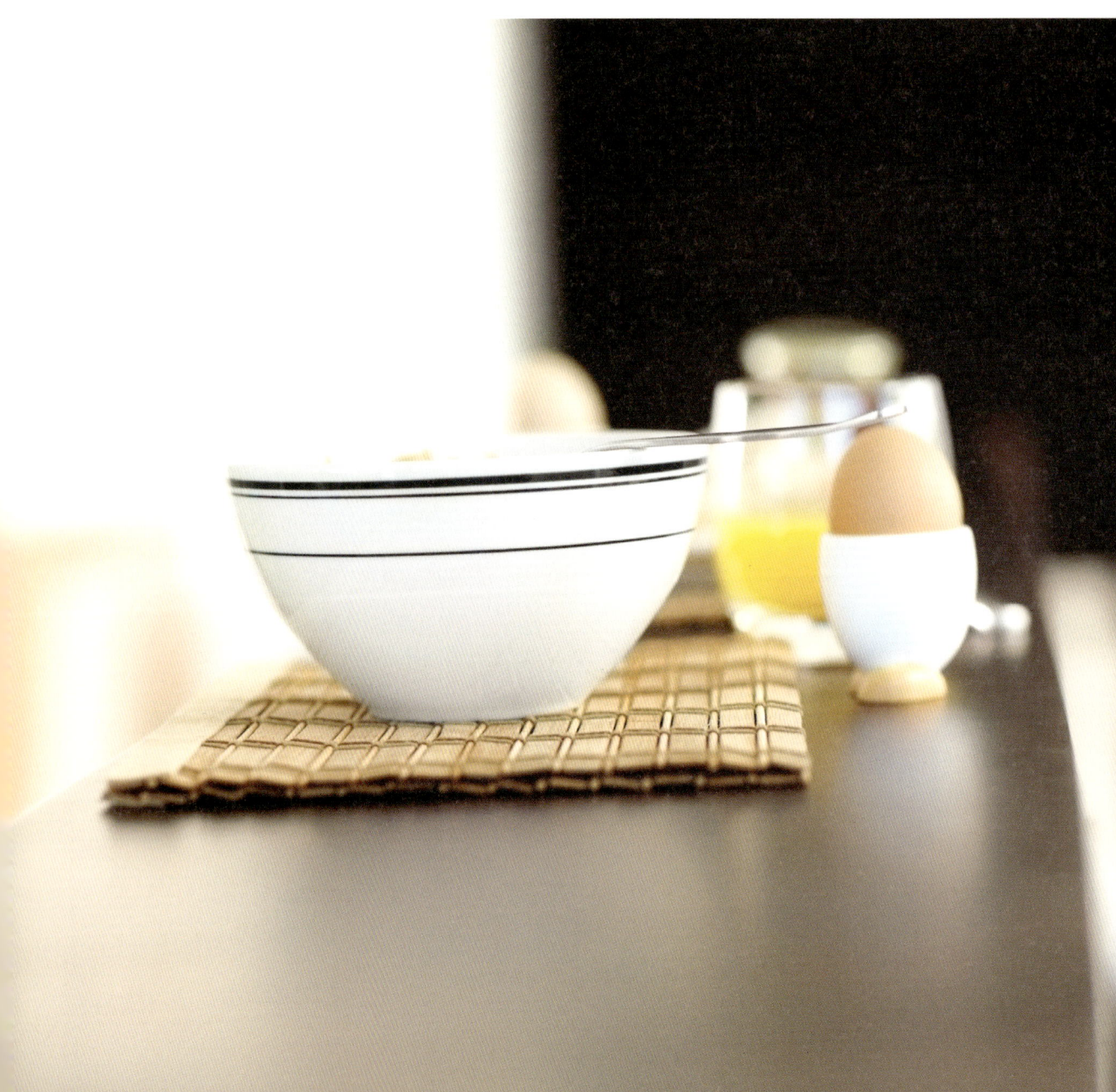

음식에 대한 새로운 인식을 갖는 것이 중요하다

"임신 말기에 이렇게 영양 상태가 좋은 임신부가 드문데…."

둘째를 가졌을 때 산부인과 선생님께서 하신 말씀입니다. 그동안의 노력이 헛되지 않았음을 확인할 수 있어 몹시 기뻤습니다. 철분제는 따로 사먹지 않았고 식이 요법과 적당한 천연 비타민제만 섭취했습니다. 입덧도 거의 없었고, 몸의 컨디션도 무난했습니다. 일 년 뒤에 시누이도 임신을 했습니다. 역시 요가 지도자였던 시누이도 운동 태교와 음식 태교로 건강한 임신 생활을 이어갔습니다.

누군가에겐 당연하다고 생각되는 것이 다른 사람들에겐 그렇지 않은 경우를 가끔 봅니다. 일반인들은 요가나 호흡 훈련, 자연 요법을 하는 사람들이 이해하기 힘들지도 모릅니다. 왜냐하면 철분제가 필수 선택 사항이라고 알고 있는 일반 임신부들과 달리 제 주변에는 철분제를 먹는 사람보다 먹지 않는 사람이 더욱 많기 때문입니다. 그렇다고 강요하는 것은 아닙니다. 그저 기본, 본질이 무엇인가 공부하고 그것에 충실할 뿐입니다. 또한 자연 요법으로 태어난 아이가 주위의 아이들보다 건강한 것을 눈으로 확인하니 당연히 그렇게 하는 것이지요. 조금 불안하면 최소한의 영양제를 먹기도 합니다만 먹다가 소화가 안 되거나 변비가 생기면 애써 먹으려 하지는 않습니다. 물론 이 과정들은 병원의 체크를 받으며 안전하게 진행하는 것이 중요합니다.

사실 철분, 칼슘 등의 좋은 영양소를 먹는 것도 중요하지만 좋지 않은 음식을 먹지 않는 것이 더 중요합니다. 제가 진행하는 태교 교실에서는 꼭 한 달에 하루는 음식에 대해 얘기합니다. 짧은 시간 동안 음식에 대해 충분한 얘기를 하기는 힘들지만 새로운 인식을 심는 계기로 삼을 수 있기 때문입니다.

한번은 문화 센터에서 음식 태교에 관한 얘기가 끝나고 한 임신부가 시름 가득한 얼굴로 저를 찾아 왔습니다. 그동안 패스트푸드점에서 햄버거와 콜라 등을 자주 먹었는데, 그 음식들이 어떻게 만들어지는지 정말 몰랐다며 걱정하더군요. 안타깝고 속상한 마음이 들었지만, 누구나 몰랐다면 그랬을 수도 있다는 생각을 떠올리며 앞으로 어떻게 해야 할지에 대해 함께 얘기를 나누었습니다. 그동안 잘못된 생활을 했다고 앞으로도 계속 걱정하고 있는 것이 아니라 이제라도 잘하면 충분히 좋아질 수 있다고 힘을 북돋아 줬습니다. 몸의 정화에 신경 쓰고 좋은 음식을 먹으면 엄마의 정성을 아기가 알아줄 거라 말하고, 따로 공부할 수 있는 책과 유기농 음식을 구할 수 있는 매장과 사이트도 함께 소개해 주었지요.

자연 요법을 하는 사람들이 가장 많이 하는 말이 있습니다.

"내가 먹은 것이 내가 된다."
그래서 무에서 유를 만들어 나가는 10개월 동안의 음식은 너무나 중요합니다. 물론 유전자 설계도는 임신 전에 이미 결정되니 어느 시기든 소홀히 보낼 수 없지만, 임신 기간은 결과를 직접 만들어 내는 시간이기에 무엇보다 중요합니다.
이 장에서는 어떤 음식으로 엄마와 아기의 몸을 만들어 나가야 하는지에 대해 제안하려 합니다. 하루아침에 급격히 이루어지는 변화보다는 세월이 흐르며 천천히 이루어지는 변화가 훨씬 큰 힘을 발휘합니다. 그것은 그 뒤에 숨은 '엄마의 노력'이란 정성이 있기 때문일 것입니다.

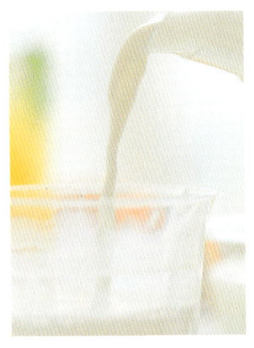

균형 있는 식단은 어떻게 준비해야 할까?

태아의 영양 상태는 뇌 발달과 오장육부의 형성, 체중과 신장 등에 결정적인 영향을 미치며 이후 평생의 건강에 영향을 줍니다. 또한 임신부에게도 영양 섭취는 매우 중요합니다. 태아의 뼈를 형성하는 칼슘 등이 부족할 경우 엄마의 몸은 자신의 영양 부족을 감수하면서 태아에게 영양분을 공급하게 됩니다. 그래서 모체의 뼈나 치아가 약해지게 되는 것입니다.

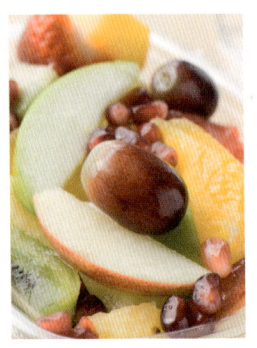

임신 초반기에 영양이 부족하면 태아의 신체를 형성할 때 뇌에 우선권을 주고 장기의 형성은 후순위가 됩니다. 인체의 중요 기관에 영양 공급의 우선권을 주기에 다른 기관은 부실하게 형성된다고 볼 수 있습니다. 물론 다른 기관도 최소한의 필요선이 있으므로 뇌의 발달도 충분하지 못할 수 있습니다.
임신 후반기에 영양이 부족하면 신장과 같은 장기의 성장이 제대로 이루어지지 않습니다. 신장 세포의 절대적인 숫자가 부족해 이는 출생 후에도 회복하기 힘들게 됩니다. 최근 임신기 영양에 대한 중요성이 많이 알려지면서, 과거 어느 때보다 임신부들의 영양에 대한 관심이 높아지고 있습니다. 태교가 정서 발달, 인지 능력 향상, 육체의 균형 있는 성장 등 전인적인 면에서 이루어져야

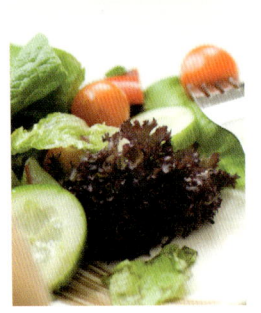

한다면 영양의 올바른 공급도 몸을 만드는 중요한 태교라고 할 수 있습니다. 인체에서 영양분의 역할을 크게 나누면 육체를 구성하는 역할과 활동을 위한 역할로 구분할 수 있습니다. 몸을 만드는 데 가장 중요한 영양소는 단백질이며 여기에 지방과 무기질 등이 협력합니다. 육체적 활동을 이끄는 대표적인 영양소는 탄수화물, 즉 당분입니다. 여기에는 지방과 단백질이 보조 역할을 하고 비타민과 미네랄이 그것을 에너지로 만드는 일꾼 역할을 합니다.

아기를 낳는 일은 무에서 유를 창조하는 과정이라고 할 수 있습니다. 자궁이라는 공간에서 물과 영양을 이용해 유전자의 설계도에 따라 생명체를 완성합니다. 이때 원료가 부족하거나 혹은 부실하다면 근본적으로 건강하고 튼튼한 아기가 생성될 수 없습니다.

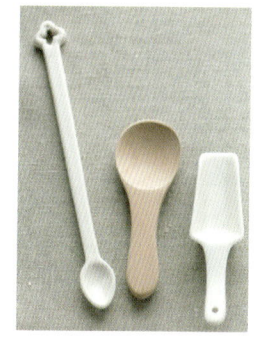

'어떻게 아기 몸을 만드는 영양을 제대로 공급할 것인가'가 임신기 영양 섭취의 주요 포인트가 됩니다. 그렇다고 많이 먹는 것이 능사는 아닙니다. 인체는 돈처럼 쓰고 남은 것을 저축할 수 있는 구조가 아니기 때문입니다. 물론 인체도 쓰고 남은 영양소를 지방과 같은 형태로 어느 정도는 저축할 수 있으나 과도한 영양소는 독소 역할을 하게 됩니다.

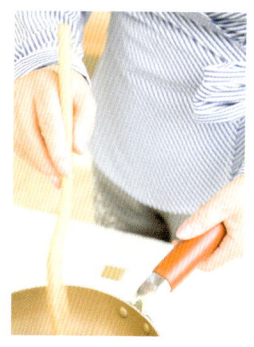

그래서 영양 관리의 기본은 하루 단위로 하게 됩니다. 일일 권장 요구량, 일일 충분 요구량 등으로 하루하루 필요한 영양을 과하지도, 모자라지도 않게 공급해야 합니다. 인체는 어느 정도의 유연성을 가지고 있기에 너무 걱정할 필요는 없습니다.

인류는 이전의 경험 속에서 충분한 영양 섭취보다는 기아의 경험에 더 익숙하기에 부족분에 대한 대처 방법은 여러 가지가 있습니다. 반면 잉여 영양에 대한 대처법은 별로 발달되어 있지 않습니다. 과식, 과열량, 과지방, 과단백질 공급이 일상화된 현대인에게는 균형 있는 영양 섭취만큼 중요한 것이 해독입니다. 임신부가 자칫 잘 먹어야 한다는 점에만 초점을 맞추다 보면 비만이 되고 독소의 체내 잔류가 많아질 수 있습니다.

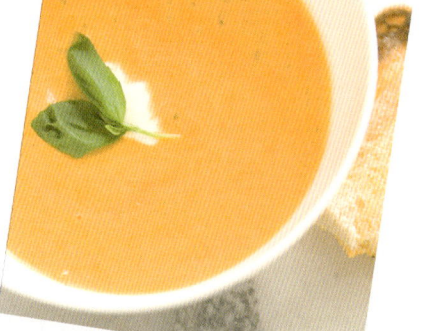

Note

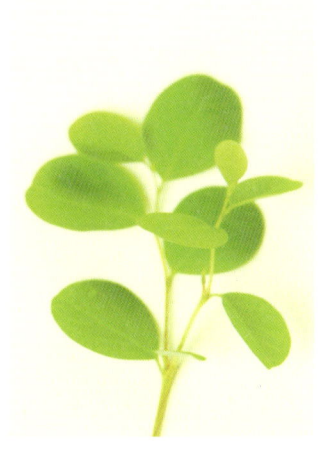

※ 계획이나 할 일, 필요한 정보를 담을 수 있도록 비워둔 페이지입니다.

영양소별 섭취 방법

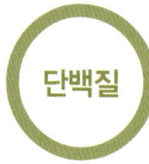
단백질

어떻게 섭취해야 할까?

단백질은 인체의 구성 영양소로 각 장기와 머리카락, 혈액, 피부 등을 구성하는 역할을 합니다. 태아와 태반, 모체 조직의 유지와 합성을 위해 단백질 섭취는 필수입니다. 임신기를 3분기로 나눴을 때 태아의 단백질 요구량은 1기에는 하루 1.0g, 2기는 1.16g, 3기는 2.58g입니다. 임신기에 임신부에게 추가로 필요한 단백질 요구량은 전체 기간을 구분하지 않았을 때 하루 평균 약 25g 정도입니다.

임신 20주 이후에는 태아가 비필수 아미노산(인체가 스스로 합성할 수 있는 단백질의 최소 단위 영양소인 아미노산)을 스스로 합성할 수 있으나 그 이전에는 합성할 수 없어 고른 단백질 섭취에 주의를 기울여야 합니다.

통상적으로 양질의 단백질이란 필수 아미노산(인체가 스스로 합성할 수 없는 아미노산)을 얼마나 많이 가지고 있는가와 단백질의 효율성, 즉 식사로 섭취하는 단백질을 인체의 조직 단백질로 얼마나 만들 수 있는 가에 따라 결정됩니다. 일반적으로 쇠고기를 가장 좋은 단백질원으로 취급합니다. 위와 같은 관점에서는 충분히 일리가 있는 이야기입니다.

그러나 조금 다른 면에서 보면 해석이 달라집니다. 단백질의 이용 효율성은 좋지만 인체에 노폐물을 얼마나 적게 남기는가를 기준으로 보면 양질의 단백

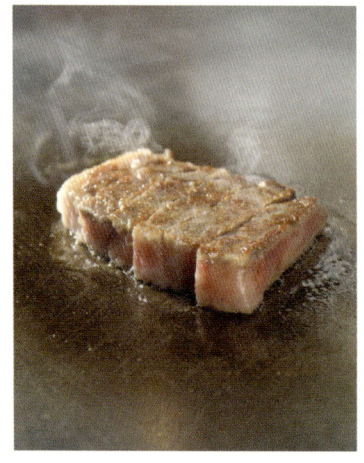
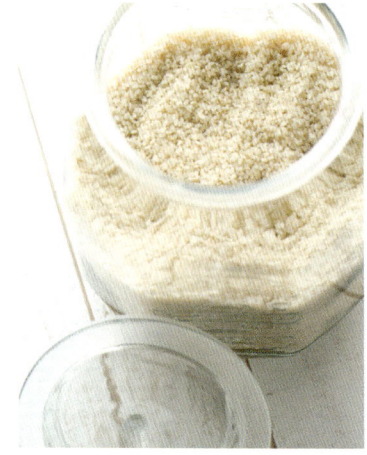

질이란 바뀔 수도 있습니다. 콩은 효율 면에서는 쇠고기에 미치지 못하지만 깨끗한 재료라는 면에서는 더 낫습니다. 쇠고기를 주로 먹게 되면 동물성 지방의 섭취가 늘어납니다. 또한 지금과 같은 대량 육류 생산 시스템에서는 감염의 문제, 광우병의 문제, 환경 호르몬의 문제, 항생제 남용의 문제 등 여러 가지 독소의 여지를 함께 먹는 셈입니다.

쇠고기를 먹지 말라는 것이 아니라, 제대로 기른 쇠고기를 식물성 단백질과의 적절한 비율 안에서 먹기를 권합니다. 즉 가능한 한 지금보다 식물성 단백질의 섭취를 늘리고, 동물성 단백질의 섭취를 줄이는 것입니다. 이제는 영양을 보충할 때 항상 해독을 함께 생각해야 합니다.

동물성 단백질 섭취를 줄이려면?

육류 섭취를 줄이려면 주식인 밥을 잘 먹어야 합니다. 원래 쌀과 같은 곡물에도 단백질이 있습니다. 단백질은 모든 유기 생물의 틀을 이루는 기본 구조이기 때문에 쌀도 자신의 틀을 이루기 위해 단백질을 갖고 있는 것은 당연합니다.

쌀의 단백질은 외부로부터 자신을 보호하기 위해 바깥쪽에 더 많이 포진되어 있습니다. 외부의 스트레스, 산소 등으로부터 자신을 보호하기 위한 항산화 영양소나 식물 화학 영양소도 껍질 쪽에 많습니다. 안쪽에는 에너지의 보급원인 당질이 거의 대부분입니다. 우리는 쌀을 먹을 때 껍질 쪽의 영양소를 거의 다 떼어내고 먹는데, 이는 단백질이나 지방, 항산화제를 다 떼어내 텅 빈 쌀을 먹는 것과 같습니다.

그러므로 불완전한 구조의 쌀, 생명의 '온전성'이 깨어진 백미 대신 현미와 잡곡, 통곡식을 골고루 섞어 먹어야 합니다. 이는 넉넉하지는 않더라도 어느 정도의 단백질을 섭취할 수 있으며, 또한 식품을 온전한 형태로 먹는다는 장점이 있습니다. 이렇게 먹을 때 인체의 육류 요구량은 줄어듭니다. 육류의 과잉 섭취를 줄이는 비결은 좋은 쌀로 밥을 지어 먹는 것입니다.

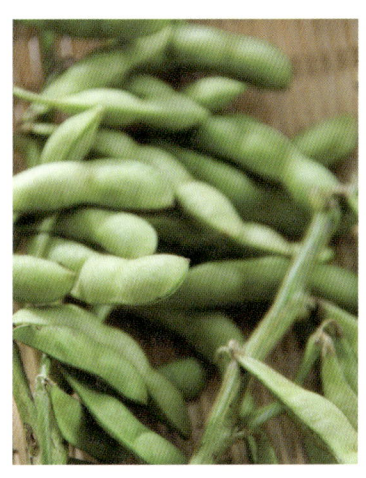
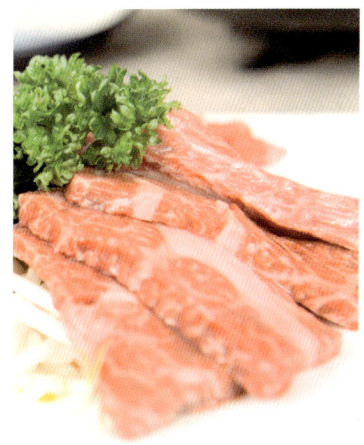
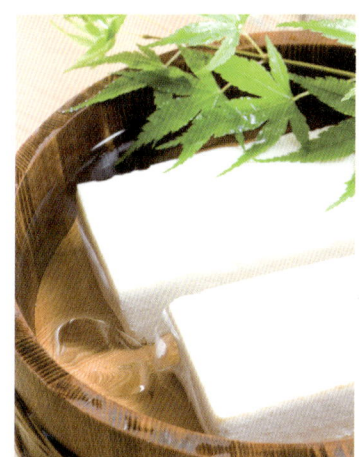

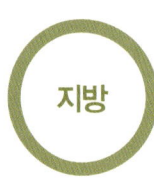

지방

어떻게 섭취해야 할까?

지방은 단백질과 함께 인체의 구조를 만드는 데 일조하기도 하며, 인체의 기능을 조절하는 역할도 합니다. 세포막을 예로 들면 동물성 지방으로 알려져 있는 포화 지방은 형체를 이루는 데 도움을 주고, 식물성 지방으로 알려져 있는 불포화 지방은 유연성과 투과성을 좌우합니다.

생명의 기초 단위인 세포는 마치 바닷물을 희석한 물에 떠 있는 것과 같은 형상입니다. 생명체가 환경 속에서 자신의 존재를 유지하기 위해서는 바깥과 구별되어야 하는데 그러기 위해서는 막을 가지고 자신의 내부와 외부를 분리해야 합니다. 이렇게 구분이 가능하려면 물과 섞이지 않는 지방이 세포막에 있어야 합니다. 물론 구분은 있되 영양 물질과 노폐물의 대사도 있어야 하기에 투과성과 유연성도 동시에 갖고 있어야 합니다.

이러한 역할을 나누어 하고 있는 것이 포화 지방과 불포화 지방입니다. 상온에서 포화 지방은 고체 타입인 팻(fat)이 되고, 불포화 지방은 액체 타입인 오일(oil)이 됩니다. 즉 팻은 주로 인체의 형체를 이루는 역할과 함께 잉여 영양소의 저장고가 됩니다. 또한 팻은 생긴 그대로 물질 구조가 안정적이기는 하지만 소통성과 호환성은 적습니다. 그래서 많이 먹으면 신체의 소통과 신진대사의 기능이 떨어집니다. 액체 타입인 오일은 물질의 안정성은 떨어지지만 호환성, 소통성은 좋습니다. 그래서 포화 지방이든 불포화 지방이든 다 자기 나름의 역할이 있는 것입니다.

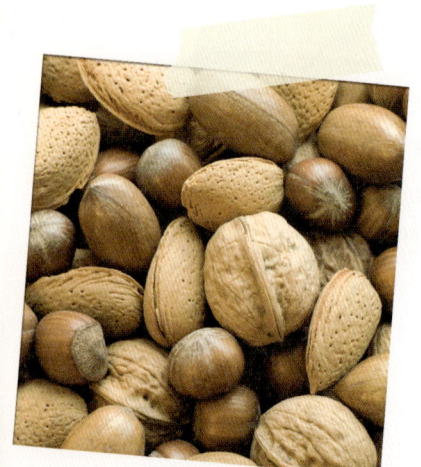

임신부의 필수 영양, 필수 지방산

임신부는 필수 지방산을 함유한 식품 섭취를 잘해야 합니다. 필수 지방산이란 필수 아미노산과 마찬가지로 인체가 스스로 만들 수 없는 지방산을 말합니다. 그렇기에 꼭 음식을 통해 섭취를 해야 합니다.

필수 지방산 중 가장 유명한 것이 오메가3 지방산과 오메가6 지방산입니다. 들기름, 연어, 청어 등에 많은 것이 오메가3 지방산이고, 콩, 옥수수 등의 곡류나 씨앗에 많은 것이 오메가6 지방산입니다.

이 지방산을 풍부히 함유한 식품들은 대표적인 건강식품으로 꼽히기에 적극적으로 섭취하기 바랍니다. 특히 오메가3 지방산은 뇌의 해마의 주요 성분이기도 하고, 눈의 망막을 구성하는 필수 성분이기도 하므로 태아가 한창 성장할 때 충분히 섭취하도록 권합니다.

그런데 지방을 먹을 때 주의해야 할 것이 있습니다. 이 사항들을 잘 지키지 않으면 때로는 안 먹느니만 못합니다. 앞에서 액체 타입의 오일은 호환성, 소통성이 좋은 데 반해 물질 구조가 불안정하다고 했습니다. 즉 외부의 자극에 약해 변질되기 쉽습니다. 산소와 열에 약하고, 햇빛에도 약합니다. 그 결과 산소와 열, 빛에 자주 접하면 지방이 산화되어 독성 물질인 과산화 지질이 됩니다. 그러니 반드시 이 점에 주의하여 섭취하도록 합니다.

현명하게 지방을 섭취하려면?

호두, 잣, 은행, 땅콩 등은 사과나 배 등과 달리 두꺼운 껍질이 한 번 더 열매를 감싸고 있습니다. 이는 견과류가 일반 과일보다 지방을 많이 가지고 있기에 산소와 햇빛으로부터 자신을 보호하기 위한 자연의 방책이라고 할 수 있습니다. 여기에 안전 장치를 하나 더 가지고 있는데, 그것은 지방의 산화를 막는 영양소를 함께 함유하고 있다는 것입니다.

산화를 막는 영양소를 '항산화제'라고 하는데 그중 지방의 산화를 막는 항산화제는 비타민 E입니다. 그래서 지방이 많은 식품은 자신의 내부에 비타민 E도 함께 갖고 있습니다.

그러므로 태아의 뇌를 발달시키고 인체의 기능을 활성화시키고 싶다면 임신부는 필수 지방산과 비타민 E를 골고루 섭취해야 합니다. 여기에 과산화 지질이나 트랜스 지방과 같은 지방을 멀리하고 포화 지방의 과다 섭취도 줄여야겠지요.

만약 아이의 뇌를 위해 호두를 열심히 먹는데, 미리 까놓은 것을 그것도 오랫동안 공기 중에 노출된 것을 먹는다면 과산화 지질을 많이 먹게 되는 것입니다. 그래서 호두나 잣 등은 껍질을 까지 않은 형태로 사는 것이 좋고, 깠더라도 밀봉되어 유통된 것을 사서 먹어야 합니다.

들기름도 햇빛에 노출되었거나 짠 지 오래된 것은 먹지 않는 것이 좋습니다. 식품은 신선도가 중요하듯 지방도 신선도가 매우 중요합니다. 임신부가 튀김을 좋아하고 돈가스, 치킨, 피자나 기름진 빵을 즐겨 먹는다면 아이의 뇌 구성뿐만 아니라 면역계에도 영향을 미쳐, 나중에 아이가 아토피 등의 알레르기 질환이 생길 가능성이 훨씬 높아집니다.

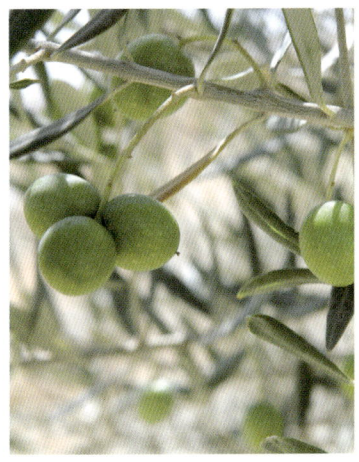 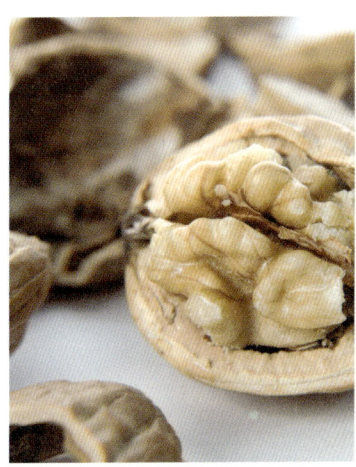 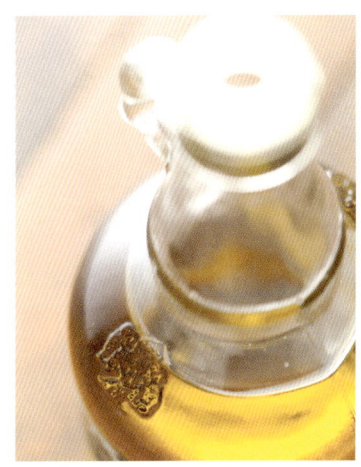

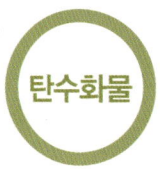

탄수화물

어떻게 섭취해야 할까?

당분은 인체에 가장 중요한 에너지 공급원입니다. 구성 영양소라기보다는 활동 영양소입니다. 태아는 1일 에너지 필요량의 80%를 당분에서 얻습니다. 이는 성인의 60~65% 비율보다 높습니다. 분만 직전의 태아는 하루 40g 이상의 당분을 필요로 합니다. 임신부는 하루 열량 중 50~65%를 당분으로부터 흡수해야 하며, 태아의 뇌 조직에서 포도당 사용량을 충족시키려면 하루 175g 이상의 당분 섭취를 해야 합니다.

당분 섭취 시 유의할 점

당분이 제대로 에너지원이 되려면 몇 가지 조건이 갖추어져야 합니다. 기름에 불이 붙을 때도 산소와 불꽃이라는 조건이 필요하듯, 유형의 물질이 무형의 에너지로 전환될 때는 산소라는 매개체와 함께 촉발 인자가 있어야 합니다.

이러한 역할을 하는 것이 비타민과 미네랄입니다. 그래서 자연은 인간이 섭취한 당분이 에너지로 변화할 때, 중요한 역할을 하는 비타민 B군과 미네랄을 함께 섭취하도록 식품에 같이 배치해 놓았습니다. 쌀과 같은 곡류가 그렇습니다. 설탕의 원료가 되는 사탕수수도 마찬가지입니다. 이러한 활성 영양소는 식물의 바깥쪽인 껍질과 씨눈에 풍부합니다.

당분의 흡수 속도를 따질 것

당분이 서서히 흡수되면 혈당 수치는 천천히 올라갑니다. 이럴 때 당뇨의 위험이 줄거나 증상이 개선됩니다. 이렇게 당분의 흡수 속도를 조절해 주는 영양소가 바로 섬유질입니다. 섬유질은 인간이 소화할 수 없기에 예전에는 소화를 방해하는 물질로 인식했습니다.

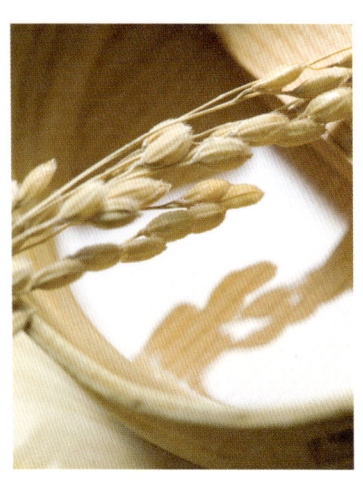
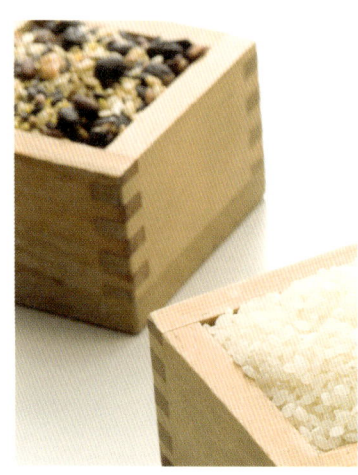
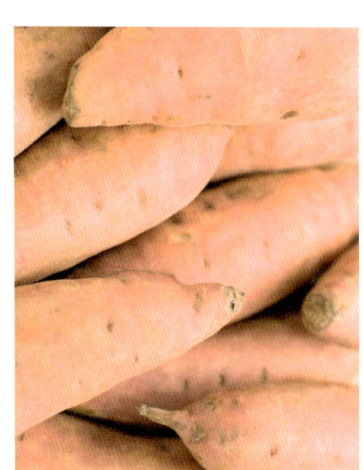

하지만 계속된 연구로 섬유질은 인체에 필수적인 영양소라는 것을 알게 되었습니다. 섬유질은 당분의 흡수 속도를 안정적으로 조절해 주고, 콜레스테롤이나 지방의 과도한 흡수를 막아주며 인체의 노폐물을 배출시키는 청소부 역할을 합니다. 즉, 해독에 있어 매우 중요한 영양소지요.

임신기에 태아의 뇌 건강과 산모의 활력 있는 생활을 유지하려면 섬유질, 비타민, 미네랄이 풍부한 탄수화물 식품을 먹는 것이 필요합니다. 섬유질도 비타민, 미네랄과 같이 쌀의 바깥쪽인 껍질에 풍부하니 백미보다는 현미를 섭취해야 합니다.

물론 모든 상황에서 현미가 좋은 것은 아닙니다. 부드러운 음식만 먹어 소화력이 떨어진 사람이 갑자기 섬유질이 풍부한 현미를 먹으면 위에 부담을 느낄 수 있습니다. 이런 경우 위가 적응할 수 있도록 시간을 주며 천천히 현미 잡곡식으로 전환하는 것이 좋습니다.

주의해야 할 당분 식품

일반인도 마찬가지지만 임신부는 특히 혈당을 빨리 올리고 인체의 비타민과 미네랄을 소모시키는 '단순 당'이 많이 함유된 탄산음료, 인스턴트 주스 등의 음료 섭취를 줄여야 합니다. 임신부가 설탕, 액상 과당 등이 많이 함유된 음료를 마시고 햄버거나 달고 기름진 빵으로 식사를 하는 것은 아주 나쁜 음식 태교라 할 수 있습니다.

더위를 많이 탈 때 트랜스 지방이나 단순 당이 많은 아이스크림 등을 자주 먹는 것도 유의해야 합니다. 태교를 위해 음악을 듣고 뜨개질이나 퀼트는 열심히 하면서 몸을 만드는 데는 소홀히 한다면 기초가 없는 태교가 됩니다. 오염된 인체에서 바른 정서와 집중력, 건강한 몸을 가진 아기는 탄생하지 않습니다.

현미밥 잘 먹는 법

자신의 소화력을 고려합니다 소화력이 약한 사람은 처음에는 현미와 백미를 섞어서 시작합니다. 단 설익은 현미를 먹는 것에 유의합니다. 백미에 맞췄다 보면 현미가 덜 익어 소화에 부담을 줄 수 있기 때문입니다.

양을 약간 줄입니다 현미는 백미에 비해 섬유질이 많고 점도가 높습니다. 그래서 과식을 하거나 소화력이 약한 사람이 처음에 흰쌀밥 양만큼 먹으면 부담스러울 수 있습니다. 적응이 될 때까지 양을 약간 줄이는 것이 좋습니다.

자신에게 맞는 밥 짓는 법을 익힙니다 위에서도 말했듯이 설익은 현미밥을 먹으면 소화가 안 되는 경우가 많습니다. 현미를 불리는 시간과 압력 밥솥의 코스, 물의 양을 잘 계산하면 충분히 알곡이 퍼진 현미밥을 지을 수 있습니다. 처음에는 약간 질게 짓는 것이 좋습니다.

다른 잡곡도 골고루 넣으세요 현미만 먹으면 맛이나 영양 면에서 조금 떨어집니다. 찰기를 더해 주는 찹쌀 현미와 단백질을 공급하는 검정콩, 소화력을 돕는 율무, 수수 등을 적절히 가미하면 좋습니다. 권장 레시피는 현미 3 : 현미찹쌀 1 : 검정콩 1/2 : 수수 1/2 : 율무 1/4입니다. 여기에 자신이 좋아하는 곡류를 추가로 넣으면 됩니다. 위의 비율은 곡류의 영양 비율과 차고 더운 성질, 점도 등을 고려하여 짠 것입니다. 자신의 체질이나 가족의 건강에 맞게끔 조정하면 더 좋겠지요.

habit for green baby

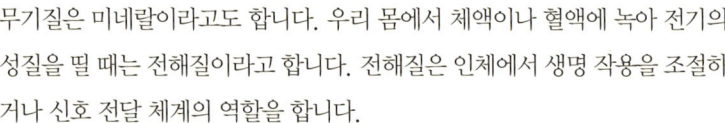

무기질과 비타민

무기질은 미네랄이라고도 합니다. 우리 몸에서 체액이나 혈액에 녹아 전기의 성질을 띨 때는 전해질이라고 합니다. 전해질은 인체에서 생명 작용을 조절하거나 신호 전달 체계의 역할을 합니다.

예를 들면 칼슘 이온의 경우, 심장의 박동을 조절하며 자궁의 수축과 이완에 관여합니다. 아연은 미각 신경과 연관이 깊으며 부족하면 맛의 감각이 둔해지거나 왜곡됩니다. 이렇게 적은 양을 가지고 인체에 긴밀한 영향을 주는 영양소를 미량 영양소라고 합니다. 단백질, 지방, 당분은 에너지와 인체 구성의 원료가 되는 대량 영양소이고, 무기질과 비타민은 인체를 활성화하는 미량 영양소입니다. 그래서 적은 양이지만 소홀히 하면 안 됩니다.

임신부가 미량 영양소 중 가장 관심을 많이 가져야 할 것은 철분, 칼슘, 엽산, 비타민 B_{12}입니다. 일반적으로 철분은 빈혈을 방지하기 위해, 칼슘은 태아의 뼈를 튼튼히 하고 성장을 돕기 위해, 엽산과 비타민 B_{12}는 기형아 출생 방지를 위해 섭취합니다. 이 영양소들이 임신기 미량 영양소의 대표 주자들입니다. 그러나 이는 다른 영양소와 균형 있게 섭취해야 더욱 효과가 좋습니다. 성장과 미각, 호르몬 대사에 관여하는 아연, 몸의 항산화 비타민이면서 조직의 결합력을 탄탄하게 하는 비타민 C 등은 많은 영양소들이 뒷받침되는 조건에서 특히 강조되는 영양소들입니다. 이러한 점을 염두에 두고 임신부는 무엇보다 균형 있는 영양 섭취에 주의를 기울여 위의 영양소를 충분히 섭취하기 바랍니다.

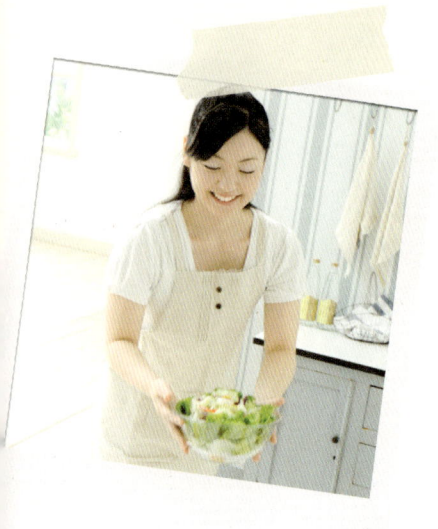

철분, 어떻게 섭취해야 할까?

철분이 임신기에 특히 강조되는 이유는 혈액의 주요한 구성 성분이기 때문입니다. 인체의 시스템은 음식, 물, 산소, 빛을 지속적으로 공급받아야 생명을 유지할 수 있습니다. 산소의 경우 외부로부터 공급이 중단되면 5분도 견디지 못합니다. 인체의 최소 단위인 세포가 건강하기 위해서는 산소 공급은 필수적입니다. 세포는 폐로 들이마신 산소를 혈액 속의 적혈구를 통해 공급받습니다. 적혈구는 단백질에 4개의 철 이온이 붙은 헤모글로빈으로 이루어져 있습니다. 여기에 산소가 붙어서 운반되는 것입니다. 철분이 부족하면 태아의 생명 유지에 가장 중요한 산소 공급이 잘 안 되고, 혈액의 양이 부족하게 되면 기타 영양의 공급에도 차질이 생기게 됩니다.

문제는 모든 미량 영양소 중 철분의 흡수율이 가장 낮다는 점입니다. 정상인의 경우 철분 흡수율은 5~10% 정도입니다. 철분이 많이 필요한 철분 결핍성 환자나 임신부의 경우는 이보다 더 높아집니다. 일반 여성의 경우, 하루 15mg의 철분을 권장하지만, 임신부는 이보다 많은 25mg을 권장합니다.

채식을 위주로 하는 사람은 철분 섭취가 부족하기 쉬우므로 채식 중에서도 철분이 많은 식품 섭취에 주의를 기울이고 더불어 피틴산, 수산, 섬유소와 같이 철분과 결합하여 배출되는 영양소의 지나친 섭취를 삼갑니다.

철분이 많이 부족한 사람은 전문의의 지시에 따라 철분 보충제를 먹는 것이 필요합니다. 일반적인 경우 건강식품 중 철분이 보강된 식품을 먹는 것도 좋습니다. 이 경우 전문의의 중간 체크를 받아가며 섭취하도록 합니다.

혈액을 생각할 때 철분에만 치우치는 경향이 있는데, 혈액의 구성 성분 중 가장 많은 양을 차지하는 것은 역시 물(약 84%)입니다. 혈액이 탁하고 농도가 짙어 순환이 잘 안 된다면 세포는 마치 빈혈 상태와 같이 산소나 영양을 공급받지 못합니다. 이를 개선하는 데 가장 중요한 것은 물입니다. 물은 잘 먹지 않으면서 철분제만 챙겨 먹는 것은 가장 기본적인 것을 하지 않는 것과 다름없으니 물도 충분히 섭취하길 바랍니다.

칼슘, 어떻게 섭취해야 할까?

임신부에게 두 번째로 강조되는 무기질은 칼슘입니다. 인체 내 칼슘의 99%는 뼈와 치아에 있고 1%는 혈액이나 체액 속에 녹아 있습니다. 1%는 적은 양이지만 인체의 여러 가지 생리 기능을 조절합니다. 심장의 박동이나 근육의 수축과 이완, 신경의 안정, 자궁의 수축 기능, 혈액의 응고, 체액의 약알칼리성 유지 등 다양한 기능을 합니다. 즉 생명 활동과 직결되어 있기에 인체는 99%의 칼슘 유지보다 1%의 칼슘 농도 유지를 더 중요시합니다.

만약 혈액이나 체액 속에 칼슘이 부족하면 뼈에 있는 칼슘을 녹여 혈액 속으로 투입합니다. 이때 관여하는 호르몬이 부갑상샘 호르몬입니다. 반대로 혈액에 있는 칼슘을 뼈로 넣어 뼈를 튼튼히 하는 호르몬이 갑상샘 호르몬입니다. 임신부가 칼슘 섭취를 적게 하여 혈액 속의 칼슘이 부족하면 자신의 뼈와

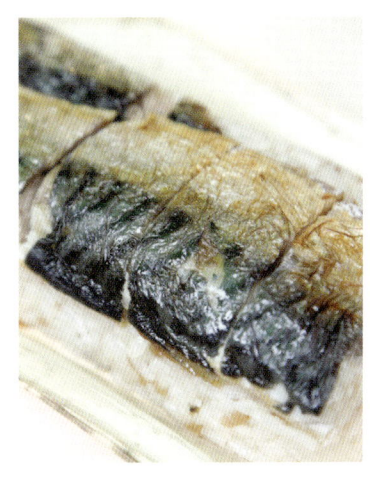
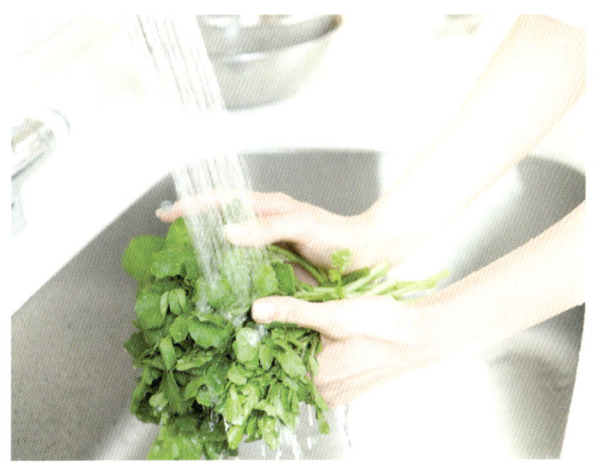

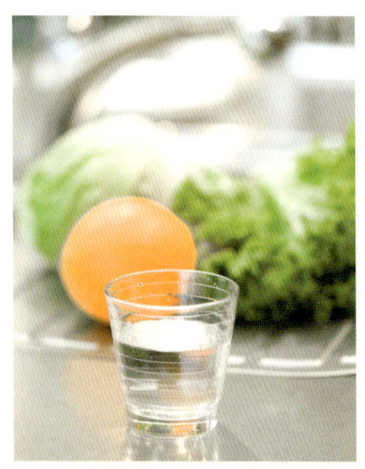

메모해 두세요!
엽산이 많이 들어간 식품 푸른 잎 채소, 곡류, 콩, 간, 효모.
비타민 B$_{12}$가 많이 들어간 식품 식물성 식품에는 거의 없으며 동물성 식품 중 간, 심장, 신장과 같은 내장과 어패류에 풍부합니다.

치아에 축적되어 있는 칼슘을 뽑아 쓰게 됩니다. 여기에 태아의 뼈와 성장을 위해 공급해야 하는 칼슘까지 계산하면 임신부는 칼슘 섭취에 특히 신경 써야 합니다. 칼슘을 비롯한 기타 미네랄들은 단순히 인체의 구성에만 영향을 미치는 것이 아닙니다. 인체의 다양한 생명 활동에 관여하기 때문에 자칫 이 미량 영양소가 부족하면 태아와 산모의 건강에 결정적인 영향을 미칠 수 있습니다. 칼슘이 많이 들어 있는 식품으로는 유제품, 뼈째 먹는 생선, 푸른 잎 채소, 두부 등이 있습니다. 유제품은 '인'이 많고, 유당 분해의 문제 등으로 자연 영양학에서는 잘 권하지 않습니다(참고 도서 :「우유의 역습」).

칼슘의 흡수를 저해하는 요인

칼슘의 흡수를 저해하는 첫 번째 요인은 인의 과다 섭취입니다. 인은 칼슘과 길항 작용을 합니다. 그래서 비율이 중요한데 칼슘 : 인은 1 : 1이 좋습니다. 그런데 현대인은 대부분 인의 과다 섭취 상황에 놓여 있습니다.

인은 육류와 각종 인스턴트식품에 많이 들어 있습니다. 예를 들면 탄산음료의 경우 칼슘과 인의 비율은 1 : 7이며, 육류 가공 식품은 1 : 20 혹은 그 이상이 됩니다. 인을 많이 섭취하면 칼슘을 많이 먹어도 소모되는 양이 많아 인체가 칼슘 부족 상태에 놓이게 됩니다. 또한 백설탕과 같은 단순 당을 많이 먹으면 칼슘의 소모량은 더욱 늘게 됩니다. 여기에 육류와 같은 산성 식품을 많이 섭취하면 인체는 체액을 약알칼리성으로 맞추기 위해 칼슘과 같은 알칼리 이온을 소모하게 됩니다. 칼슘의 흡수를 방해하는 수산과 타닌산, 피틴산, 카페인이 많이 든 식품을 자주 먹어도 태아의 뼈 건강뿐만 아니라 임신부의 건강에도 나쁜 영향을 미칩니다.

칼슘의 흡수를 돕는 요인

아기의 뼈를 튼튼히 하고 산후에도 산모의 뼈 건강을 좋게 유지하려면 칼슘뿐만 아니라 칼슘의 흡수를 돕는 비타민 D를 함께 섭취하는 것이 바람직합니다. 또한 비타민의 합성을 돕는 일광욕도 적당히 실시해 주세요. 뼈가 튼튼해야 할 필요성을 인체에 인식시켜 주는 것도 필요합니다. 즉, 뼈에 적당한 무게감을 주어야 뼈는 자신이 튼튼해져야 할 동기를 갖게 되어 스스로 칼슘의 흡수율을 높입니다.

이외에도 콜라겐 단백질도 잘 형성되어야 하고 인과 마그네슘 같은 영양소도 적절한 비율로 섭취해야 뼈가 튼튼해집니다. 마그네슘과 칼슘의 섭취 비율은 1 : 2가 좋습니다. 마그네슘이 많이 들어 있는 식품으로는 콩류, 해조류, 통곡식 등이 있습니다.

영양소	역할	필요량	영양소	역할	필요량
당분	• 인체의 주 에너지원입니다. • 안정된 당의 공급은 단백질을 절약해 주는 역할을 합니다. • 혈당을 유지합니다. • 적절한 당 섭취는 지방의 산화 물질로 인한 케톤증을 방지해 줍니다.	임신부는 하루 총열량의 50~65%를 당분으로 섭취할 것을 권장합니다. 하루 175g의 당분 섭취가 필요합니다.	철분	• 적혈구를 생성합니다. • 철분의 70%는 헤모글로빈 내에 존재합니다. • 산소와 이산화탄소를 운반합니다. • 혈액의 색소와 미오글로빈의 구성 요소입니다.	하루 권장량 임신 초기 20mg 임신 후기 25mg
단백질	• 인체의 주요 구성 성분입니다. • 수분의 평형을 유지합니다. • 면역체의 구성 성분이 됩니다. • 산/염기의 평형을 유지합니다. • 호르몬, 효소 신경 전달 물질을 형성합니다. • 에너지원으로 사용되기도 합니다.	단백질의 1일 권장량은 이전 70g에서 현재 45g로 줄었습니다. 임신부에게 추가로 요구되는 단백질 요구량은 하루 25g 정도입니다.	칼슘	• 체액의 약알칼리성을 유지합니다. • 심장의 박동을 조절합니다. • 자궁의 수축과 이완에 관여합니다. • 신경 전달 물질입니다. • 태아의 뼈와 이를 형성합니다.	하루 권장량 1300~1500mg
			엽산	• 세포 내의 DNA 합성에 보조 효소로 작용합니다. • 세포 분열과 성장 인자로 작용합니다. • 기형아 형성을 예방합니다.	하루 권장량 600ug
지방	• 효율적인 에너지 저장고입니다. • 체온 조절과 장기 보호를 합니다. • 지용성 비타민의 흡수를 촉진합니다. • 필수 지방산은 성장 촉진, 피부 기능 정상화, 생식 기능에 중요한 역할을 합니다. • 필수 지방산은 세포막의 유동성, 유연성, 투과성 등 주요 기능을 유지합니다. • 필수 지방산은 두뇌 발달과 시각 기능 유지, 혈청 콜레스테롤을 감소시킵니다.	지방의 1일 섭취 권장량은 따로 없습니다. 그러나 필수 지방산의 공급을 위해 식물성 지방을 총열량 섭취의 1~2% 정도로 섭취해야 합니다. 전체 지질은 1일 총열량의 15~25%를 권장합니다.	비타민 B12	• 엽산의 대사를 돕습니다. • 엽산과 함께 적혈구 형성에 관여합니다. • 신경 섬유의 연결을 유지 및 정상화합니다. • 결핍되면 악성 빈혈 등의 문제가 발생합니다.	하루 권장량 2.4ug
			비타민 C	• 인체의 산화, 환원 반응에 관여합니다. • 철분의 흡수를 촉진합니다. • 스트레스를 이겨내게 돕고, 항산화 작용을 합니다. • 인체 결합 단백질인 콜라겐의 합성을 돕습니다.	하루 권장량 임산부 85mg 수유부 110mg

Note

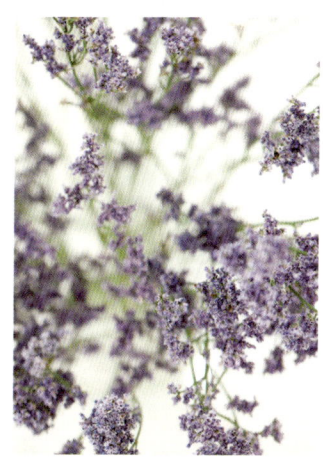

※ 계획이나 할 일, 필요한 정보를 담을 수 있도록 비워둔 페이지입니다.

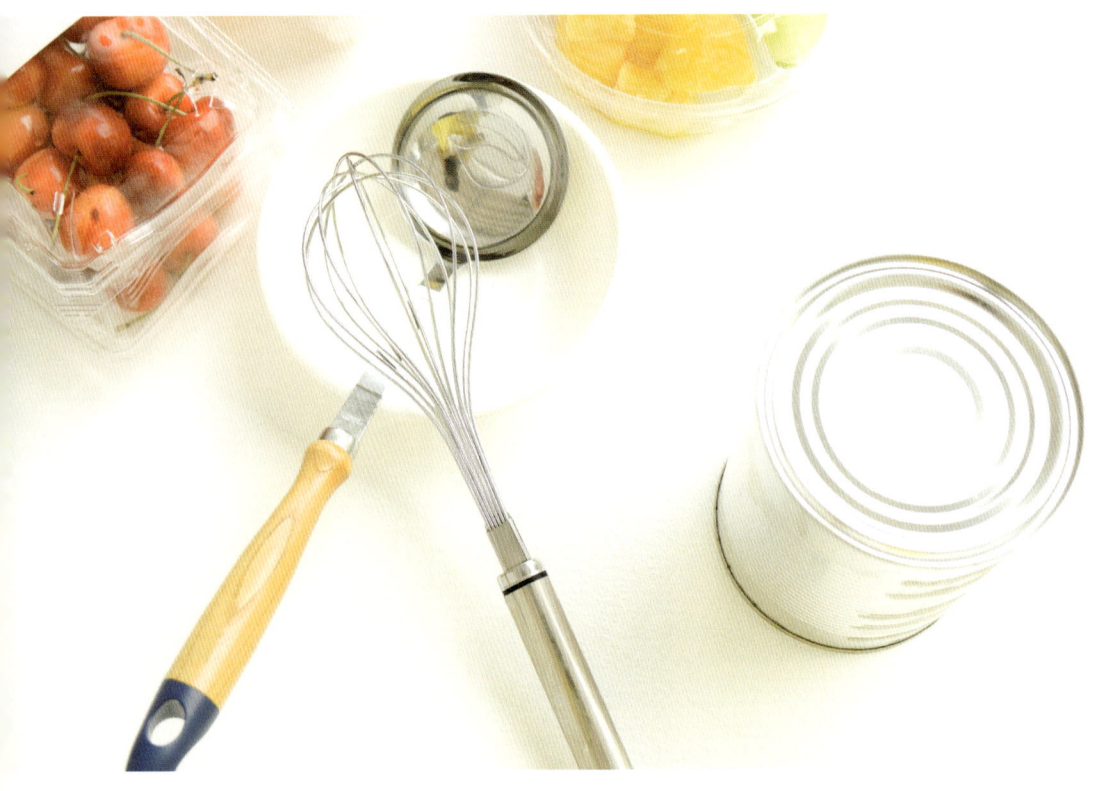

매일 먹는 음식, 더욱 깐깐하게 고르자

건강한 임신기를 유지하기 위해서는 좋은 영양소를 섭취하는 것도 중요하지만 현대인의 생활 환경에서는 인체에 유해한 물질의 섭취를 줄이는 것이 더 중요합니다. 좋은 것 여러 가지가 나쁜 것 하나를 감당하기 힘들기 때문입니다. 인체의 오염을 줄이는 활성 영양소를 잘 섭취해도 유해 물질이 많이 들어오면 그 효과를 충분히 발휘하지 못하게 됩니다.

우리가 먹는 음식에는 정도의 차이가 있을 뿐 유해 물질은 다 있다고 볼 수 있습니다. 문제는 음식에 함유된 유해 물질이 허용치 이하이냐 이상이냐 하는 것입니다. 두 번째 문제는 그 기준치가 때로 너무 관대하다는 것과 유해 물질들이 복합적으로 일으키는 문제는 대부분 제외되고 있다는 것입니다.

대개 소비자의 권익이 우선되기보다는 기업의 이익이 우선되는 경우가 많습니다. 소비자 측에서 해당 유해 성분의 장기간 사용에 대한 불이익을 과학적으로 증명하지 않으면 빤하게 보이는 문제도 해롭지 않다고 하는 경우가 많습니다. 이 때문에 문제의 소지가 되는 음식들은 우선 소비자가 적극적으로 파악하여 삼가는 것이 필요합니다.

특히 임신부의 경우 임신 전부터 이러한 문제에 대비해야 합니다. 자신이 먹는 식품의 생산 과정에서 어떤 식품 첨가물이 들어가는지, 유전자 조작은 없는지, 농약을 어느 정도 사용하는지 살펴보아야 합니다. 유기농 식품이나 안전한 식품을 찾는 것은 유별난 행위가 아니라 최소한의 선택입니다. 자신의 체내 중금속 수치를 알고 싶은 사람은 가까운 전문 병원에서 모발의 미네랄 테스트를 받아 보세요.

되도록 피해야 할 나쁜 것들

인스턴트식품 무엇보다 가공식품의 섭취를 줄여야 합니다. 식품은 신선한 상태에서 먹는 것이 가장 좋습니다. 식품을 오래 보존하기 위해서는 여러 가지 기술을 사용해야 합니다. 이 과정에서 식품의 보존과 맛의 풍미를 위해 지나치게 많이 들어간 식품 첨가물의 섭취를 줄이는 것이야말로 인체를 관리하는 첫 번째 방법입니다(참고 도서 : 「인간이 만든 위대한 속임수 식품 첨가물」 아베 쓰카사).

농약 식품 첨가물과 함께 인체를 오염시키는 큰 요인 중 하나가 농약입니다. 아토피나 면역과 관련된 체질 질환이 있는 경우 음식만 바꿔도 좋아지는 사례가 많은 것은 음식이 그만큼 인체에 미치는 영향이 크다는 것을 말합니다. 역으로 말하면 식품 첨가물이나 농약이 많이 함유된 식품들이 인체에 미치는 폐해가 크다는 것을 의미합니다.

육류의 과잉 섭취와 나쁜 지방 섭취 현대 사회는 어느 시대보다 육류의 소비가 많습니다. 이 같은 대량 소비를 가능하게 한 육류의 생산 방식은 많은 약물에 의존하여 이루어집니다. 동물을 빨리 성장시키기 위해 사용한 사료, 약해진 체질을 다스리기 위해 사용한 약물의 결과는 모두 인간이 감당해야 합니다.

육류를 많이 먹으면 그 동물의 인체에 축적된 독소를 한꺼번에 먹게 되므로 채식을 할 때보다 인체에 많은 양의 독소가 들어옵니다. 그것도 자연 방목한 가축이 아니기에 인체에 부담되는 독소의 양은 과거 육류를 먹을 때와는 비교되지 않습니다.

또한 어떻게 조리해서 먹는가도 매우 중요합니다. 육류의 지방에 나쁜 트랜스 지방까지 더해 먹는다면 인체의 부담은 더욱 가중됩니다.

돼지고기를 먹을 때 수육의 형태로 먹으면 여러 가지 약초나 채소와 함께 삶는 동안 돼지고기가 가지고 있던 독성이 중화되거나 빠져나가게 됩니다. 그러나 돼지고기를 굽거나 튀겨서 먹을 경우 그것도 한 번 사용한 기름이 아니라 여러 번 사용한 기름으로 조리하면 돼지고기 자체의 유해 성분뿐만 아니라 산화된 식물성 기름과 트랜스 지방까지 함께 섭취하게 되어 수육으로 먹는 것보다 몇 배의 독소를 더 먹게 됩니다. 아기를 가진 임신부는 음식의 종류와 요리법에 대해 지혜를 가지고 먹는 것이 필요합니다(추천 도서 : 「독소」 랜덤하우스 중앙).

유전자를 조작한 원료를 사용하는 식품 유전자 조작은 점점 더 광범위하게 식품에 사용되고 있습니다. 그중에서 가장 대표적인 것은 콩과 옥수수입니다. 유전자 조작 식품이 안전하다는 것은 그 콩을 생산하는 회사의 입장입니다. 식품의 선택 기준은, 일단 논란이 되는 식품은 열외로 하는 것입니다. 특히 새로운 생명을 키우는 임신부는 더욱 그렇습니다(추천 도서 : 「차라리 아이를 굶겨라」 시공사).

맑은 몸을 만드는 식습관

채소 섭취 앞에서도 언급했듯이 채식을 하게 되면 육식을 하는 것보다 인체가 덜 오염됩니다. 당은 인체에서 주로 에너지원이 되고 단백질과 지방은 인체의 구성 성분과 호르몬 같은 물질의 원료가 된다고 했습니다.

육식의 주요 구성 영양소인 단백질과 지방은 당분에 비해 비효율적인 에너지원입니다. 에너지원으로 많이 쓰일 경우 인체에서 연소된 후 찌꺼기 즉, 독소가 많이 남습니다. 현대인의 식습관은 지나치게 단백질과 지방의 섭취가 높다는 것이 큰 문제입니다.

쓰이지 않은 영양소는 결국 몸에 비축되고 이는 독소로 작용합니다. 당분이든 단백질이나 지방이든 많이 먹으면 몸에서 지방으로 비축됩니다. 앞에서 언급한 환경 호르몬이나 식품 첨가물 등은 대개 지용성입니다. 인체에 지방이 많을수록 그만큼 잔류되는 지용성 독소의 양도 많아집니다.

또한 영양을 과잉 섭취하면 몸에 열이 쌓이게 됩니다. 뒤에서 자세히 언급하겠지만 건강 관리의 또 하나 중요한 테마는 열 관리, 온도 관리입니다. 인체에서 한열(寒熱)의 조화가 깨어지면, 즉 온도 관리가 잘 안 되면 순환, 신진대사, 피부에 다양한 문제가 발생합니다. 임신부가 두 사람의 몫을 생각하여 입이 당기는 대로 먹다 보면 정상적인 체중 증가를 넘어 과체중이 되며, 이와 함께 열의 불안정성이 더욱 심해집니다.

똑똑하고 고른 영양 섭취 채식 위주의 식사를 하는 사람 중에는 혈색이 나쁘고 몸도 약한 경우가 있습니다. 이런 사람들은 위장이 좋지 않아 육류를 잘 소화하지 못해 채식을 하는 경우가 많습니다. 그나마 채식도 골고루 하기보다는 흰쌀밥에 자기가 좋아하는 몇 가지 반찬을 깨작거리면서 먹기도 합니다. 이것은 채식을 한다기보다는 채식을 중심으로 한 편식을 하는 것입니다. 잡곡밥을 바탕으로 해조류, 근채류, 잎 채소류, 콩류 등을 골고루 먹을 때 육식을 줄여서 발생할 수 있는 영양 부실의 염려로부터 벗어날 수 있습니다.

한 끼를 골고루 먹을 것 현미 잡곡밥+나물(시금치나 콩나물)+해조류(김, 다시마)+된장찌개+콩류(두부)+생채소(풋고추). 채식을 평소 이렇게 골고루 하면 영양에 있어 웬만한 문제는 생기지 않습니다. 여기에 임신부는 자신이 부족하게 섭취하는 미량 영양소, 철분이나 칼슘 등을 보완하는 식사를 겸하면 됩니다.

현대인의 단백질 부족 현상은 단백질 자체를 적게 먹어 발생하기보다는 에너지원인 당분의 잘못된 섭취 방법 때문인 경우가 많습니다. 예를 들면 단순 당을 많이 먹는다든지 혈당의 롤링이 심한 식품, 즉 혈당을 급하게 올렸다가 낮추는 식품을 많이 먹는 것이 주요인입니다. 전체 식을 바탕으로 채식을 골고루 잘 섭취하면 영양의 부실 현상은 거의 생기지 않습니다.

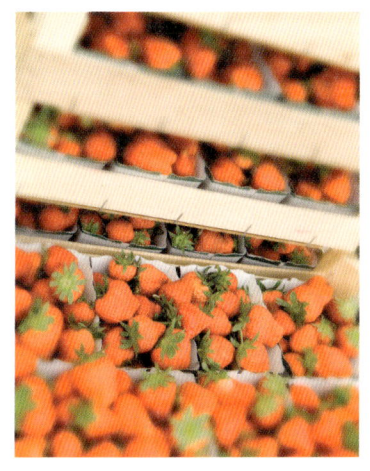
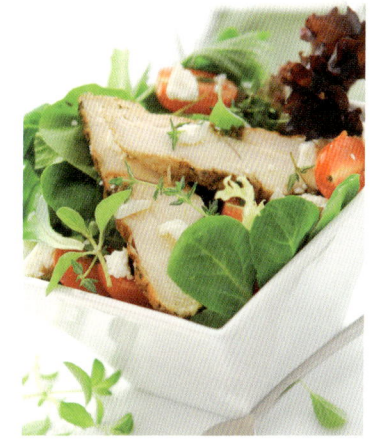
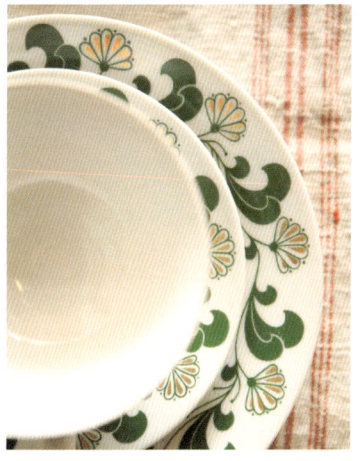
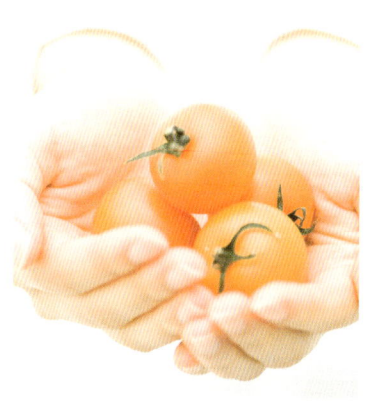

habit for green baby

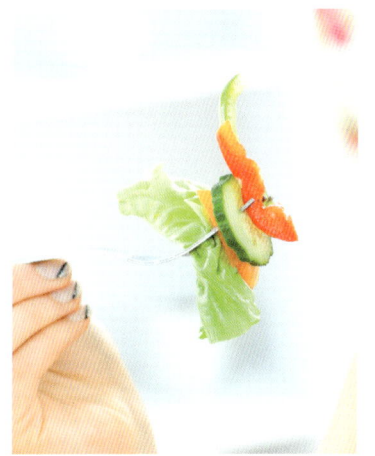
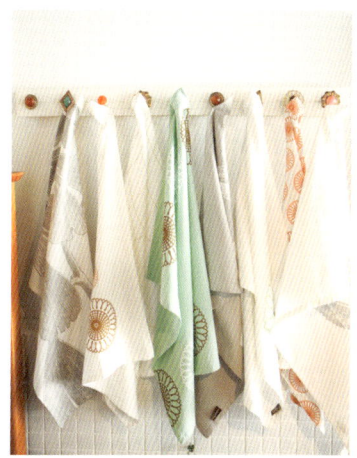

조리법의 변화

같은 음식을 먹어도 조리법에 따라 효과는 많이 달라집니다. 감자를 쪄서 먹는 것과 튀겨 먹는 것의 차이는 이미 잘 알려져 있습니다. 튀겨 먹으면 감자의 섬유질 사이로 지방이 흡수되어 전분이 위주가 된 식품이라기보다는 기름 덩어리의 식품이 됩니다. 이럴 경우 감자를 요리한 채식 식품이 육류보다 더 해로운 식품이 됩니다. 그래서 식품의 각 재료는 어떤 방식으로 요리하는가가 매우 중요합니다.

감자를 볶을 때도 기름 대신 물을 사용하여 볶을 수도 있습니다. 생각보다 감자볶음의 식감이 줄지 않으면서 나쁜 지방의 섭취를 줄일 수 있습니다. 약간 탄력이 줄어들거나 고소함이 줄기는 하지만 차이는 적습니다. 닭고기나 돼지고기를 먹을 때도 튀겨 먹는 것보다는 백숙이나 수육 등의 형태로 먹으면 인체에 쌓이는 독소의 양이 훨씬 줄어듭니다.

이러한 조리법은 양질의 단백질을 적정량 섭취해 건강한 육식을 하는 바탕이 됩니다. 적당한 육식은 나쁘지 않습니다. 문제는 과잉 섭취와 재료의 질이 나쁜 것입니다. 병과 약에 찌든 동물을 바람직하지 않은 방법으로 조리하여 과식하는 것이 큰 문제입니다. 생명의 기초적인 윤리를 어기며 얻은 고기이니만큼 결국 그 화살이 인간에게 부메랑이 되어 돌아오는 것은 당연한 일입니다. 임신부는 맛을 위주로 먹기보다는 아기와 자신의 건강을 먼저 배려한 후 맛을 생각하기 바랍니다.

기본적으로 자연의 순리를 지키며 키운 동물을 독소가 적게 남는 요리법으로 조리하여 먹읍시다. 맛도 즐기면서 자신과 아기의 건강을 지키는 지혜는 자연을 이해하고 배려하는 데서 비롯됩니다.

기름으로 튀기거나 볶는 요리를 줄일 것 자신이 만드는 반찬 중에 기름을 넣고 열을 가하는 것이 몇 가지인지 체크해 보세요. 습관적으로 지지고 볶는 경우가 의외로 많습니다.

나물 반찬을 늘릴 것 젊은 여성일수록 나물 반찬 만드는 것을 힘들어하는 경우가 많습니다. 그래서 식탁에서 점점 나물 반찬 구경하기가 힘든데, 요즘은 요리 블로그나 카페를 통해 나물 반찬을 맛있게 만드는 노하우도 많이 접할 수 있으니 적극 시도해 보세요. 한국인의 반찬에서 으뜸은 나물이라고 봅니다. 데칠 경우 채소를 더 많이 먹을 수 있고, 항산화 영양소뿐만 아니라 과일에 부족한 항암 영양소도 많기 때문입니다.

샐러드드레싱을 다양하게 사용할 것 신선한 채소는 열을 가한 채소에 비해 효소나 수용성 비타민을 풍부하게 공급합니다. 다양한 맛의 드레싱 종류를 활용하면 샐러드를 질리지 않고 오래 먹을 수 있습니다.

천연 조미료를 활용할 것 멸치, 다시마, 버섯 등으로 만든 천연 조미료를 활용하세요. 일반적으로 화학조미료를 사용하지 않고 요리한다 해도 이미 간장, 된장 등에 화학조미료가 들어간 경우가 많습니다. 요리를 하기 전에 미리 식품의 성분 표를 확인해 보고 가능한 한 천연 조미료를 사용합니다.

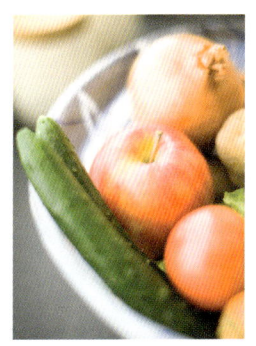

유기농 설탕, 볶은 소금 등 양념에 신경 쓸 것 생산 공정을 많이 거치거나 자연의 조화가 깨어진 당분이나 소금은 영양 성분도 문제지만 먹어보면 몸이 먼저 압니다. 적당히 먹으면 더 이상 먹고 싶지 않아야 되고, 먹은 뒤 깔끔해야 하는데 이러한 감각을 잃게 만듭니다(참고 도서 : 「독소」 랜덤하우스).

발효 식품을 활용할 것 제3의 식품으로 주목받는 것이 효소 성분이 있는 식품입니다. 된장, 김치 등 발효 식품을 많이 활용하세요. 소화와 면역에도 많은 도움이 됩니다.

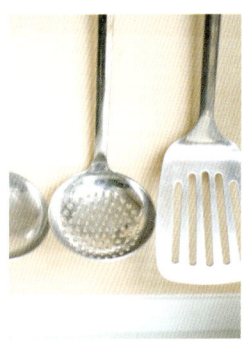

간식의 종류는 다양하게, 횟수는 적게! 식사를 제대로 한다면 간식은 줄이는 게 좋습니다. 다만 간식을 먹을 경우 종류를 다양하게 하는 것이 필요합니다. 하루는 빵, 하루는 쿠키, 하루는 스낵이나 피자로 먹는다면 종류는 다양한 것 같지만 실제로 먹는 것은 밀가루 위주의 식품입니다. 그러므로 과일류, 과자류, 견과류, 전분류, 음료, 차류 등 식품군을 골고루 선택해서 드세요.

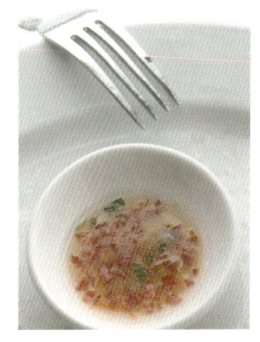

유기농 식품 섭취 요즘은 마트나 백화점마다 유기농 코너가 있고 전문 매장도 이전보다 자주 접할 수 있습니다. 온라인 매장도 이용하기 편하게 되어 있으므로 적극적으로 활용하기 바랍니다. 때로 유기농 식품이 비싸다는 이야기를 하는 경우가 있습니다.

물론 일반 식품보다 가격이 좀 비싸기는 하지만 그에 비해 얻을 수 있는 이익이 훨씬 크고, 회원제 시스템을 잘 활용하면 가격 차이를 많이 줄일 수 있습니다. 또한 외식을 한두 번 줄이면 그 비용은 충분히 만회됩니다. 사람들은 외식 비용은 아까워하지 않으면서 유기농 채소나 곡류가 조금 더 비싼 것에는 민감하게 반응합니다. 건강을 위해서라면 무엇이 우선시되어야 하는지 원칙을 세워야 합니다. 유기농 식품을 구입할 때 주의해야 할 점은 필요 이상으로 비싸거나 제품 관리가 분명하지 않은 매장이나 상품은 이용을 삼가는 것이 좋습니다. 유기농 식품도 시장이 커지면서 때론 이익을 위해 기준 미달의 식품을 팔거나 표기를 속여 판매하는 경우도 있으니, 믿고 구입할 수 있는 공급처를 알아 두는 것이 좋습니다.

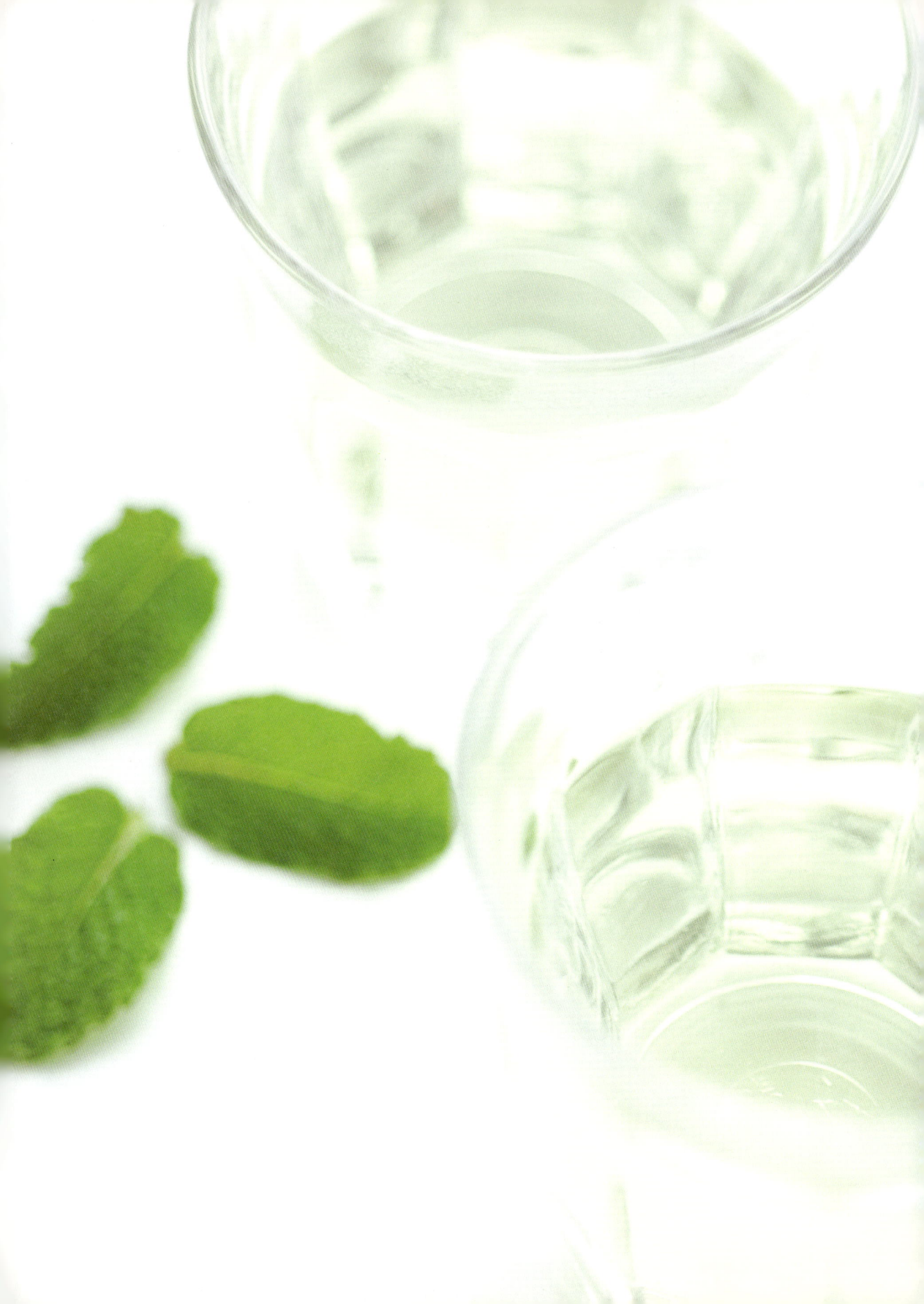

물은 어떻게 마셔야 할까?

물 마시기의 중요성은 알고 있지만, 실천이 잘 안 된다고 하는 사람들이 많습니다. 물이 잘 넘어가지 않는다거나 물을 마시고 싶은 생각이 없다는 등 다양한 핑계를 대기도 합니다. 더러는 "물을 마시고 싶지 않은데 굳이 마셔야 되나요? 몸이 원할 때 마시면 안 되나요?"라는 질문도 받습니다.

이 말은 반은 맞고 반은 틀립니다. 원칙적으로 물이든 음식이든 몸에서 당기는 대로 섭취하면 됩니다. 그런데 여기에는 전제 조건이 있습니다. 몸이 자연스러운 상태여야 합니다. 커피나 특정 음료로 인해 평소 물 마시는 훈련이 되어 있지 않다면 몸이 당기는 대로 두어서는 안 됩니다.

이는 마치 몸은 비만인데 기름기나 단것에 대한 욕구가 강한 것과 마찬가지입니다. 미각이 비정상화되면 자신의 몸에 해로운 것이 당기고 유익한 것이 싫어지듯이 물을 마시고 싶은 욕구도 이와 같이 고장을 일으킬 수 있습니다. 그래서 물 마시는 것도 훈련이 필요합니다.

물 마시는 좋은 습관

물을 잘 마시지 않는 사람들의 특징이 있습니다. 그중 하나가 밥 먹을 때 물을 많이 마시고, 나머지 시간에는 잘 마시지 않는 것입니다. 이것은 가장 나쁜 습관 중 하나입니다. 위산이 많거나 소화가 지나치게 빠른 사람은 밥 먹을 때 어느 정도 국물을 먹는 것은 좋으나 식사 전후나 혹은 식사 시에 물을 많이 마시면 소화력이 떨어집니다. 이는 위장에 부담을 주고 에너지 생성도 저하되어 충분한 영양 섭취에도 불구하고 몸이 무기력해지는 원인이 될 수 있습니다.

한편으로 식사를 충분히 한 후 물을 마시면 위가 늘어나기 쉽습니다. 위가 늘어나면 위 근육이 약화되고 아래로 처지는 위하수의 원인이 됩니다. 이런 경우 식사를 하고 난 뒤 꼭 체한 것 같은 현상이 잘 생깁니다. 위의 기능이 좋은 사람은 나쁜 습관에도 불편한 증상이 잘 나타나지 않지만 평소 위가 예민하거나 약한 사람은 작은 부담으로도 불편함을 쉽게 느낄 수 있습니다. 그래서 식전 1시간이나 적어도 30분 전에는 물이나 차를 삼가고 식후에도 1시간 정도는 물을 줄이는 것이 좋습니다. 어느 정도 소화가 된 뒤나 공복일 때 물을 충분히 마시도록 합니다.

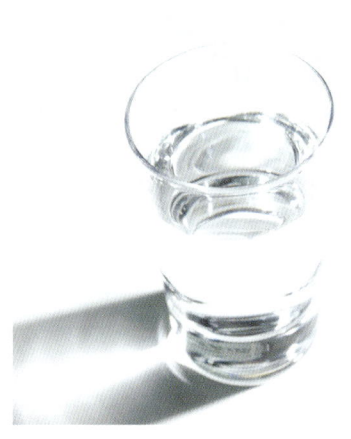
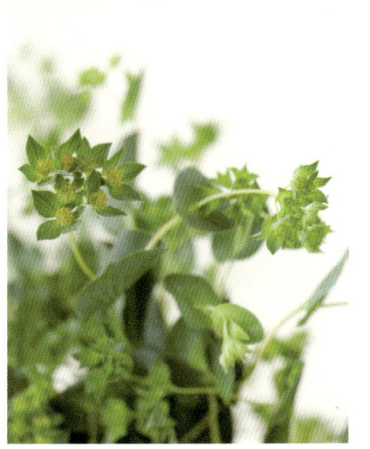

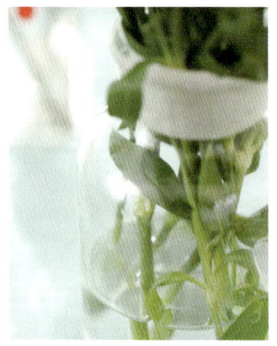
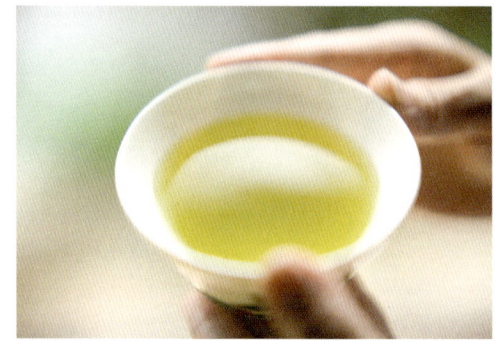
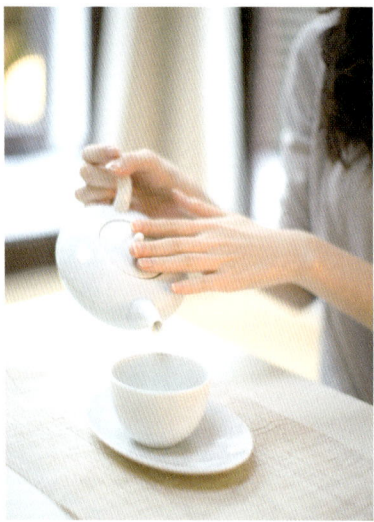
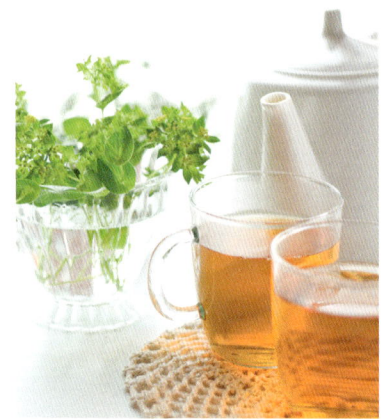
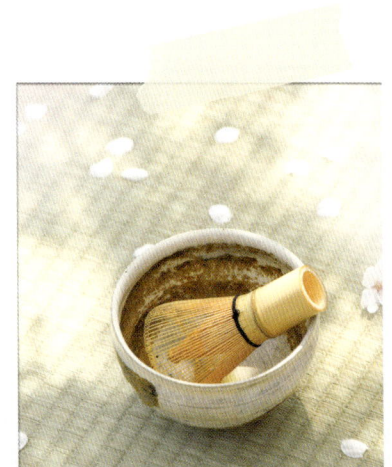

habit for green baby

물과 차, 제대로 마시는 방법

음료의 종류도 편식하는 것보다는 골고루 마시기를 권합니다. 특히 체질이나 건강 상태를 잘 모르면서 한 가지 음료를 장기적으로 마시면 오히려 건강을 해칠 수 있습니다. 체질과 몸의 상태를 정확히 파악하여 맞춤식 음료를 마시기 힘들 때는 종류를 골고루 선택해 마시는 것이 좋습니다.

보리차, 녹차, 결명자, 둥굴레, 어성초, 감잎차 등 어느 하나를 장기적으로 마시지 말고, 돌아가면서 마시면 음료의 성질이나 영양이 한쪽으로 치우치지 않고 균형 있게 섭취할 수 있습니다. 그러나 이 중에서도 가장 기본이 되는 것은 물이므로 물을 규칙적으로 마시고, 나머지 음료는 돌아가면서 마시는 것이 좋습니다.

그 기준이 되는 물이 바로 생수입니다. 생수는 다른 음료와 달리 인체에 흡수된 수분의 양과 배출되는 소변의 양을 비교할 때 소변의 양이 조금 더 적은 음료입니다. 즉 인체의 수분량을 미세하게 늘려 갈증을 제거하고, 수분 부족을 해소합니다.

다른 음료는 흡수된 양보다 배출되는 양이 많습니다. 즉, 인체의 수분을 빼앗아간다는 뜻으로 결과적으로 인체의 물 부족을 초래합니다. 수분 부족은 피부의 보습력을 약하게 하고, 인체의 혈액 순환 등 제반 기능을 약화시킵니다. 그래서 생수를 음료의 기본으로 선택하고 다른 음료를 돌아가면서 골고루 마시기를 권합니다. 그럼 두 가지 음료를 고루 마시는 방법을 제시해 보겠습니다.

하루 중 골고루 마시기

- 생수 3잔(600ml)
- 녹차나 보리차, 검은콩차, 둥굴레차 등 기호성 맑은 차 2잔(400ml)
- 진한 차나 과즙 음료 1~2잔(300ml)
- 나머지는 국이나 세끼 식사에서 적당량 섭취

☆이렇게 하면 하루 필요한 물의 대부분을 섭취하게 됩니다. 1순위가 생수, 다음이 맑은 기호 차, 그 다음이 진한 차나 걸쭉한 음료 순으로 정합니다. 어떤 사람은 우유나 과즙 음료 등으로 물을 대신하는 경우가 있는데 항상 기본은 맑은 물이어야 합니다. 우유가 딱 맞는 체질의 송아지도 소로 성장하면서 우유로 수분이나 영양을 보충하지는 않습니다. 건강법은 독특한 것보다는 기본을 잘 지키는 것이 원칙입니다.

일주일 중 골고루 마시기

- **월요일** 생수, 칡차, 구기자차
- **화요일** 생수, 말차
- **수요일** 생수, 녹차, 황차
- **목요일** 생수, 감잎차, 오미자차
- **금요일** 생수, 계피차, 귤피차
- **토요일** 생수, 보리차, 감초대추차
- **일요일** 생수, 생강차, 인삼차

☆이런 방법으로 생수를 기본으로 하고 요일의 음양오행에 따라 차를 골고루 마십니다.
음료의 종류가 대부분 순한 것이라 어느 정도 장기적으로 마셔도 큰 탈이 없으므로 보름이나 한 달 간격으로 바꿔도 무난하지만 요일별로 돌아가면서 마시는 것도 좋은 방법입니다. 위의 방법이 번거로우면 꼭 요일을 따지지 말고 골고루 마셔도 좋습니다.

Note

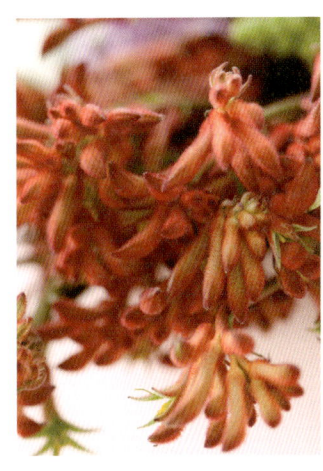

※ 계획이나 할 일, 필요한 정보를 담을 수 있도록 비워둔 페이지입니다.

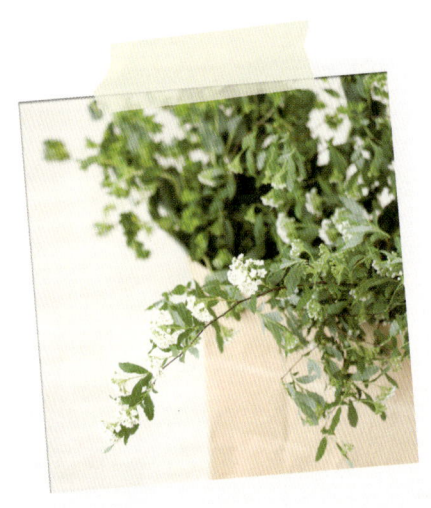

PART 6
아내와 남편, 태아까지 함께 느끼는 일체감
부부가 함께 하는 태교

태교의 기본은 온 가족이 시간과 마음을 함께 나누는 것

임산부 요가를 지도한 지 10년이 넘었고 두 아이의 아빠지만, 돌이켜보면 태교에서 아빠 역할을 잘했다고 말하기에는 아쉬움이 남습니다. 태담을 좀 더 했어야 했는데, 음식을 맑게 먹을 수 있도록 더 도왔어야 했는데, 가족 분만실을 선택했어야 하는데… 등 지나고 나니 미안한 마음이 많이 남습니다. 당시에는 아이를 맞이한 기쁨 때문에 생각하지 못한 것들이 책을 쓰면서 많이 떠올라 아내에 대한 사랑과 미안함이 겹칩니다.

경상도 남자라 사랑스럽고 따뜻한 말을 아기와 아내에게 자주 해주지 못했던 것 같습니다. 대신 말없는 가운데서도 서로 스킨십과 호흡으로 함께하려고 노력했습니다. 제가 지도하는 태교 교실에 아내도 참가시켜 함께 운동하고 호흡했습니다. 나의 목소리에 따라 움직이고 숨 쉬고 마음을 이완하는 것이 아기와 아내에게 무엇보다 도움이 된다고 생각했으니까요.

임신부 프로그램을 함께 오래 하다 보면 가끔은 제가 마치 아기를 가진 것 같은 느낌이 들곤 합니다. 이런 얘기를 임신부들에게 하면 서로 친밀해지는 웃음이 오갑니다. 아마 감정의 동화 때문이겠지요. 아내가 함께 태교 교실에서 수업을 받았을 때는 제 뱃속에서도 아이가 숨 쉬는 듯한 느낌이 들기도 했습니다. 지금 생각해도 그 느낌이 너무 좋습니다. 하나가 된 일체감… '이것이 가족의 행복이구나'라고 처음으로 강하게 느낀 때였습니다.

무거운 몸으로 아내가 힘들어할 때는 마사지를 해주며 이런저런 얘기도 하고 장난도 쳤습니다. 코는 엄마를 닮아야 하고 머리는 아빠를 닮아야 하고, 눈은 둘 다 닮으면 안 되고 등등…. 물론 조물주는 한두 가지는 허락해도 모든 욕심을 다 들어 주시지는 않더군요.

아빠가 태교에 함께 하기 위해서는 같이 시간을 보내는 방법을 택하면 좋습니다. 마사지도 좋고 호흡 명상, 즐거운 게임 등 다양한 방법이 있겠지요. 어느 것을 택하든 가족의 공감대를 형성할 수 있는 것이라면 더욱 좋습니다. 일부러 마음을 짜내어 하기보다는 편안하게 일상의 연속선상에서 하는 것이 더 꾸준히 실천할 수 있습니다.

아내와 함께 숨 쉬고 아내의 아픈 곳을 어루만져주고 아내나 아기와 얘기하며 장난치고…. 따뜻함과 배려가 있는 가운데 가족의 희로애락을 아기가 뱃속에서부터 함께 느껴가는 것이 가족으로서의 일체감을 형성하는 기초가 될 것입니다.

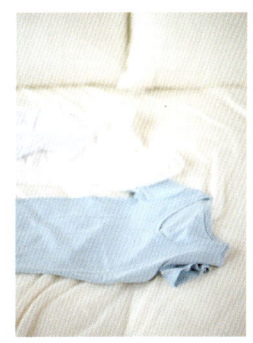

저같이 이벤트에 약하고 태교에 극성스럽지 못한 아빠들은 꾸준히 함께 해줄 수 있는 방법을 찾는 것이 좋다고 봅니다. 그러면서도 가장 효과적이고 근본적인 것이라면 더욱 좋겠지요. 숨의 리듬을 같이 맞추고, 숲을 산책하고, 유기농 식품으로 장을 같이 보는 것, '아이에게 무엇이 좋을까'와 같은 대화하기가 제가 함께 했던 태교였습니다.

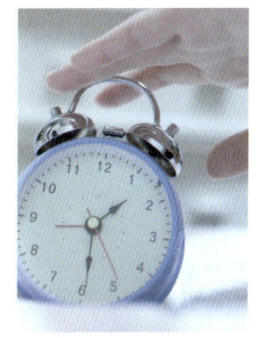

바쁜 아빠들이 아내와 숨을 맞춰 쉬고, 식품에 대해 다시 생각하고 시간을 내서 마사지를 해주는 것이 생각보다 어려울 수도 있습니다. 하지만 어려운 것을 행하는 것 자체가 정성과 노력이 들어간 태교라고 봅니다. 태교는 아기에게 뭔가를 해주는 시간이면서도 나를 변화시키는 시간이 아닐까요? 아기의 교육과 함께 아빠가 되기 위한 교육의 시간으로 삼는 것이 좋습니다.

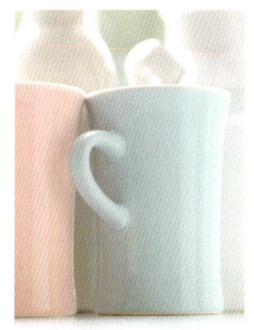

태교를 엄마의 몫으로만 두고 아빠는 방관자로 지켜보는 경향이 많습니다. 하지만 태교에서 엄마의 몫이 큰 것은 사실이나, 아기의 아빠이며 엄마에게 가장 큰 영향을 미치는 남편의 몫 또한 매우 큽니다. 아빠가 임신부의 건강 관리에 직접 참여하는 것은 아내를 위한 최상의 배려이며 태교의 효과를 한층 높여줍니다.

세 사람의 교감과 소통이야말로 가장 중요한 태교입니다. 그래서 좋은 클래식 음악을 듣는 것보다 아빠의 따뜻한 말 한마디가 엄마와 아기에게는 가장 아름다운 음악이 될 수 있으며, 아빠의 사랑스런 손길은 두 사람에게 정신적으로 큰 평안을 줄 수 있습니다. 그렇다면 세 사람이 함께 공감을 느끼고, 소통할 수 있는 효과적인 방법은 무엇일까요?

교감과 소통에서 가장 쉽고 효과적인 방법은 스킨십입니다. 육체적인 접촉을 통해 아내에게는 사랑을 전하고, 아기에게는 평온함을 전함으로써 태중의 정서 교육을 시작할 수 있습니다. 이 장에서는 임신기에 생기는 통증을 덜어주는 간단한 체조와 세 사람이 교감할 수 있는 명상을 통해 임신부와 아기의 건강 관리에서 아빠의 역할을 높이고자 합니다.

남편과 함께 하면 좋은 체조법

어깨와 등의 통증 해소에 좋은 동작

비틀기

1 아내는 앉은 자세에서 양손을 머리 뒤에서 깍지 낍니다. 남편은 아내의 등 뒤에 서서 양손으로 팔꿈치를 잡습니다. 비트는 동작을 할 때 무릎으로 아내의 등 중간 부분을 부드럽게 받쳐줍니다.

2 아내에게 숨을 내쉬게 하며 오른쪽으로 부드럽게 비틉니다. 숨을 들이쉬게 하며 제자리로 돌아옵니다. 좌우를 세 번 정도 반복하며 처음에는 약하게 하고 점점 강도를 높입니다.

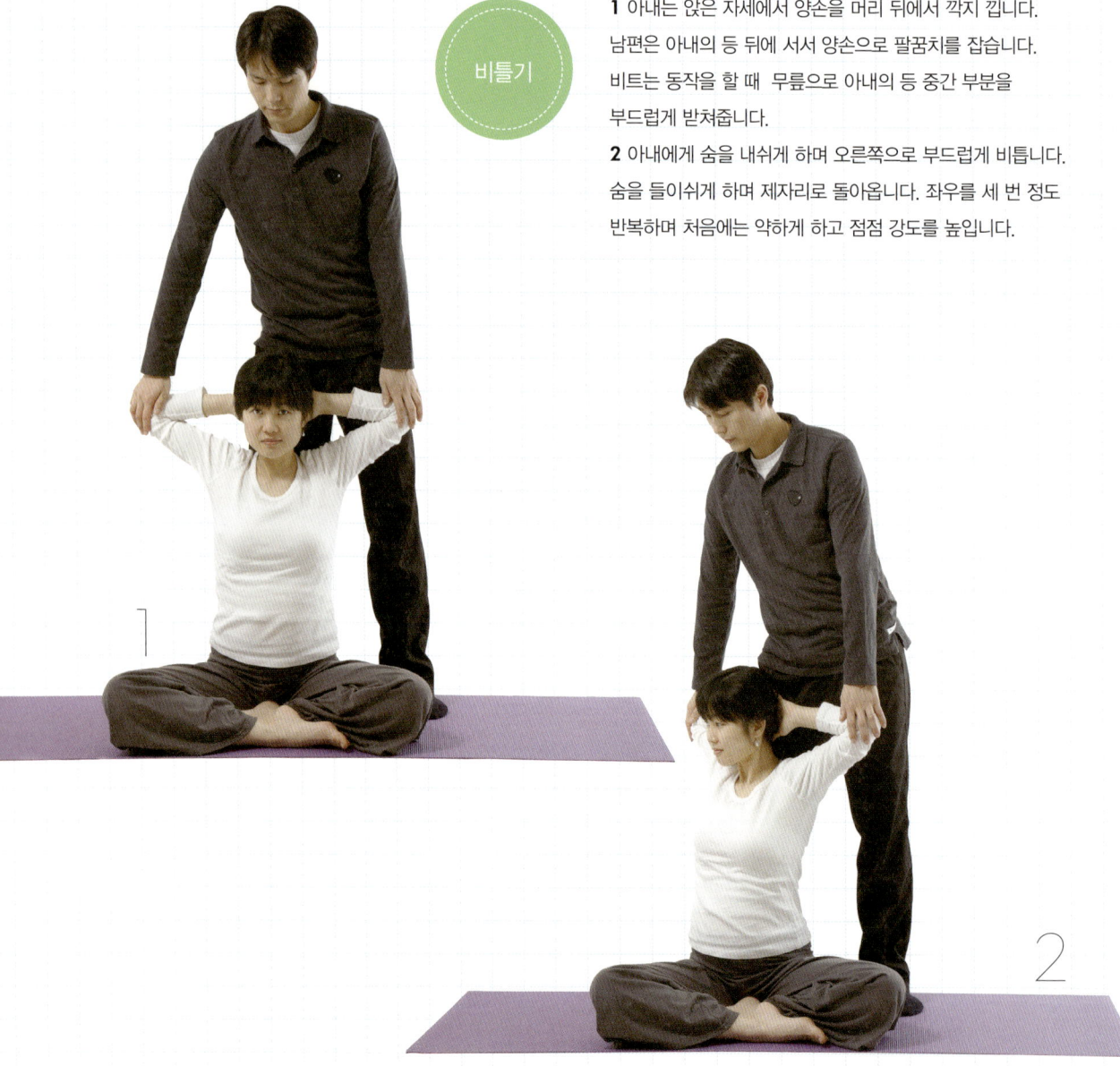

뒤에서 팔꿈치 당기기

1 아내는 편안하게 앉은 다음 양손을 머리 뒤로 넘겨 깍지를 낍니다. 남편은 아내의 등 뒤에 무릎을 대고 서서 양손으로 팔꿈치를 감싸 쥡니다.
2 남편은 아내에게 숨을 내쉬게 하며 팔을 부드럽게 뒤로 당깁니다.
3 숨을 들이쉬게 하며 제자리로 돌아옵니다.
☆처음에는 임신부가 가진 유연성의 70~80% 강도로 실시합니다. 2~3회 반복하며 점차 스트레칭의 강도를 높입니다. 몸에 긴장이 생길 정도로 무리하지 않습니다.

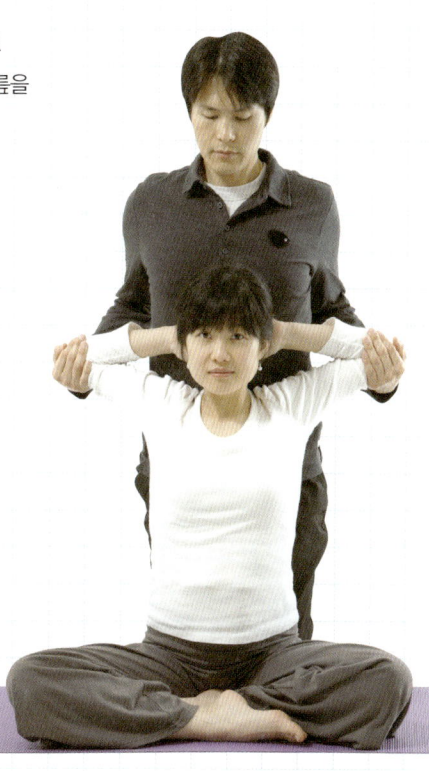

승모근 풀어주기

1 아내는 편안하게 앉습니다. 가능한 한 허리를 곧게 세웁니다. 남편은 바닥에 무릎을 지탱하고 서서 팔꿈치 아래의 부드러운 근육(전전완근)을 아내의 승모근에 올립니다.
2 남편은 팔을 90도로 돌리면서 아래로 부드럽게 눌러줍니다. 팔의 힘을 위주로 사용하지 말고, 누를 때 체중을 약하게 싣는다는 느낌으로 합니다. 한 쪽당 30초에서 1분 정도 실시합니다.
☆남편이 누르는 힘의 적절한 강도는 아내의 몸에 힘이 들어가지 않는 정도입니다. 아내의 호흡이 통증을 참기 위해 끊기거나 몸에 힘이 들어가면 더 약하게 실시해야 합니다. 그리고 천천히 실행하세요.

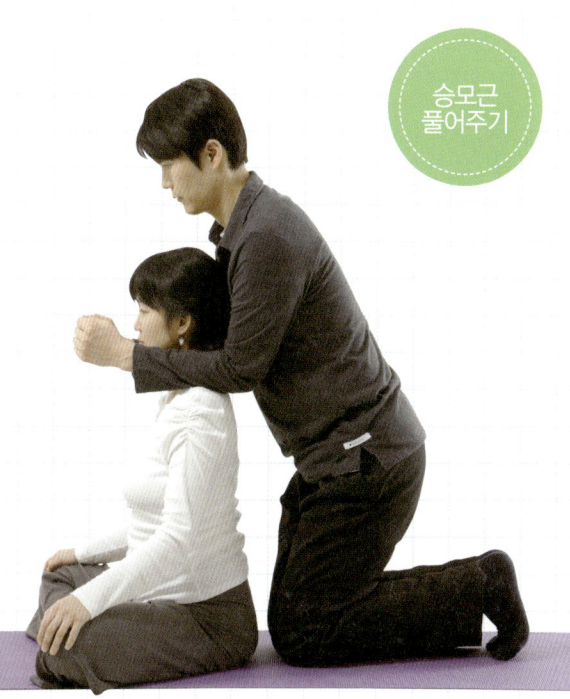

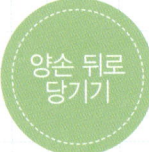
양손 뒤로 당기기

1 아내는 편안하게 앉은 다음 양손을 위로 올립니다. 손목은 직각으로 구부립니다. 남편은 뒤에 서서 양손으로 아내의 손목을 가볍게 쥐고 무릎은 아내의 견갑골 사이의 흉추에 댑니다.
2 아내는 숨을 내쉬고 남편은 아내의 손목을 뒤로 당기며 무릎은 등에 강한 자극이 가지 않는 범위에서 약간 앞으로 밉니다.
3 숨을 들이쉬며 제자리로 돌아옵니다. 처음에는 1~2회 하고 익숙해지면 3~4회 정도 실시합니다.
4 동작이 익숙해지면 팔을 수직으로 뻗고 같은 요령으로 실시합니다.
☆경직된 어깨와 등을 좀 더 집중적으로 풀어주는 자세입니다. 팔의 긴장을 해소하는 데도 좋습니다. 또한 흉추의 전만(앞으로 굽은 것)을 교정하는 데 뛰어난 동작입니다.

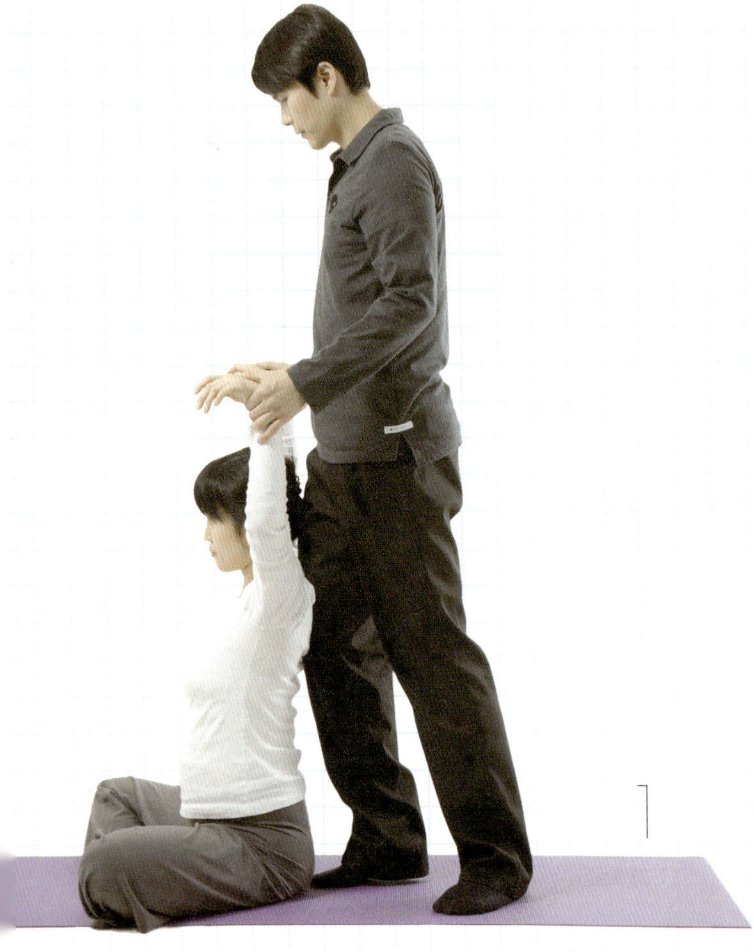

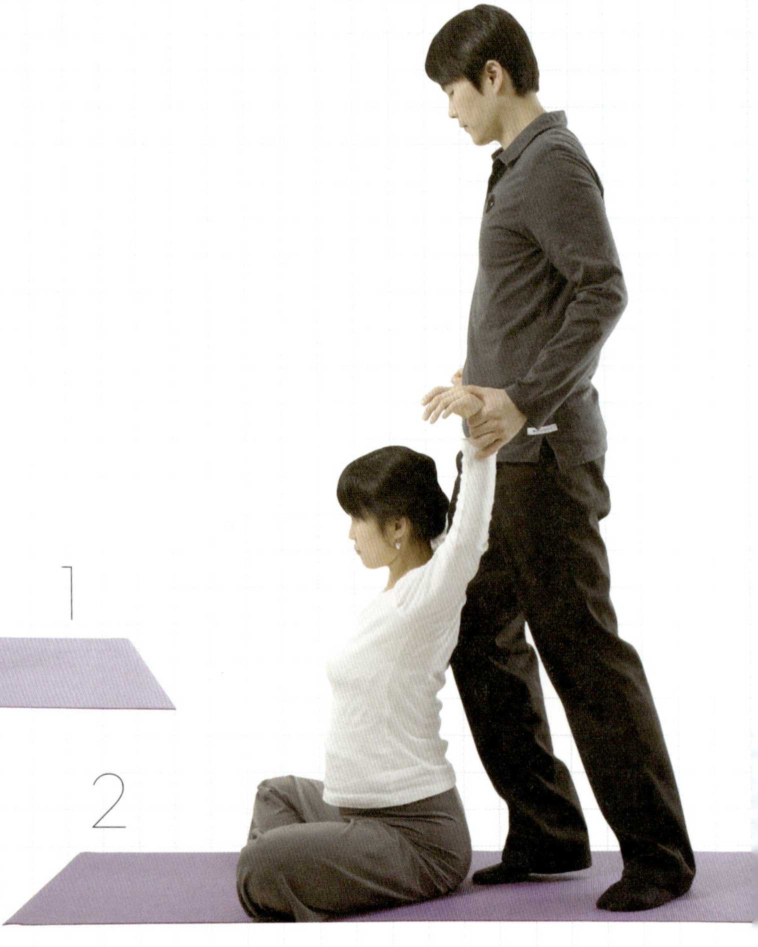

아기와 엄마, 아빠가 함께 교감하기

1 먼저 아내는 편안하게 누워 호흡 훈련을 합니다. 남편은 아내의 옆에 앉아서 자신의 호흡을 느낍니다.
2 남편은 아내의 호흡이 흉식 호흡인지 복식 호흡인지 살펴봅니다.
즉 숨을 들이쉴 때 가슴이 올라오는지, 배가 올라오는지 살핍니다. 그러고 나서 아내에게 본인이 어떤 호흡을 하고 있는지 인지만 시켜줍니다. 의도적으로 호흡을 바꾸라고 하지 않습니다. 인지하고 있으면 무의식중에 서서히 복식 호흡으로 바뀝니다. 사람에 따라 차이는 있지만 짧게는 며칠, 길게는 한두 달 사이에 바뀔 것입니다.
3 남편은 아내의 아랫배에 손을 올려 호흡의 중심점을 일러줍니다. 아랫배를 불리는 과정이 천천히 자연스럽게 이루어지게 돕습니다. 아내는 처음부터 아랫배 호흡을 한다는 느낌보다는 조금 깊은 심호흡을 한다는 느낌으로 합니다. 아내와 남편은 아기의 숨결을 느낀다는 기분으로 호흡을 지속합니다. 물론 아기가 직접 숨을 쉬지는 않지만 생명 에너지의 파장을 느껴가는 것입니다. 짧게는 5분에서 길게는 15분 정도 유지합니다.
아기의 숨결이 직접 느껴지지 않더라도 교감이 저절로 이루어질 것이라 믿고, 자신의 숨결에 집중하면 됩니다. 느끼기 위해 의도적으로 애쓸 필요는 없습니다.
4 다른 의도는 잊고 아내는 자신의 숨결을 따라 편안하게 호흡을 반복합니다. 자신이 발휘할 수 있는 호흡 능력의 80%를 한다는 느낌으로 실시합니다. 지나치게 열심히 하다 보면 호흡에 힘이 들어가 무리가 올 수 있습니다.
배가 떨리거나 호흡이 팽팽하면 자신의 자연스러운 호흡 능력의 100% 이상을 한 것입니다.
남편은 아내와 하나가 되어 함께 호흡합니다. 두 사람의 호흡 리듬이 똑같을 필요는 없습니다.
5 매일 5~15분 정도 지속합니다.
☆처음에는 이렇게 하는 것이 맞는가라는 생각이 먼저 들 것입니다. 그 다음 편안하다는 느낌을 받게 될 것입니다. 무심한 상태에서 점점 엄마와 아빠가 하나 됨을 느끼며, 은연중에 아기와 하나 됨을 인지하기 시작합니다.
교감을 느끼려고 애쓸 필요는 없습니다. 공감과 소통은 말과 같은 유형적인 인지로 이루어지는 부분도 있고, 편안한 가운데 무형의 기운으로 이루어지는 부분도 있다는 것을 인지하고 지속하면 됩니다.

남편이 해주는 복부 마사지

아내의 복부를 부드럽게 쓸어주는 느낌으로 마사지를 합니다.
배꼽을 중심으로 원을 그리며 마사지합니다.

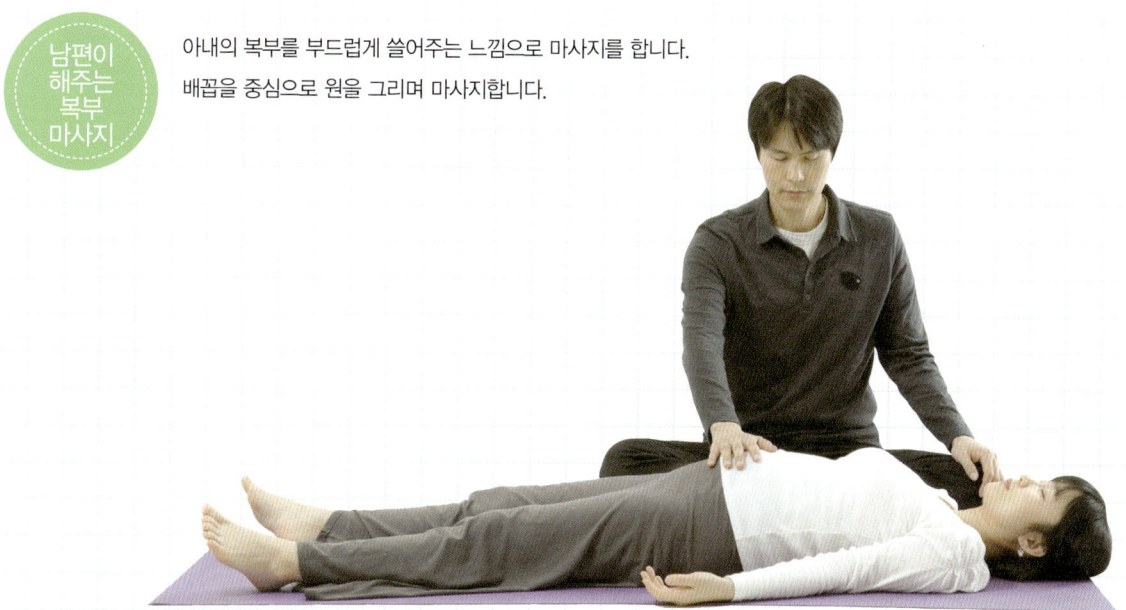

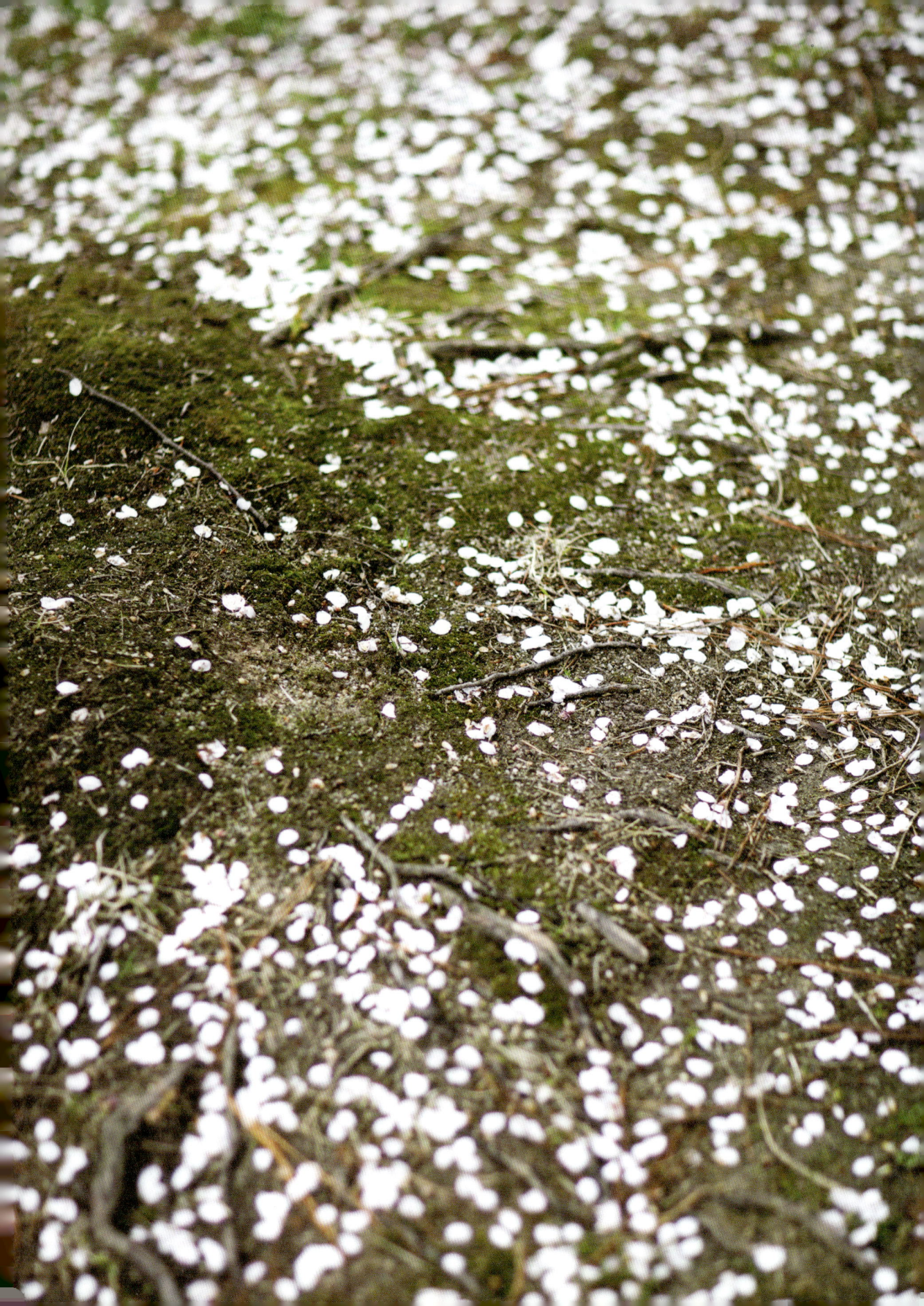

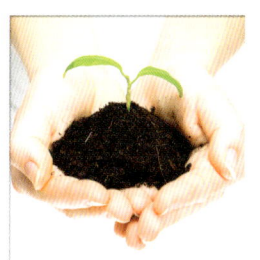
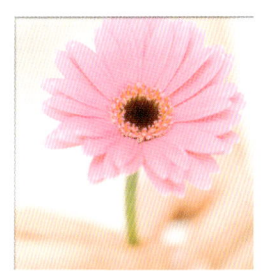
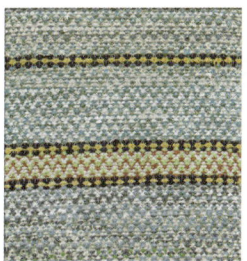

임신 중에 생기는 다양한 변화와 이상 증세 해결하기
임신 중 증상별 대처법

태아를 품고 있는 예비 엄마들은 단순히 입덧을 하거나 배가 불러오며 체중이 늘어나는 것 이상의 다양한 변화들을 겪게 마련입니다. 눈으로 보이는 피부 이상 증세에서부터 감각으로 느끼는 변화까지 헤아릴 수 없이 많은 변화들을 만나게 되지요.

임신으로 인해 한껏 예민해져 있는 예비 엄마들은 사소한 변화 하나에도 온 신경을 곤두세울 수밖에 없습니다. 하지만 그럴 때마다 병원을 찾아갈 수도 없고, 과연 나의 증세가 보편적인 것인지 아닌지를 확인할 길도 찾기 어렵습니다.

제3장에서는 바로 이런 모체의 변화에 대한 다양한 증상들을 짚어보고, 그 해결책들을 풀어보았습니다. 막연히 걱정하거나 두려움을 갖고 있던 문제들을 속 시원히 해결할 수 있는 꼼꼼한 지침 목록이 될 것입니다.

solution for green mama

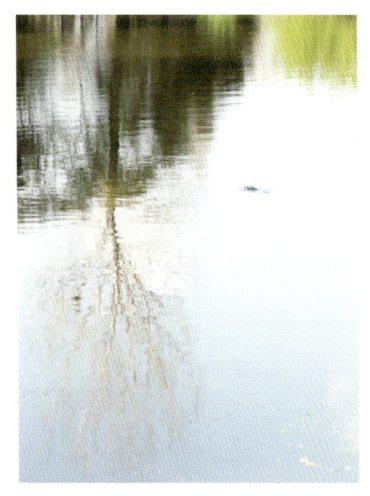
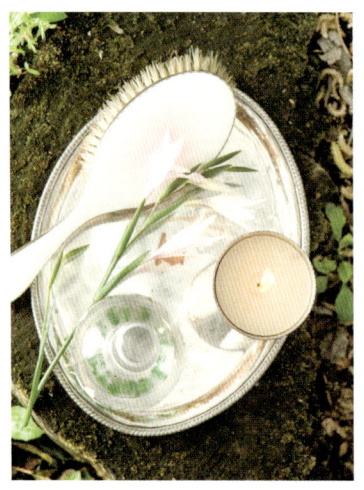
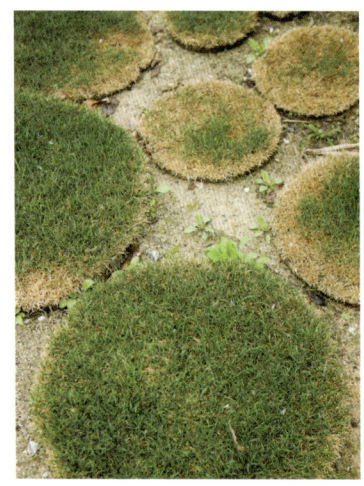

Note

※ 계획이나 할 일, 필요한 정보를 담을 수 있도록 비워둔 페이지입니다.

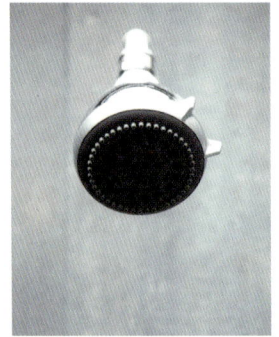
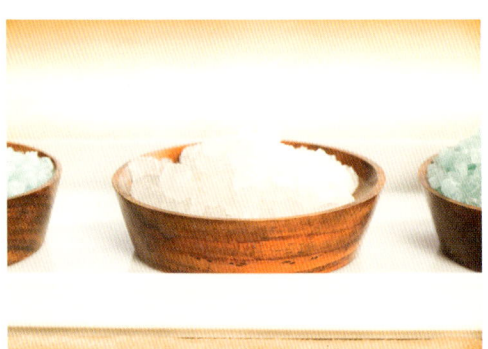
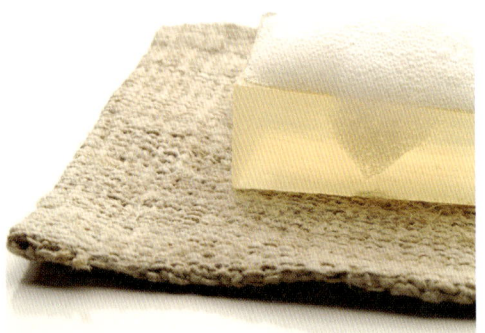
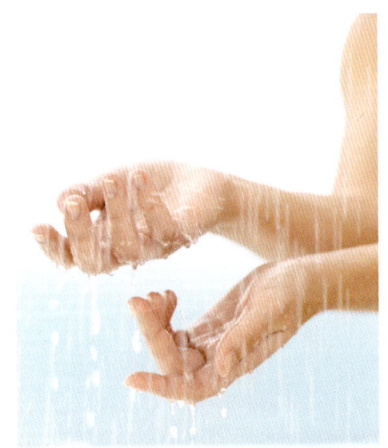
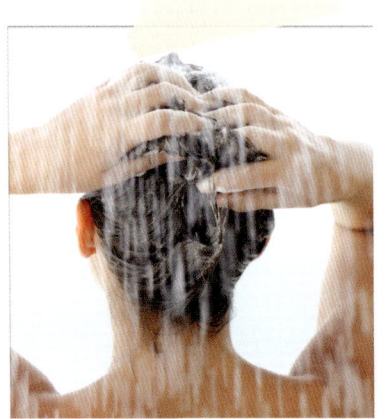

PART 1

흔히 일어나는 트러블을 해소하는 비법 임신 중 피부 관리

발진, 가려움, 알레르기, 튼 살… 피부 문제가 늘어난다

임신기에는 아이가 최우선이므로 엄마의 피부 관리는 소홀히 하는 경우가 많습니다. 그러나 아기의 피부는 엄마의 피부 관리와 맞물려 있습니다. 임신부의 피부 관리는 미적 차원에서만 볼 것이 아니라 엄마와 아기의 건강을 함께 관리하는 연장선상에서 보아야 합니다.

"아기가 엄마 피부를 닮을까 걱정이에요. 민감성 피부라서 관리하기 힘들어요. 닭살이라서 민소매를 입지 못해요. 알레르기 피부라 발진이 잘 일어나요…" 등등 자연 요법과 아로마테라피 상담을 하다 보면 예비 엄마들의 이런 하소연을 많이 듣게 됩니다. 아토피 때문에 20여 년 동안 스테로이드성 약을 꾸준히 복용한 경우 심지어 아기를 가져도 좋은지 고민하기도 합니다.

임신기의 발진, 가려움, 알레르기, 튼 살 등은 미적 차원을 넘어 건강 관리의 차원에서 다루어야 합니다. 갑자기 몸이 불어 튼 살이 생긴다는 것은 체중 조절을 잘 못했다는 뜻입니다. 식생활과 운동의 밸런스가 맞지 않은 결과이므로 그때부터라도 생활 습관을 돌아봐야 합니다. 그렇지 않음에도 튼 살이 많이 생기는 것은 신체 조직의 탄력성이 원래 부족하다고 볼 수 있습니다. 이런 경우에는 신체 조직의 결속력을 높이는 운동과 영양 요법이 필요합니다. 또 임신기에 발진이 잘 생기거나 볼이 자주 붉어지는 경우, 원래 열이 많거나 혹은 현재 열이 많이 생기게 하는 습관을 갖고 있다는 것을 뜻합니다.

요즘 특히 식품의 안정성에 대한 위기감을 느끼면서 과거 어느 때보다 식품의 제조 공정, 원산지, 유통에 관심이 높아졌습니다. 단순히 유기농이냐 아니냐의 수준에서 벗어나 한 단계 더 높은 인식을 가지게 된 것이죠. 화장품도 이와 마찬가지입니다.

내가 매일 바르는 화장품이 천연 성분이 얼마나 들어갔는지, 생각지 못한 '표시 지정 성분'들이 많이 들어가 있는지 따져봐야 합니다. 피부에 바르는 것 또한 먹는 것과 같이 생각해야 합니다. 임신부들은 자신의 피부에 일어난 현상들을 어떻게 관리하는 것이 보다 안전한 방법인지 배워야 합니다. 그럼 이제부터 피부 문제는 어떻게 다스려야 하는지 함께 보겠습니다.

피부 증상별 대처 방법

발진 피부는 인체를 보호하는 기능 외에도 체온을 조절하기도 하며, 피부 호흡을 통해 전체 호흡의 일부를 담당하기도 합니다. 특정한 감염 없이 일어나는 피부 발진은 일차적으로 체온 조절 기능이 원활하지 않다는 의미입니다. 내부의 열을 배출하는 인체 기능이 저하되면 발진이 일어나기 쉽습니다. 또는 내부의 열이 지나치게 많아도 발진이 잘 일어납니다. 피부의 온도 조절 기능이 제대로 작동하기 위해서는 모세 혈관을 튼튼히 하고 외부의 온도 변화에 따른 자율 신경계의 기능이 원활히 작동되도록 하는 것이 필요합니다.

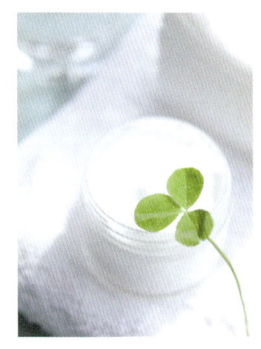

풍욕으로 다스리기 풍욕은 나체인 상태에서 피부를 찬 온도와 따뜻한 온도에 반복적으로 노출하는 방법입니다. 온도가 낮은 방과 높은 방이 있으면 냉탕과 온탕을 왔다 갔다 하듯 반복하면 되지만 이는 현실적으로 어려우므로 담요를 이용해 덮었다 벗는 것으로 대신합니다. 규칙적인 시간을 지키며 횟수를 반복합니다.

담요를 벗어 찬 공기를 접할 때는 피부가 체온을 보호하기 위해 수축됩니다. 이때 자율 신경계는 교감 신경이 활성화되며 혈액은 피부보다 몸의 안쪽으로 이동합니다. 반대로 담요를 덮어 피부가 따뜻한 공기를 접할 때는 열을 방출하기 위해 이완되지요. 이때 자율 신경계는 부교감 신경이 활성화되며 혈액은 피부 쪽으로 이동합니다. 이 과정을 반복하면 피부와 혈액, 자율 신경의 제반 기능이 활성화됩니다.

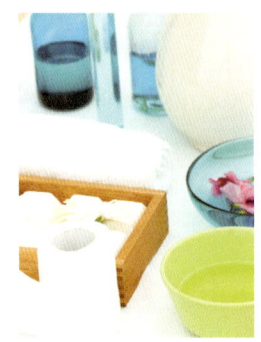

인체는 간단한 원리에 의해 작동될 때가 많습니다. 쓰면 쓸수록 발달하고 쓰지 않으면 퇴화하고, 무리하게 쓰면 노화합니다. 피부를 적당한 온도 차에 의해 반복하여 단련하면 온도 변화에 따른 체온 조절 기능도 향상됩니다.

풍욕은 무엇보다 큰 부작용이나 무리 없이 효과를 볼 수 있어 임신부가 생활 건강법으로 활용하기에 매우 좋습니다. 다만 감기 기운이 있을 때는 하지 말고, 피부가 예민한 사람은 본 과정의 반만 실시한 후 서서히 늘려갑니다(인터넷에서 '풍욕'을 검색하면 쉽게 구할 수 있는 '오디오 파일'이 풍욕 실행에 도움이 된답니다).

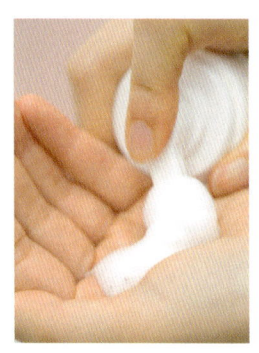

풍욕하는 법

출처: 「약을 사용하지 않고도 병을 고친다-니시 건강 요법에 관한 모든 것」

횟수	예비	1	2	3	4	5	6	7	8	9	10	11
창문을 열고 나체로 있는 시간		20초	30초	40초	50초	60초	70초	80초	90초	100초	110초	120초
문을 닫고 옷을 걸치고 몸을 덥히는 시간	1분	1분	1분	1분	1분	1분 30초	1분 30초	1분 30초	2분	2분	2분	옷을 걸친 채 조용히 눕는다.

☆임신부는 지나치게 많이 하지 않도록 합니다. 항상 모자란 듯 하고 느낌이 좋지 않으면 삼가도록 합니다.

피부 발진과 가려움증에 좋은 천연 스킨 만들기 발진은 소양감 즉 가려움증을 동반하는 경우가 많은데, 임신부는 가능한 한 약물의 사용을 줄이고 안전하게 다스리는 방법이 필요합니다. 피부를 진정시키고 가려움을 해소하는 또 다른 방법은 천연 스킨을 사용하는 것입니다. 천연 스킨의 주재료는 피부를 진정시키고, 가려운 증상을 해소하는 로만 캐모마일 워터입니다.

임신부는 아로마 에센셜 오일을 함부로 사용할 수 없습니다. 에센셜 오일은 식물의 지용성 성분을 따로 추출하여 농축한 것이므로 천연 물질이긴 하지만 다소 불안정하기 때문입니다(로만 캐모마일 에센셜 오일과 라벤더 에센셜 오일 등은 가장 안전한 오일로 손꼽히기에 경우에 따라 소량 사용하기도 합니다). 임신부도 로만 캐모마일차나 워터는 특별한 알레르기 반응이 없는 한 안전하게 사용할 수 있습니다. 수용성 성분이 주를 이루지만 지용성 성분도 묽게 용해되어 있어 구조가 오일 타입에 비해 안정적이기 때문입니다. 아래의 네 가지 방법 중 하나를 선택하여 직접 만들어 때에 따라 바꿔가며 뿌려줍니다.

1 로만 캐모마일 워터 100ml를 스킨 병에 담아 차갑게 한 다음 피부에 뿌립니다.
2 로만 캐모마일 워터 50ml+라벤더 캐모마일 워터 50ml를 섞어서 뿌립니다.
3 로만 캐모마일 워터 50ml+4% 죽염수 50ml(소금은 피부의 열기를 제거하는 데 도움을 줍니다. 로만 캐모마일 워터의 피부 진정 작용과 소금의 수렴 작용이 합해져 시너지 효과를 발휘합니다)
4 로만 캐모마일 워터 50ml+라벤더 오일 3방울, 로만 캐모마일 오일 2방울

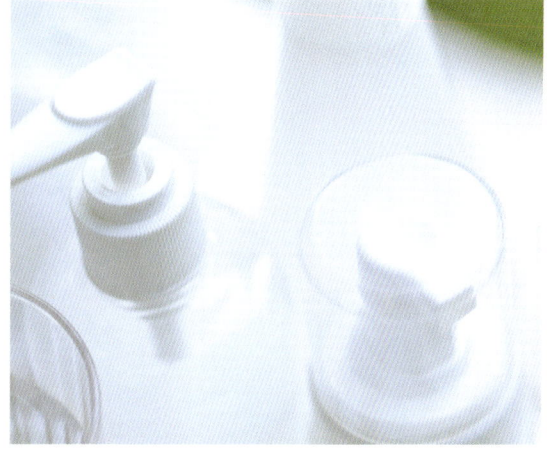

튼 살 관리에 좋은 마사지 오일

호호바 오일 호호바 오일은 인체와 가장 친화성이 높은 오일입니다. 모든 타입 피부에 사용할 수 있으며 자극이 거의 없어 아기의 마사지 오일로 사용해도 좋습니다.

로즈힙 오일 피부 재생 효과가 뛰어난 오일입니다. 수술이나 화상으로 인한 피부 손상에도 많이 사용합니다. 단 여드름 피부, 상처 난 피부에 단독으로 오래 사용하는 것은 주의해야 합니다.

호호바 오일 95%+로즈힙 오일 5% 호호바 오일에 로즈힙 오일을 5~10% 정도 넣어서 사용하면 피부 재생력을 더욱 높일 수 있습니다.

튼 살 튼 살은 임신부의 피부 관리에서 가장 어려운 부분 중 하나입니다. 체중이 갑자기 늘어 복부와 기타 신체 조직이 크게 확장되면 피부 진피 층의 유지성과 탄력성이 무너지게 됩니다. 이렇게 피부 조직이 변형된 것이 바로 튼 살입니다. 출산 후 복부가 정상화되면 이는 더욱 선명하게 드러납니다. 피부 조직은 한번 변형되면 회복하기가 쉽지 않습니다. 이를 최소화하고 개선하기 위해서는 임신 초기부터 준비해야 하며 꾸준한 관리가 필요합니다.

복부 마사지를 통해 혈액의 흐름을 촉진하고, 피부 세포의 재생을 도움으로써 튼 살을 예방하거나 개선할 수 있습니다. 이때 마사지 오일을 사용하는데, 마사지 오일을 사용하는 이유는 피부의 자극을 최소화하며 튼 살에 영양을 공급해 주기 때문입니다.

아로마테라피에서 사용하는 마사지 오일은 인체가 필요로 하는 필수 지방산과 노화를 방지하는 비타민 E 등의 영양소가 풍부합니다. 이 성분들은 피부의 보습과 재생력을 높이는 작용을 하므로 좋은 오일을 사용하면 튼 살 관리 효과를 더욱 높일 수 있습니다.

단, 임신부는 성분이 강한 아로마 오일은 사용하지 않는 것이 좋습니다. 예를 들어 클라리세이지, 로즈메리, 시더우드, 시나몬 오일 등입니다. 라벤더나 캐모마일과 같은 안정성이 높은 오일은 제한된 범위 안에서 임신부가 사용할 수 있으나 이것 또한 전문가의 도움 없이는 사용하지 않는 것이 좋습니다. 특히 임신 초기에는 아예 사용하지 않을 것을 권합니다.

임신부의 튼 살에 사용하는 마사지 오일은 에센셜 오일이 아니라 에센셜 오일 성분을 희석할 때 쓰는 식물성 베이스 오일을 말합니다. 예를 들면 참기름, 콩기름, 아몬드유와 같은 식물성 오일입니다.

solution for green mama

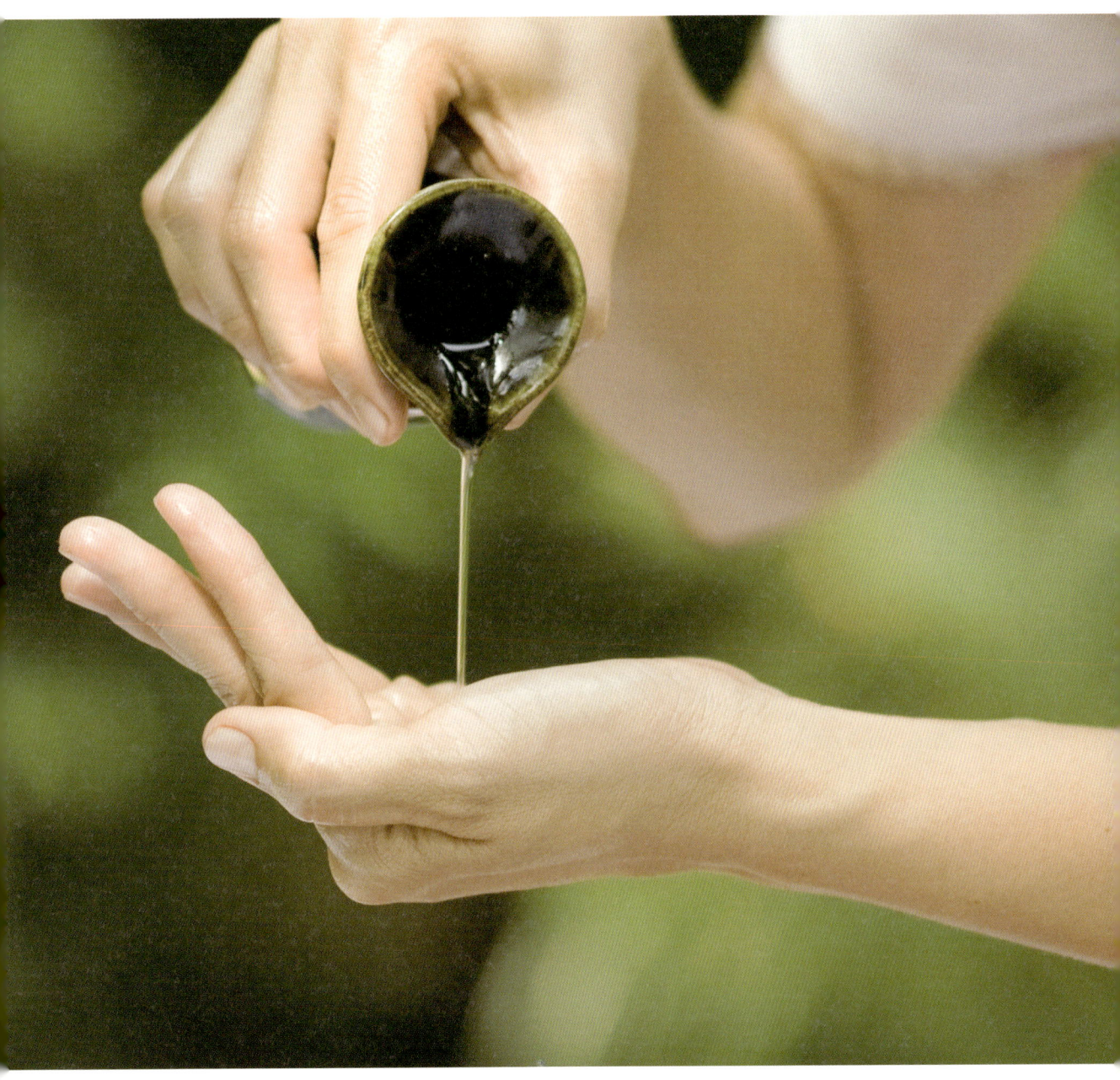

Note

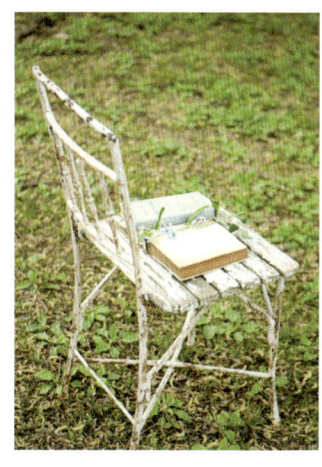

※ 계획이나 할 일, 필요한 정보를 담을 수 있도록 비워둔 페이지입니다.

튼 살 예방에 좋은 체조

복부 조직이 늘어나는 자극에 적응할 수 있도록, 임신 초기 혹은 임신 전부터 적당한 스트레칭을 하는 것이 좋습니다. 아래 자세들은 반드시 간단한 준비 운동을 한 다음 실시합니다. 여기에 적당한 근력 운동을 병행하면 신체의 탄력이 더욱 좋아집니다.

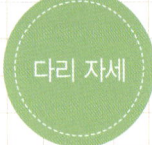

다리 자세

1 우선 쿠션이나 베게 등을 준비하고 시작합니다. 벨트로 다리를 묶어 고정시킨 뒤 편안하게 자리에 눕습니다.
2 양다리를 구부려 골반을 들고 쿠션이나 베개를 골반 아래에 받친 다음 다시 다리를 뻗습니다. 초심자는 30초 이하로 실시하고 숙련되면 1분 정도 실시합니다.
☆이 자세가 힘들다고 느끼는 사람은 다리를 뻗지 말고 구부린 채로 둡니다. 이후 익숙해지면 서서히 다리를 뻗기 시작합니다. 허리의 통증이나 긴장이 유발되는 경우에는 쿠션의 높이를 낮춥니다. 이 자세는 옆에서 보면 완만한 아치가 됩니다. 등과 허리는 수축되고 척추는 뒤로 젖혀지며 복부는 부드럽게 확장됩니다. 골반의 좌우 틀어짐을 교정하는 데도 좋은 동작입니다.

골반을 위로 미는 데 힘을 집중했기에 상대적으로 요추는 선추(엉치 부분의 척추뼈)에 비해 아래로 약간 처지는 효과가 있어 척추 뒤로 휘는 힘을 강화하고 요추의 전만을 완화하는 효과가 있습니다. '한 다리 펴고 숙이기' 동작과 반대되는 동작이므로 두 자세를 한 세트로 구성하면 좋습니다. 다리를 벨트로 묶지 않고 장기적으로 동작을 하면 고관절과 골반이 바깥으로 많이 열릴 수 있으니 다리를 고정시키는 과정은 꼭 지켜주세요.

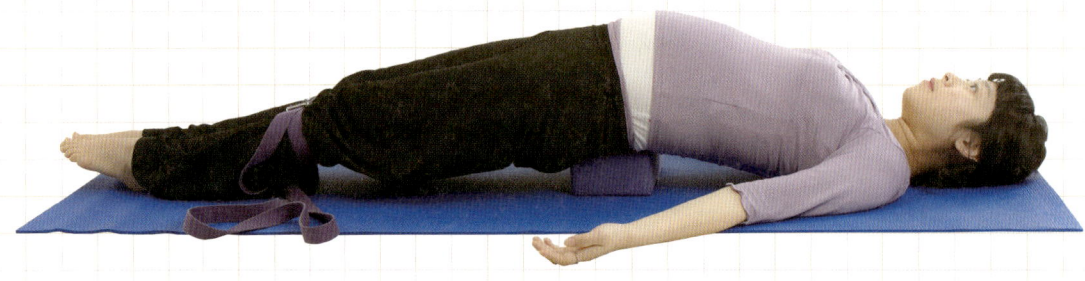

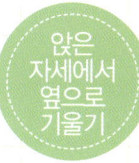
앉은 자세에서 옆으로 기울기

1 편안한 자세로 앉은 다음 양손을 엉덩이 라인 옆에 둡니다.
2 숨을 들이쉬며 오른팔을 뻗어 수직으로 올리고, 숨을 내쉴 때 몸을 왼쪽으로 기울입니다.
3 제자리로 올 때는 역순으로 합니다. 반대쪽도 같은 요령으로 실시합니다.
☆이 동작은 복부의 측면을 늘여주는 효과가 있습니다. 복직근, 복사근 등에 영향을 줍니다.

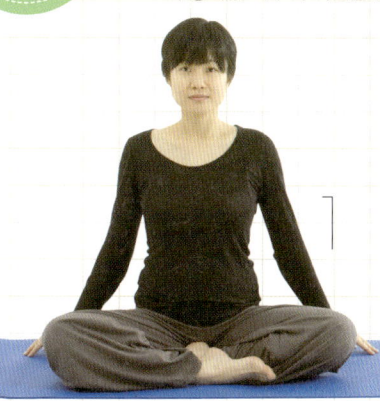
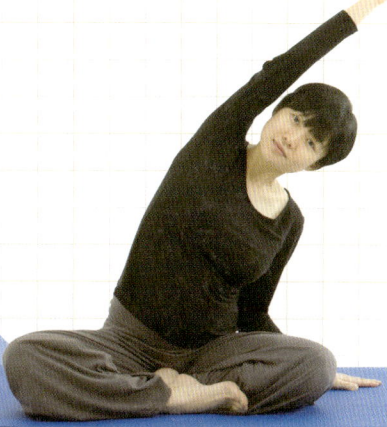

나비 자세

1 편안하게 앉은 자세로 양발을 붙이고 양손으로 발을 깍지 끼어 잡습니다.
2 숨을 내쉬며 몸을 앞으로 숙입니다.
☆이 동작은 다리의 튼 살이 생기는 것을 예방해 주는 효과가 있습니다.

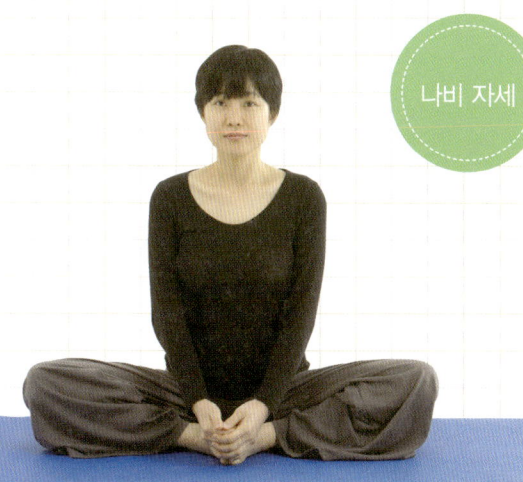
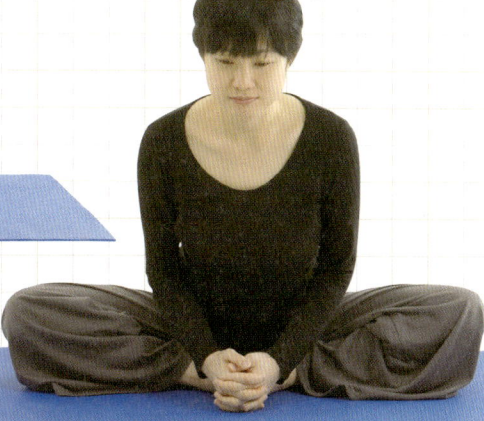
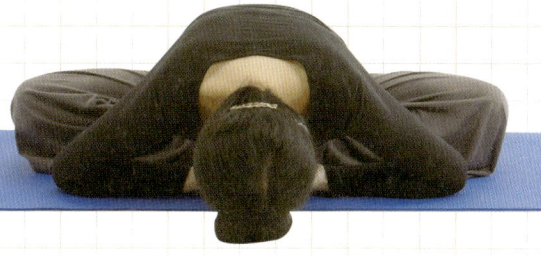

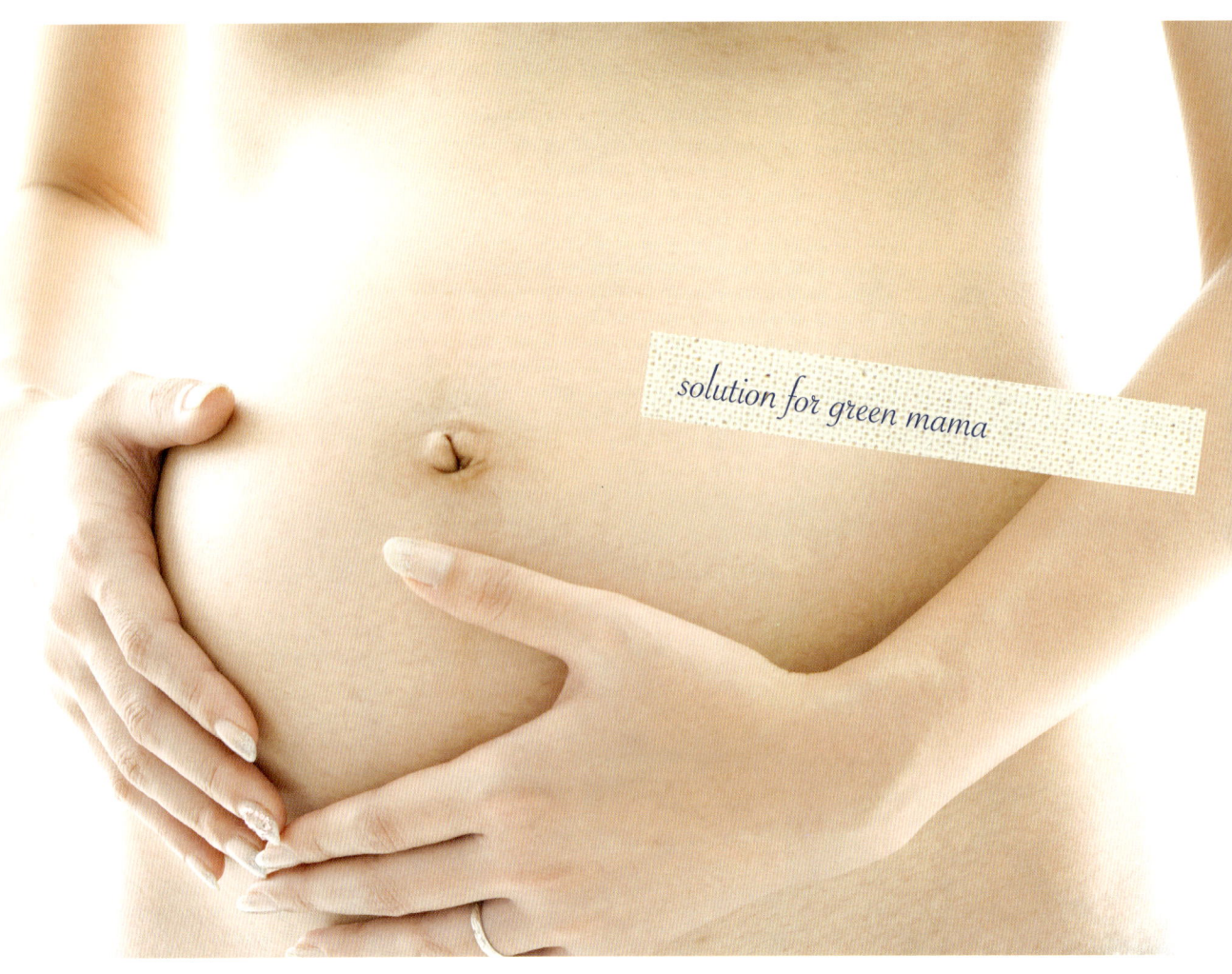

기본적인 복부 마사지 요령

임신부의 복부 마사지는 복부 표면을 위주로 실시해, 복부 안쪽으로 자극이 전달되지 않도록 합니다.

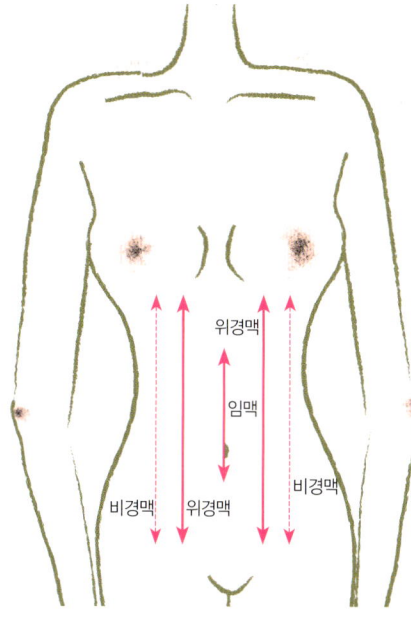

경락을 따라 하는 방법

1 양손으로 임맥(우리 몸의 중심을 가르는 선)을 따라 위에서 아래로 부드럽게 쓸어내립니다.
2 위경맥(임맥의 양옆 2~3cm)을 부드럽게 쓸어내립니다. 방향은 위에서 아래로 하거나 혹은 위아래를 왕복하여도 좋습니다.
3 비경맥(위경맥의 양옆 3cm)을 위아래로 마사지합니다.

장의 진행 방향을 따라 하는 법

대장은 아래의 그림과 같이 오른쪽 아래에서 시작하여 오른쪽 위, 왼쪽 위, 왼쪽 아래 즉 시계 방향으로 진행합니다.
1 변비가 있을 경우 장의 진행 방향인 오른쪽 위에서 왼쪽 위, 왼쪽 아래, 오른쪽 아래의 순서로 합니다.
2 변이 무른 경우 위와 반대 방향으로 마사지를 합니다.

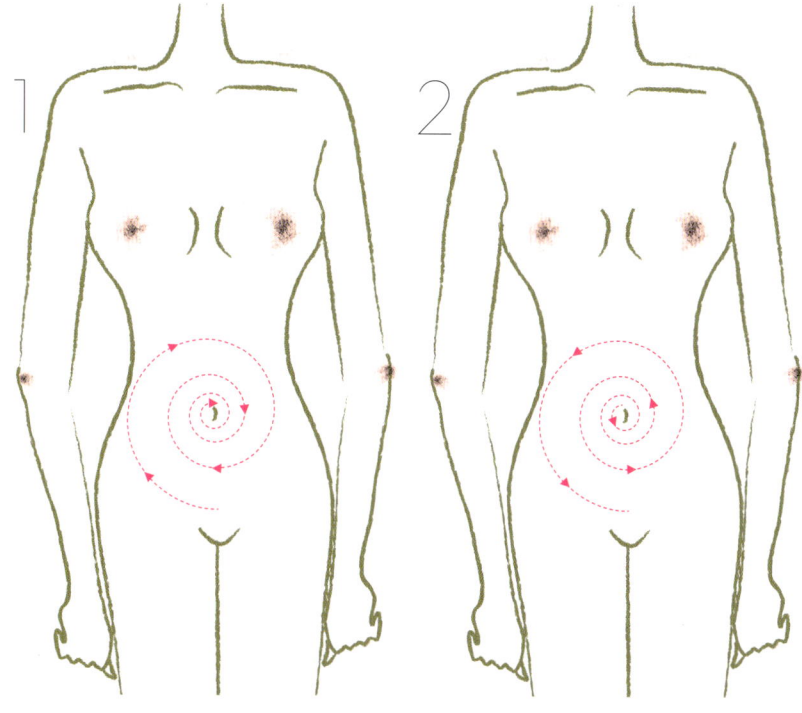

피부 건조

임신 중엔 호르몬의 변화와 인체 내부의 열 증가로 인해 평소 피부가 건성인 여성은 더 건조해지기 쉽습니다. 이에 대해서는 열 관리 편에서 상세히 다루기로 하고, 이 장에서는 보습막의 파괴로 인한 피부 건조에 대해 이야기하겠습니다.

보습막 파괴의 원인과 해결법 보습막 파괴의 첫 번째 원인은 평소 합성 계면활성제가 많이 들어간 제품을 사용하기 때문입니다(참고 자료 : 「화장품 얼굴에 독을 발라라」 미토스). 비누와 같은 세제는 피부를 세척하기 위해 합성 계면활성제를 첨가하며, 화장품은 유분과 수분을 결합하는 유화제로 합성 계면활성제를 사용합니다.

주방 세제의 합성 계면활성제 첨가율은 30~40%이며, 클렌징 오일의 합성 계면활성제 첨가율은 10~20%입니다. 주방 세제와 클렌징 오일은 같은 맥락의 상품입니다. 이러한 합성 계면활성제의 강한 세정력은 피부의 보습막까지 파괴하게 됩니다. 이를 보완하기 위해 보습 화장품을 사용하는데, 이때 피부의 천연 보습막을 대신하는 것이 합성 폴리머들입니다.

그리고 수분에 강한 성질을 띠기 위해 파운데이션이나 립스틱에 첨가하는 실리콘 수지 또한 피부를 건조하게 만드는 요인입니다. 이러한 복합적인 화학 화장품으로 인해 장기적으로 볼 때 여성의 피부는 손상되고 있습니다.

이를 예방하고 개선하는 데는 수제 비누(천연 비누)와 천연 로션이 좋습니다. 특히 보통 사람들보다 민감한 피부를 가진 임신부는 더욱 자연 친화적인 제품을 사용하기를 권합니다. 피부를 세정할 때 천연에 가장 가까운 비누를 사용하면 충분한 세정과 함께 피부 보습막을 보호하는 효과를 볼 수 있습니다. 보습을 위해 천연 유화제를 사용하는 로션은 생각보다 만드는 법이 간단하고 자신의 피부 타입을 고려하여 제조할 수 있습니다. 민감한 피부를 가진 임신부일수록 피부 보습에 많은 도움이 됩니다.

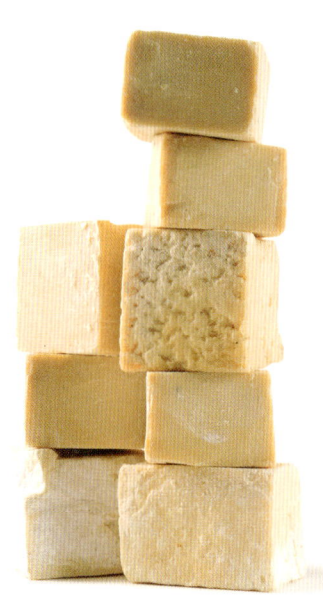

천연 비누에 대한 궁금증

Q 천연 비누는 어디서 구할 수 있나요?
A 인터넷의 천연 비누 쇼핑몰이나 아로마테라피 전문 몰을 이용합니다. 혹은 가까운 아로마 공방이나 문화 센터의 천연 비누 강좌에서 직접 만든 사람에게 구입합니다. 비누 베이스나 재료에 따라 가격도 천차만별인데, 믿을 수 있는 재료를 사용하는 검증된 곳에서 구입하는 것이 중요합니다.

Q 천연 비누를 만들어 쓰는 건 어떤가요?
A 임신부가 천연 비누를 직접 만드는 것은 절대 금합니다. 천연 비누를 만들 때 사용하는 가성 소다는 독성 가스를 발생시키므로 절대 직접 만들지 마십시오.

보습력이 뛰어난 천연 로션 만들기 임신부는 처음에는 아로마 에센셜 오일을 넣지 않고 베이스 오일로 천연 로션을 만드는 것이 좋습니다. 대신 플로럴 워터나 베이스 오일을 자신의 피부 타입에 맞게 선택합니다. 이때 사용하는 베이스 오일은 인체 친화성과 흡수력이 뛰어난 호호바 오일에 보습력이 좋은 베이스 오일을 적절히 첨가하여 만듭니다.

보습력이 뛰어난 오일은 점성이 높아 흡수력이 떨어지는 단점이 있습니다. 로션을 만들 때 이런 타입의 오일이 지나치게 많이 들어가면 피부의 호흡을 방해하므로 적정량을 잘 배합하는 것이 중요합니다.

피부에 열이 많고 여드름이 있는 사람은 점성이 낮은 오일 위주로 사용합니다. 간혹 피부가 지성이거나 열이 많은 경우, 올리브 오일로 마사지를 하여 피부에 트러블이 생기는 일도 있습니다. 올리브 오일은 물론 효능은 우수하지만 점성이 대단히 높아 가장 흡수가 느린 오일로 꼽히므로, 지성 피부나 열이 많은 피부 타입은 주의해서 사용해야 합니다.

임신부는 자신이 선택한 베이스 오일이 어떤 과정으로 생산되었는지에 대해서도 알 필요가 있습니다. 이전에 모 드라마에서 콩기름으로 클렌징을 하여 화제가 된 적이 있는데, 시중의 콩기름은 대개 유기 용매 추출법으로 생산한 오일입니다.

그런데 아로마테라피에서는 추출하기 힘든 특별한 종류 외에는 유기 용매 추출법을 이용한 오일은 잘 사용하지 않습니다. 식물성 오일의 가장 좋은 생산법은 냉압착법으로, 이는 열을 가하지 않고 압착해서 추출하는 방법입니다. 예를 들면 엑스트라 버진(Extra Virgin)이라고 쓰여 있는 올리브 오일은 냉압착법으로 추출한 것이고, 그 외는 유기 용매 추출법 등으로 생산한 것입니다. 맛과 향, 오일의 질은 당연히 엑스트라 버진이 우수합니다. 그래서 아로마테라피에서는 콩기름(소이 오일)과 같은 베이스 오일을 사용할 때도 냉압착법으로 추출한 것을 선택합니다(참고 도서 「트랜스 지방」 신일 상사).

천연 보습 로션 만드는 법

베이스 오일 호호바 오일 15g, 이브닝 프림로즈 5g
에멀징 파이왁스 8g
플로럴 워터 로즈 워터 50g, 라벤더 워터 50g
에센셜 오일 라벤더 2방울, 로즈 2방울

1 베이스 오일과 에멀징 파이왁스(천연 유화제)를 함께 비커에 넣습니다.
2 중탕을 하여 두 재료가 섞이도록 녹입니다.
3 온도가 65℃가 되었을 때 같은 온도의 플로럴 워터를 넣습니다.
4 교반기나 핸드 믹서기 등을 이용해 골고루 섞습니다.
핸드 믹서기를 이용하면 로션 속에 기포의 양이 증가하게 됩니다. 이렇게 만들어진 로션은 산화가 빨리 진행되므로 되도록 교반기를 사용합니다.
5 로션 형태가 되면 용기에 담고 냉장 보관하여 사용합니다.
임신부의 경우 에센셜 오일은 넣지 않고 로션 베이스만 만들어 사용해도 좋습니다. 필요에 따라 전문가의 도움 아래 안전한 에센셜 오일을 미량 첨가할 수도 있습니다. 에센셜 오일을 첨가할 경우 ④의 과정 뒤에 45~50℃ 정도로 온도가 떨어졌을 때 첨가합니다.

충분한 수분 보충 위에서 피부가 건조해지는 또 다른 원인이 몸에 열이 많기 때문이라고 했습니다. 물을 잘 마시지 않으면 이러한 현상은 더 심화됩니다. 임신부는 열 기운을 관리하는 심장과 찬 기운을 관리하는 신장과의 균형이 맞지 않고 심장 쪽으로 치우치기 쉽습니다. 물을 잘 먹지 않으면 이러한 현상은 더욱 심해집니다.

피부 탄력 체중이 늘면 살이 처지기 쉬운데, 특히 단기간에 체중이 증가하는 임신부는 이런 현상이 더 두드러지게 일어납니다. 팔뚝이나 배, 다리 등의 살이 처져 피부의 탄력이 없어지는 것을 개선하기 위해서는 적당한 운동과 식이요법으로 과체중이 되지 않게 노력하고, 근육 운동과 스트레칭을 통해 근육과 피부 조직을 탄력 있게 만들어야 합니다. 이것들을 기본적으로 실시하면서 병행하면 좋은 것이 바로 냉·온욕입니다.

냉·온욕이란? 냉·온욕은 말 그대로 냉탕 목욕과 온탕 목욕을 번갈아 가며 하는 목욕법입니다. 냉탕에 들어가면 피부와 신체 조직은 수축하고 온탕에 들어가면 반대로 늘어납니다. 이 과정을 반복하여 피부와 신체 조직에 탄력을 주는 것이 냉·온욕입니다.

단, 임신부가 주의해야 할 점은 평소보다 냉탕과 온탕의 온도 차를 줄여서 실시해야 한다는 것입니다. 평상시에는 온탕을 39~40℃, 냉탕을 17℃ 정도로 실시하지만, 임신 중에는 온탕과 냉탕의 온도 차이를 줄여 온탕은 체온보다 조금 높은 37~38℃, 냉탕은 22~23℃ 정도로 실시합니다.

냉·온욕 하는 법

1 냉탕에서 시작해 냉탕과 온탕을 번갈아 가며 각각 1분씩 몸을 담급니다.
2 이 과정을 7회 반복합니다(냉욕과 온욕을 한 세트로 한 것이 1회).
3 마지막 목욕은 냉탕에서 마무리합니다. 냉·온욕의 시작과 끝은 냉욕으로 해야 합니다. 온욕으로 끝내면 신체 조직이 이완된 상태로 마무리되어 피부가 오히려 늘어날 수 있습니다. 냉·온욕의 왕복 횟수는 3회부터 시작하여 몸의 적응도를 살피며 7회로 늘립니다.

집에서 냉·온욕 대체하기

대중목욕탕에선 냉·온욕이 쉽지만 만약 목욕탕의 냉탕 온도가 너무 차거나 혹은 냉탕이 없는 경우, 집에서 냉·온욕을 하고자 할 때는 다른 방법을 이용하면 됩니다. 냉탕에 들어가는 시간 동안 찬물을 심장에서 먼 곳부터 끼얹어 몸을 차게 만든 다음 1분 정도 욕조 밖에 있는 것이 바로 냉욕을 대체하는 방법입니다.

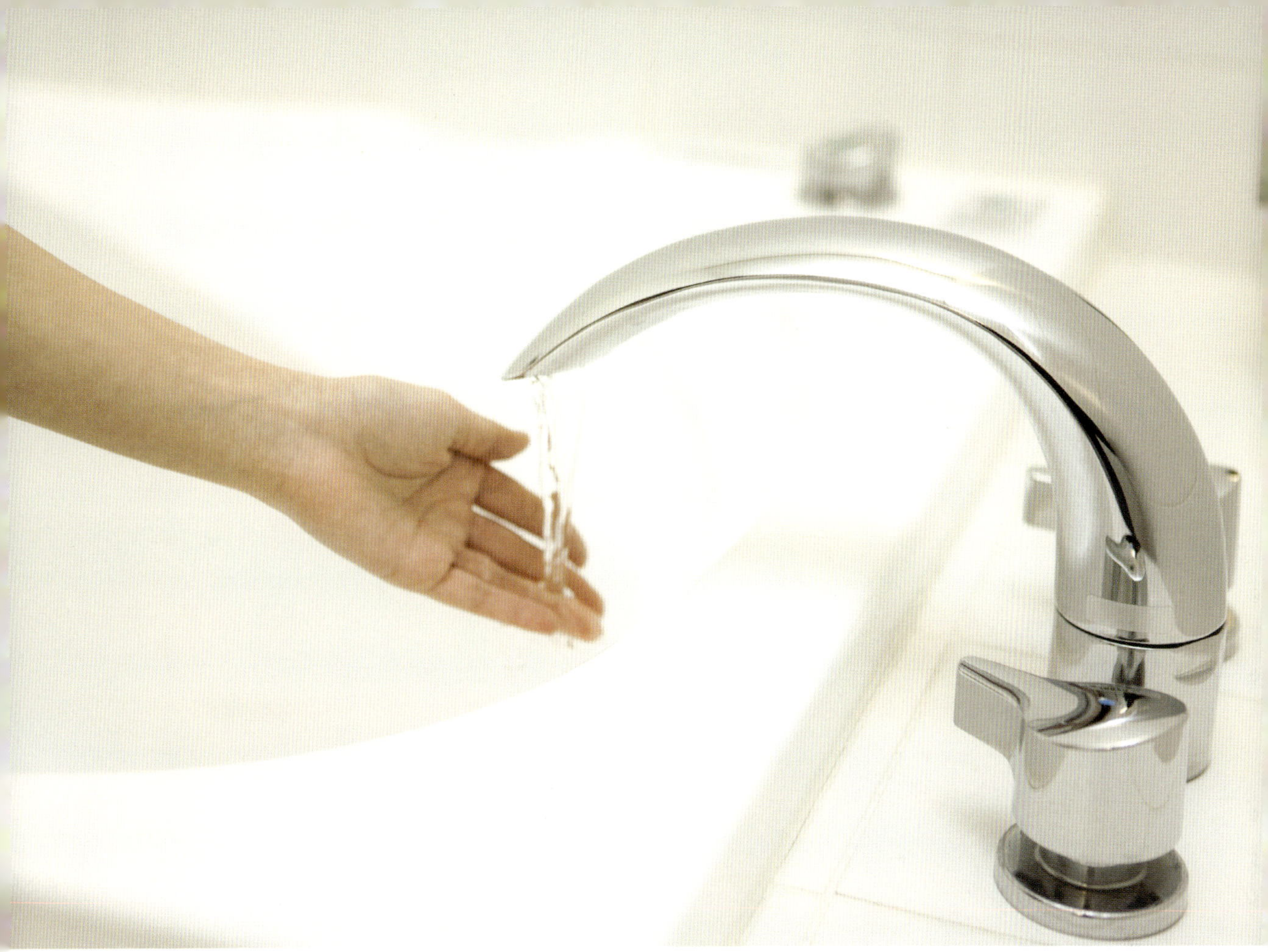

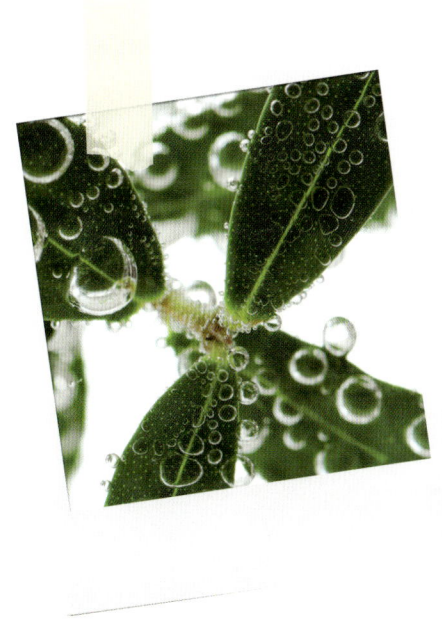

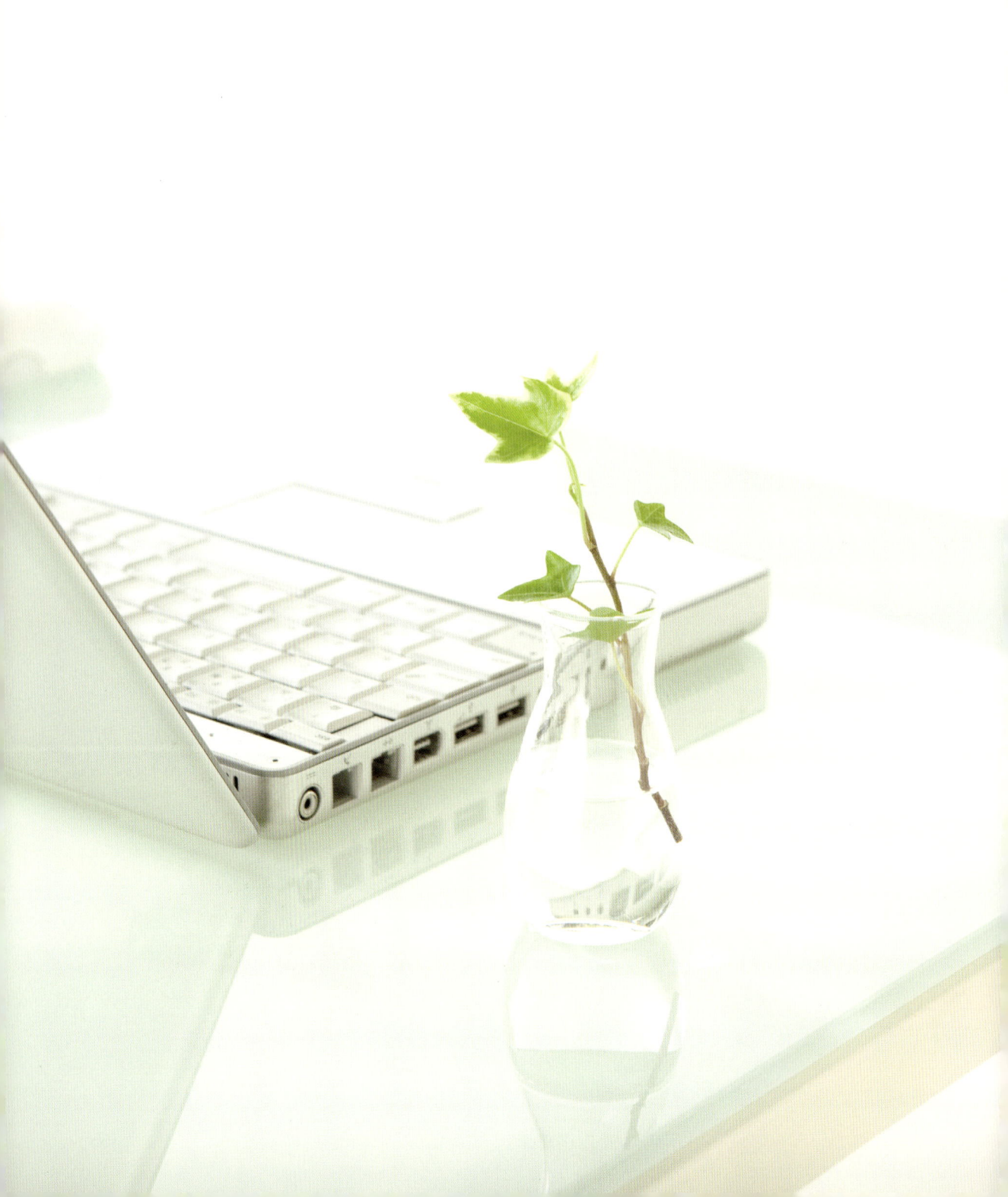

PART 2
이럴 때는 어떻게 해야 할까?
임신부의 이상 증세별 궁금증과 해답

자연 의학, 대체 의학, 생활 의학에 대한 이야기들

임신부는 아파도 약을 함부로 쓸 수 없어 감기에 걸리거나 체기가 있어도 흔히 먹던 감기약이나 소화제조차 조심스러워 참고 견디느라 고생합니다. 의학의 힘을 빌리지 않고 견디는 것이 능사라고 생각하는 것입니다. 하지만 넓은 의미에서 의학이란 건강에 도움 되는 것, 질병을 이겨내는 항상성과 자연 치유력을 높이는 방법 모두를 뜻합니다. 자연 의학, 대체 의학 혹은 생활 의학이라 불리는 것들처럼 천천히 치유 효과를 보이는 방법들도 병을 낫게 해주는 의학이란 뜻입니다.

가령 소화가 안 될 경우 소화제 대신 마사지나 침, 자세 교정 요법, 한방차 등으로 효과를 볼 수 있으며, 감기 후 기침으로 고생하던 임신부가 경혈 요법과 족욕을 통해 빨리 안정되기도 하며, 입덧으로 고생하던 임신부가 무한대 걸음을 통해 고생하는 기간을 훨씬 줄이기도 합니다. 물론 약이 아니므로 효과가 즉각적이지 않고 서서히 나타나지만 부작용이 거의 없고, 순리대로 문제를 해결했기 때문에 몸의 자연 치유력을 높이는 덤까지 얻을 수 있습니다.

제 아내는 임신 기간 중 잔병이나 계절성 질환으로 고생한 기억이 거의 없습니다. 입덧도 없어 마치 임신 전 일상의 흐름이 그대로 이어지는 것 같았습니다. 만약 특별한 증상이 나타난다 해도 활용할 수 있는 자연 요법이 많다는 것에 마음이 더욱 편안했던 것도 같습니다.

이 장에서는 임신부들이 쉽게 부딪히는 문제들에 사용할 수 있는 몇 가지 생활 요법들을 소개하려 합니다. 무엇보다 안전에 비중을 두고, 그중에서도 효과가 높은 요법들을 선택했습니다. 다양한 자연 요법을 통해 현명하게 여러 상황들을 헤쳐나가시기 바랍니다. 그리고 남편도 함께 공부하여 아내와 아이의 건강에 꼭 한몫을 하기 바랍니다. 만약 증세가 심하여 병원 진료를 요하는 경우는 전문의와 상담 후 실천합니다.

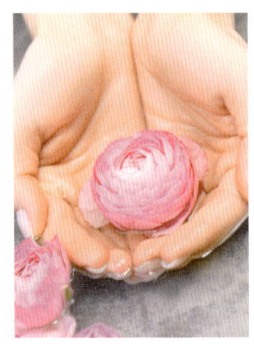

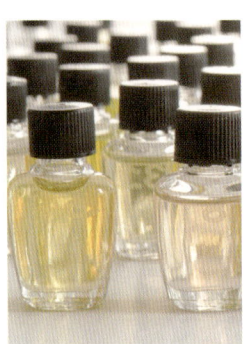

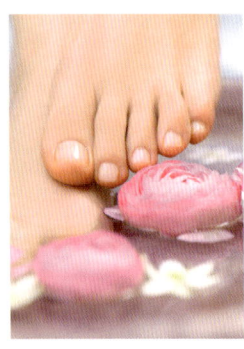

아기가 거꾸로 들어서 있는데 어떻게 하나요?

아기는 엄마의 뱃속에서 머리를 아래로 한 채 거꾸로 있는 것이 정상입니다. 임신 중·후반기에는 역위로 있다가 대부분 정상으로 돌아오는데 3~4%가 분만 때까지 돌아오지 않습니다. 역위로 있을 때는 자궁의 공간을 확보하고 골반 좌우 근육의 균형을 맞추는 데 주안점을 둡니다. 아기가 편안하게 생활할 수 있는 공간을 마련해 주기 위해서입니다.

경혈 자극 주기

태돈, 족삼리, 지음 혈 자리는 아이가 거꾸로 섰을 때 도움을 줍니다. 압봉이나 경혈 패치를 6~8시간 붙입니다. ※무통 경혈 요법 이용

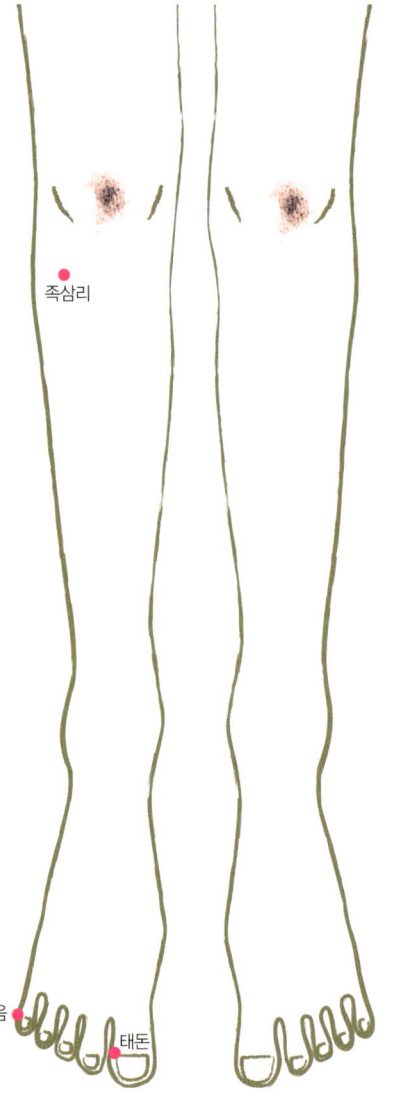

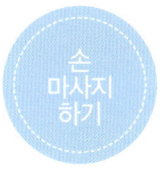

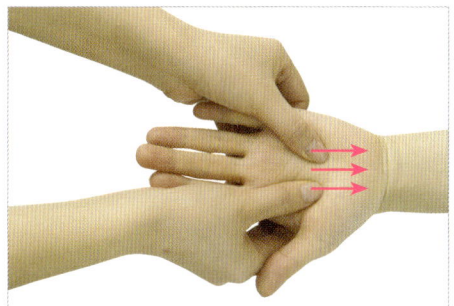

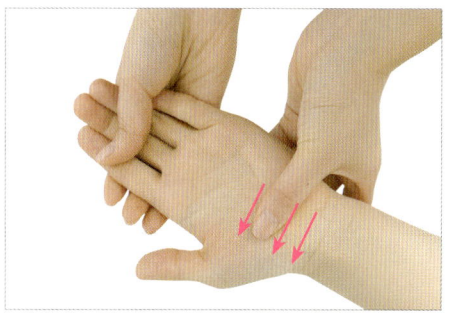

복부에 좋은 손 마사지 손바닥의 중앙 부분을 부드럽게 마사지합니다. 손가락에서 손목 쪽으로 쓸어올리듯 마사지하거나 돌리면서 마사지합니다. 배가 아프거나 병원 진료를 요하는 임신부는 이 손 마사지는 하지 않습니다.

골반에 좋은 손 마사지 손바닥 아래 부위에서 손목 사이를 가로 방향으로 마사지합니다.

발에 있는 복부 반사 부위와 횡격막 부위를 부드럽게 풀어줍니다. 이 부위를 풀어주면 호흡이 편안해지며 자궁 주변의 환경이 개선됩니다. 마사지 봉을 이용하는 것은 임신부에게 강한 자극을 줄 수 있으므로 손으로만 마사지합니다.

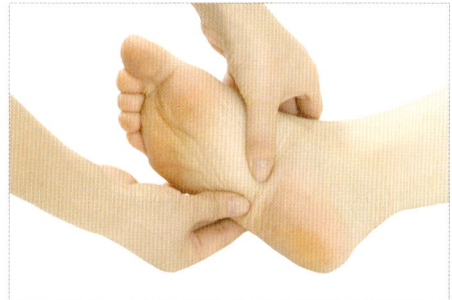

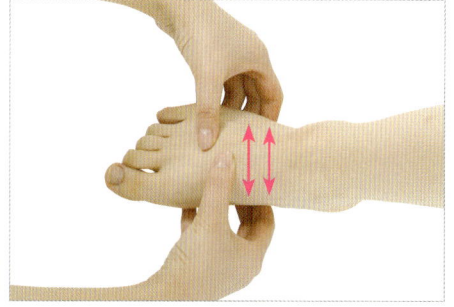

복부 반사 부위 손바닥의 중앙 아래쪽이 복부였던 것처럼 발도 같은 위치가 복부가 됩니다. 손가락으로 부드럽게 쓸어내리거나 돌리듯이 마사지합니다.

횡격막 부위 횡격막은 발등의 중앙 부근, 가장 높이 솟아오른 부분에 해당됩니다. 여기를 옆으로 가로지르며 마사지합니다. 이 부위 마사지는 딸꾹질에도 뛰어난 효과가 있습니다.

태아를 되돌리기 좋은 자세

낮은 고양이 자세

1 바닥에 엎드려 기어가는 자세를 취합니다.

2 양손을 50cm 정도 앞으로 두고 숨을 내쉬며 얼굴과 가슴을 아래로 내립니다. 이마를 먼저 바닥으로 내리고 잘 되면 턱, 가슴 순으로 내립니다.
처음에는 10초 정도 자세를 유지하고, 서서히 1분 정도 유지하는 훈련을 합니다.

3 제자리로 돌아올 때는 역순으로 몸을 약간 위로 올린 다음 한 손씩 당기며 일어납니다.
2~3회 실시합니다.

☆이 동작은 뒤로 빠진 흉추를 적극적으로 교정해 주는 운동입니다. 가슴을 열리게 하여 흉곽이 함몰된 것을 교정하고, 심장과 폐의 기능을 향상시켜 가슴 답답함과 울혈(혈행의 정체)을 해소시킵니다.

※이 자세는 흉추를 교정할 뿐만 아니라 자궁의 공간을 확보하는 데도 도움이 되니 매일 꾸준히 실천하세요.

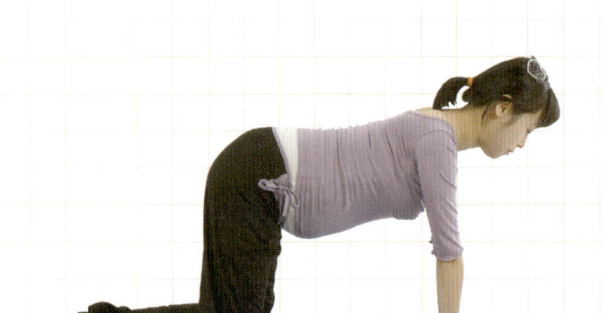

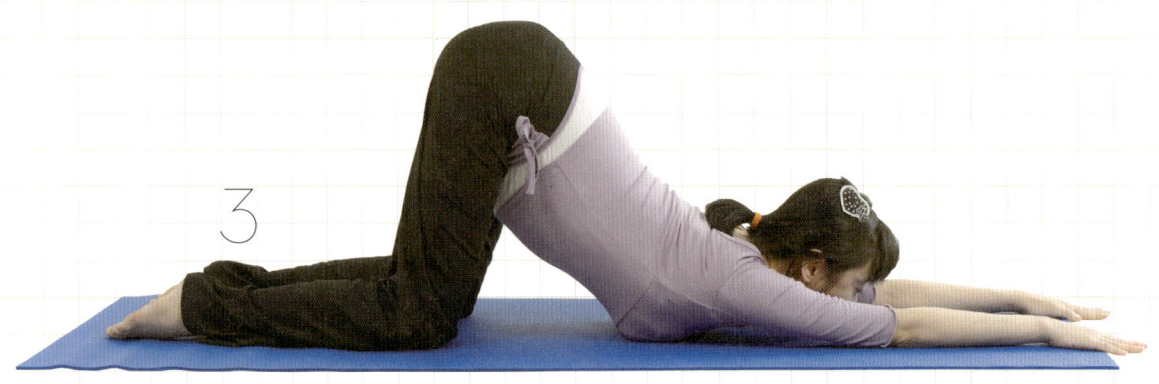

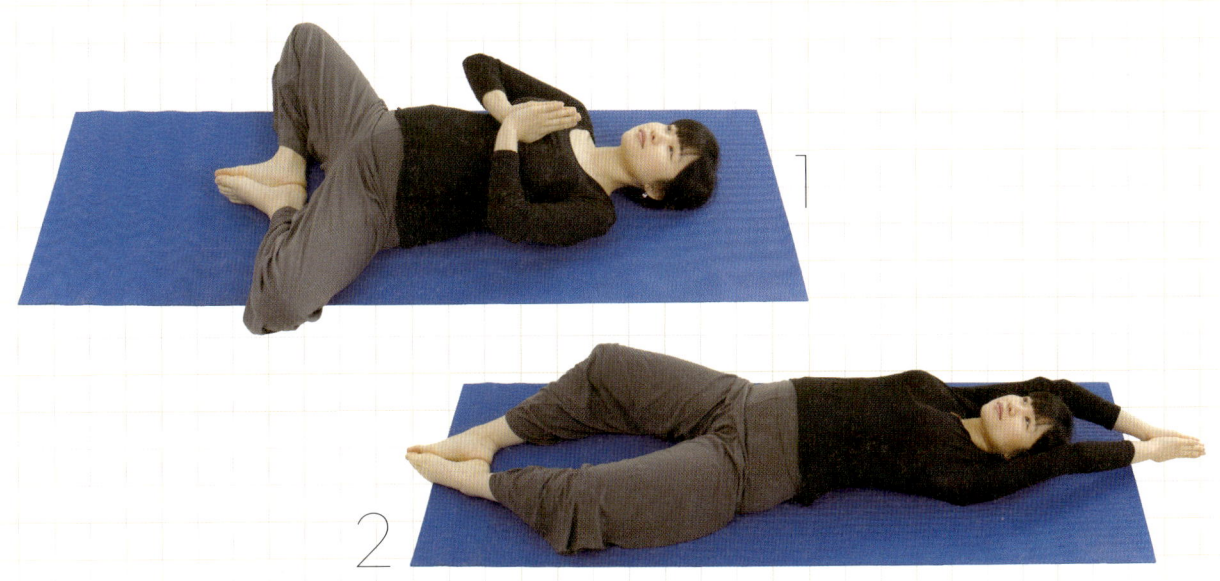

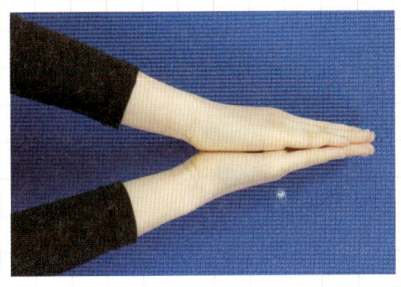 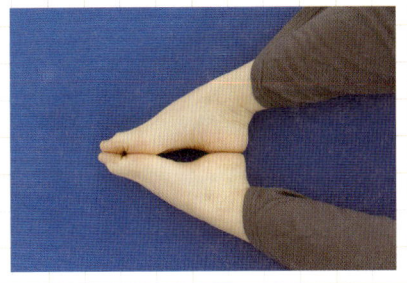

합장 합척 자세

1 바르게 누워 양손을 가슴 앞에서 합장하고, 무릎을 구부려 양발을 붙입니다.
2 숨을 내쉬며 동시에 양손은 머리 위로 뻗고, 양발은 아래로 뻗습니다. 이때 손바닥은 약간 벌어지더라도 손가락이 떨어지지 않게 합니다. 30회에서 60회 정도 자신의 역량에 맞게 속도를 조절해서 실시합니다.

☆이 자세를 취할 때 무릎을 다 펼 경우 발바닥은 떨어지게 됩니다. 발바닥을 떨어지지 않게 하면 무릎은 덜 펴집니다. 두 가지 운동은 효과가 다른데, 유연성을 바탕으로 뻗는 운동을 하고 싶다면 무릎을 다 펴고 발바닥을 떨어뜨립니다. 교정과 골반의 근력 강화를 목표로 한다면 발바닥을 붙이고 무릎은 덜 펴는 것이 좋습니다.

이 자세는 임신부 체조 중 고양이 자세와 함께 가장 많이 알려진 자세로 특히 손바닥과 발바닥을 붙이고 하는 것이 중요합니다. 발을 뻗을 때 발바닥을 떨어뜨리면 골반을 조이는 근력이 풀려 골반이 느슨해지게 되어 골반 교정 효과가 크게 줄어듭니다. 근력의 좌우 균형에 의해 골반을 교정하는 동작이니 정확한 자세로 실시합니다.

Note

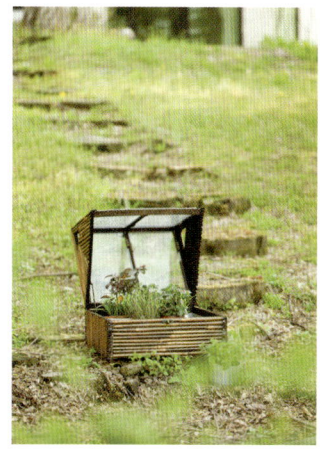

※ 계획이나 할 일, 필요한 정보를 담을 수 있도록 비워둔 페이지입니다.

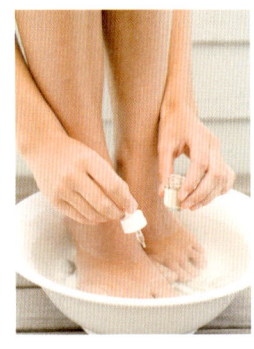

다리가 붓고 아파요

임신부는 호르몬의 변화와 체액의 정체로 하지가 부어 긴장과 통증을 느끼기 쉽습니다. 특히 정맥의 순환 장애로 생기는 부종이 많아 정맥 마사지를 통해 다리의 근육을 풀고 혈액 순환을 도와야 합니다.

임신부의 허리가 뒤로 젖혀지면서 생기는 근육의 긴장도 하지 순환에 영향을 미칩니다. 이 경우 허리의 긴장을 해소하는 체조와 정맥 마사지를 함께 하면 효과는 배가됩니다.

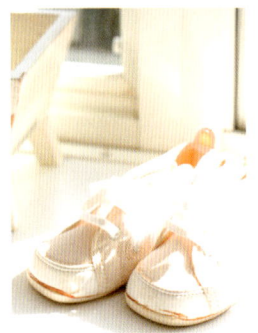

정체된 체액을 순환시키는 정맥 마사지

1 손으로 발을 감싸 쥐고 발끝에서 발뒤꿈치 방향으로 혈액을 쓸어 내립니다.
2 발가락에서 발등을 거쳐 발목으로 혈액을 쓸어 올립니다.
3 양쪽 복사뼈를 돌리며 마사지합니다.
4 종아리를 아래에서 무릎 뒤의 오금 쪽으로 쓸어 올립니다. 빠르게 하기보다는 충분히 근육을 풀어주면서 천천히 실시합니다.
5 종아리를 옆으로 펼치며 근육을 풀어줍니다.
6 다리의 옆면을 대각선 방향으로 쓸어 올립니다. 밑에서부터 반복하며 올라갑니다.
7 무릎의 위아래 부분을 돌리며 마사지합니다.
8 무릎 위 근육을 돌리면서 풀어줍니다.

☆이 마사지의 포인트는 다리를 아래쪽에서 위로 올리면서 한다는 점입니다. 즉 정맥의 피가 심장으로 잘 돌아가도록 아래에서 위로 올려주는 것입니다. 단, 지나치게 허기가 지거나 소화 기관에 혈액이 많이 몰리는 식사 직후에는 마사지를 삼갑니다.

이 마사지를 할 경우 로션이나 마사지 오일을 사용하여 피부의 자극을 줄입니다. 그렇지 않은 경우 피부의 마찰열이 증가하여 불쾌감을 주거나 피부 표면을 손상시킬 수 있습니다. 로션은 천연 로션을 사용하고, 마사지 오일은 앞 장에서 소개한 아로마 베이스 오일을 사용합니다. 오일을 사용한 후에는 발바닥이 미끄러우니 넘어지지 않도록 주의하기 바랍니다.

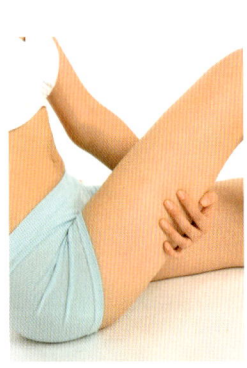

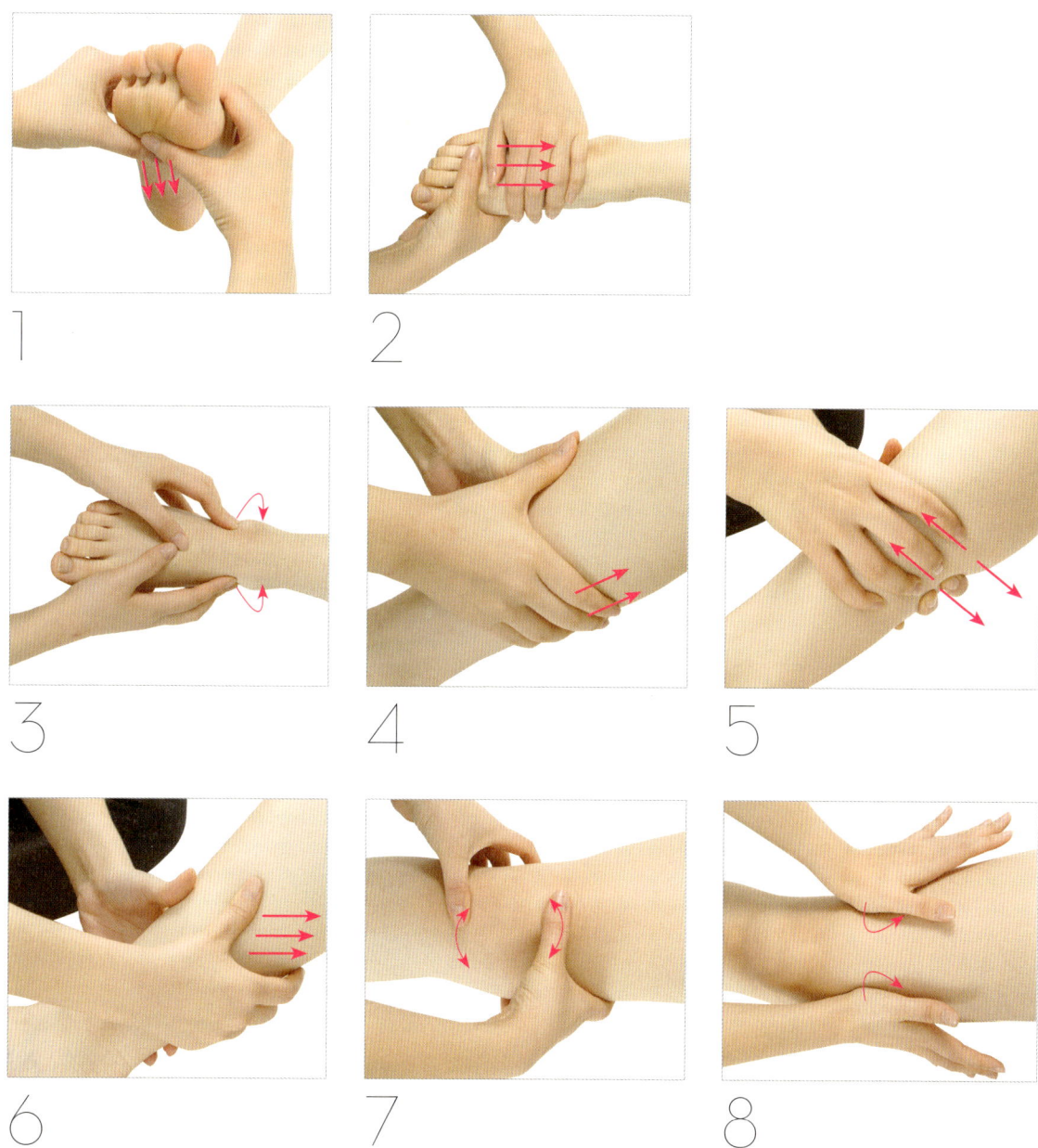

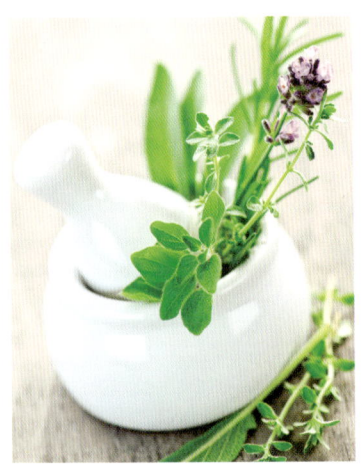
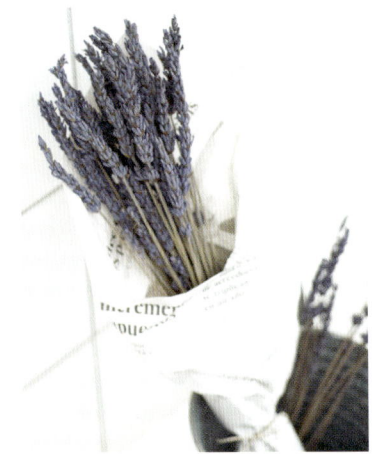
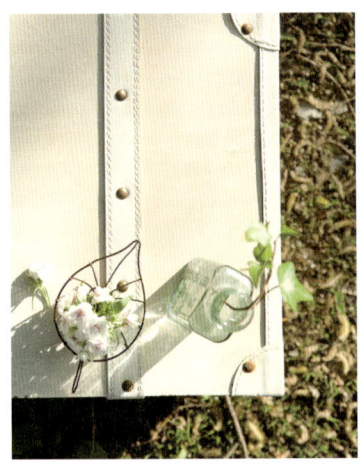
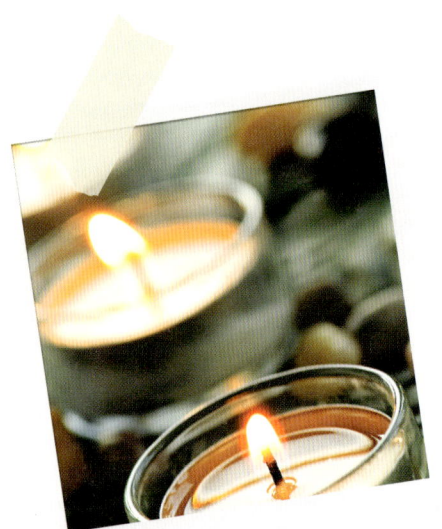
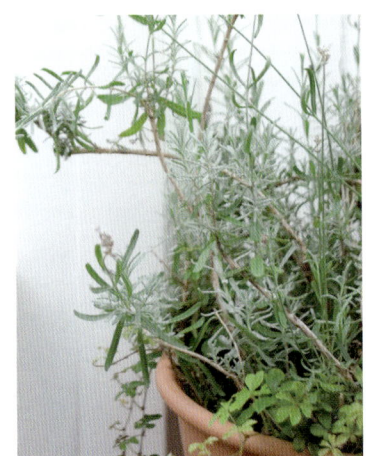

solution for green mama

아로마 에센셜 오일 레시피

발 마사지 레시피

호호바 오일 50ml+제라늄 오일 3방울+그레이프프루트 오일 2방울

족욕 레시피

제라늄 오일 2방울+그레이프프루트 오일 2방울+스위트오렌지 오일 2방울+솔루블라이저(유화제) 6~12방울
에센셜 오일은 물에 용해되지 않아 피부에 자극을 줄 수 있으므로 유화제인 솔루블라이저나 우유, 소금 등과 미리 섞은 후 사용해야 합니다.

귀 마사지

부종에는 발 마사지가 효과적이지만 배가 많이 부른 임신부는 직접 하기 어렵습니다. 이때 귀의 자극점 중 하지와 척추에 대응하는 부위를 마사지하여 풀어주는 것이 좋습니다.

1 하지(다리, 골반) 해당 부위 → 척추(요추) 해당 부위 → 기타 긴장된 부위 순서로, 아프지 않게 부드럽게 쓸어 주거나 꼭꼭 눌러 마사지합니다.

2 압봉이나 경혈 패치를 허리, 다리, 골반, 종아리, 신장, 심장의 해당 부위에 3~4시간 붙입니다.

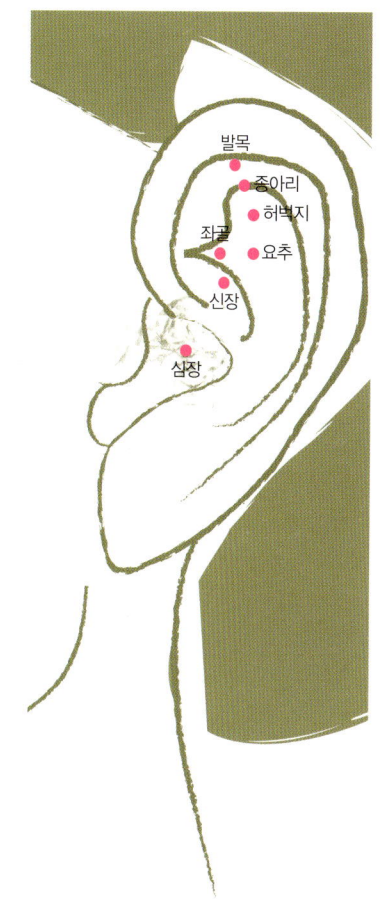

부종과 다리 통증에 좋은 동작

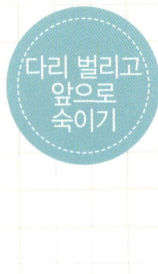

다리 벌리고 앞으로 숙이기

1 허리를 곧게 세워 바닥에 앉은 뒤, 양다리를 뻗고 양발의 간격은 어깨 너비로 벌립니다. 양손은 허벅지 위에 올립니다.
2 숨을 내쉬며 몸을 천천히 앞으로 숙입니다.
3 숨을 들이쉬며 제자리로 돌아옵니다.
☆이 동작을 연속해서 할 경우 처음 1~2회는 약하게 하고 그다음 1~2회는 조금 더 많이 몸을 숙입니다. 이 동작은 다리의 순환을 도와주며 경직을 풀어주는 효과도 뛰어납니다. 동작이 잘 되는 사람은 손바닥으로 발바닥을 덮는 자세를 시도해 보세요.

1

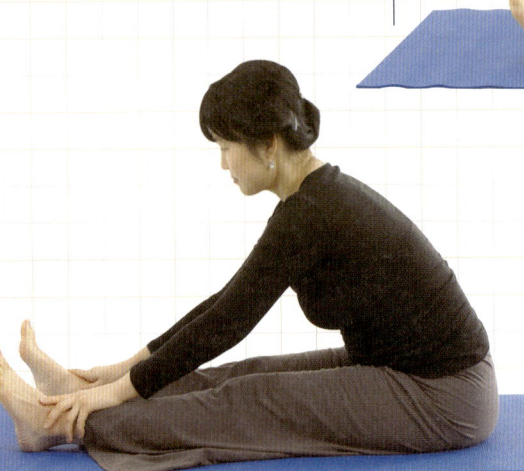

2

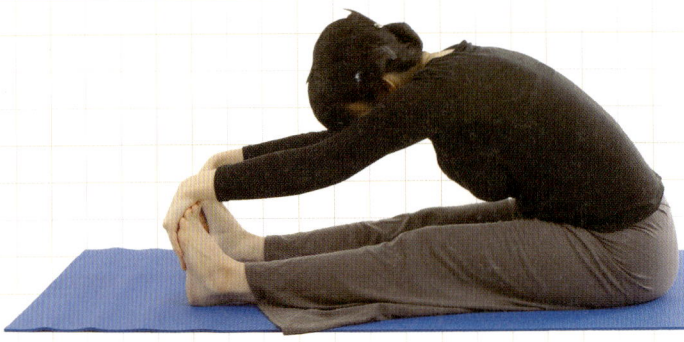

3

역전 자세

1 벽에 베개 모양의 쿠션을 놓은 다음 엉덩이를 올리고 앉습니다.
2 엉덩이를 쿠션에 붙인 채로 옆으로 돌아누우며 다리를 벽에 수직으로 기댑니다.
3 복부 대동맥의 순환에 지장이 없는 범위에서 3분 정도 자세를 유지합니다.
4 동작이 끝나면 편안한 자세로 누워 휴식을 취한 후 서서히 일어납니다.
☆ 옆으로 돌아눕는 것이 힘들면 누운 상태에서 엉덩이를 쿠션에 올리며 다리를 벽에 기댑니다.

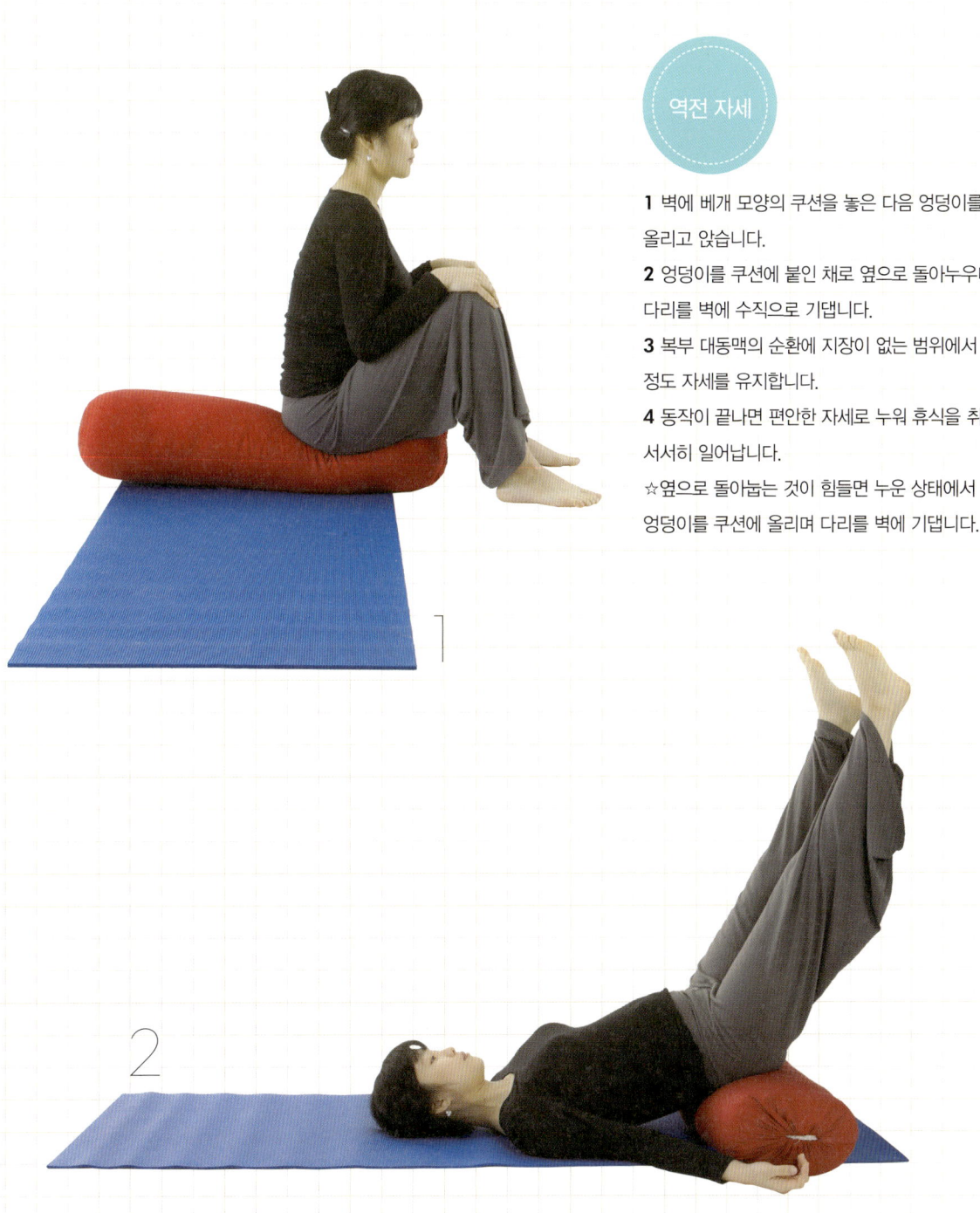

입덧이 심해요

임신부가 겪는 어려움 중 가장 흔하면서 힘든 것이 입덧입니다. 입덧의 정확한 원인은 밝혀지지 않았지만 몇 가지 행동 요법으로 증상을 많이 완화시킬 수 있습니다.

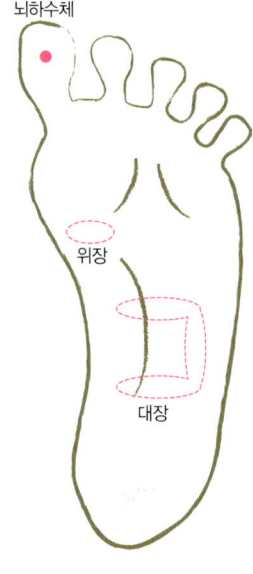

입덧에 효과적인 발 마사지

다리 부종에 좋은 정맥 마사지를 실시해 몸을 이완시킨 뒤 발에 위치한 위장, 대장, 횡격막, 뇌하수체 반사 부위를 부드럽게 자극합니다.
☆임신부들이 간혹 공원에서 발을 지압하는 모습을 볼 수 있는데, 공원의 자갈돌이나 지압 판은 임신부에게 자극이 심하므로 삼가는 것이 좋습니다.
☆ 횡경막은 발등의 중간 부위를 가로로 마사지합니다.

아로마 향기 레시피

진저 오일 1방울과 라벤더 오일 1방울을 아로마 램프에 떨어뜨려 20~30분간 발향합니다. 공기 중에 산포된 정유 성분이 호흡을 통해 서서히 흡입되어 입덧을 완화시켜줍니다. 장시간의 발향은 부담이 될 수 있으니 정해진 시간을 꼭 지킵니다.

귀 마사지

부종과 마찬가지로 입덧에 좋은 반사 부위를 부드럽게 누르며 마사지합니다.

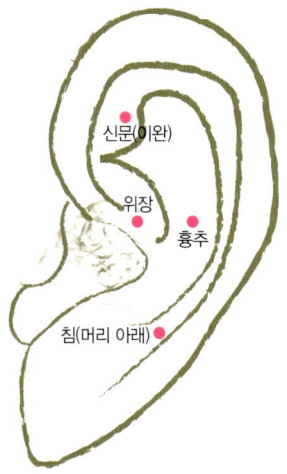

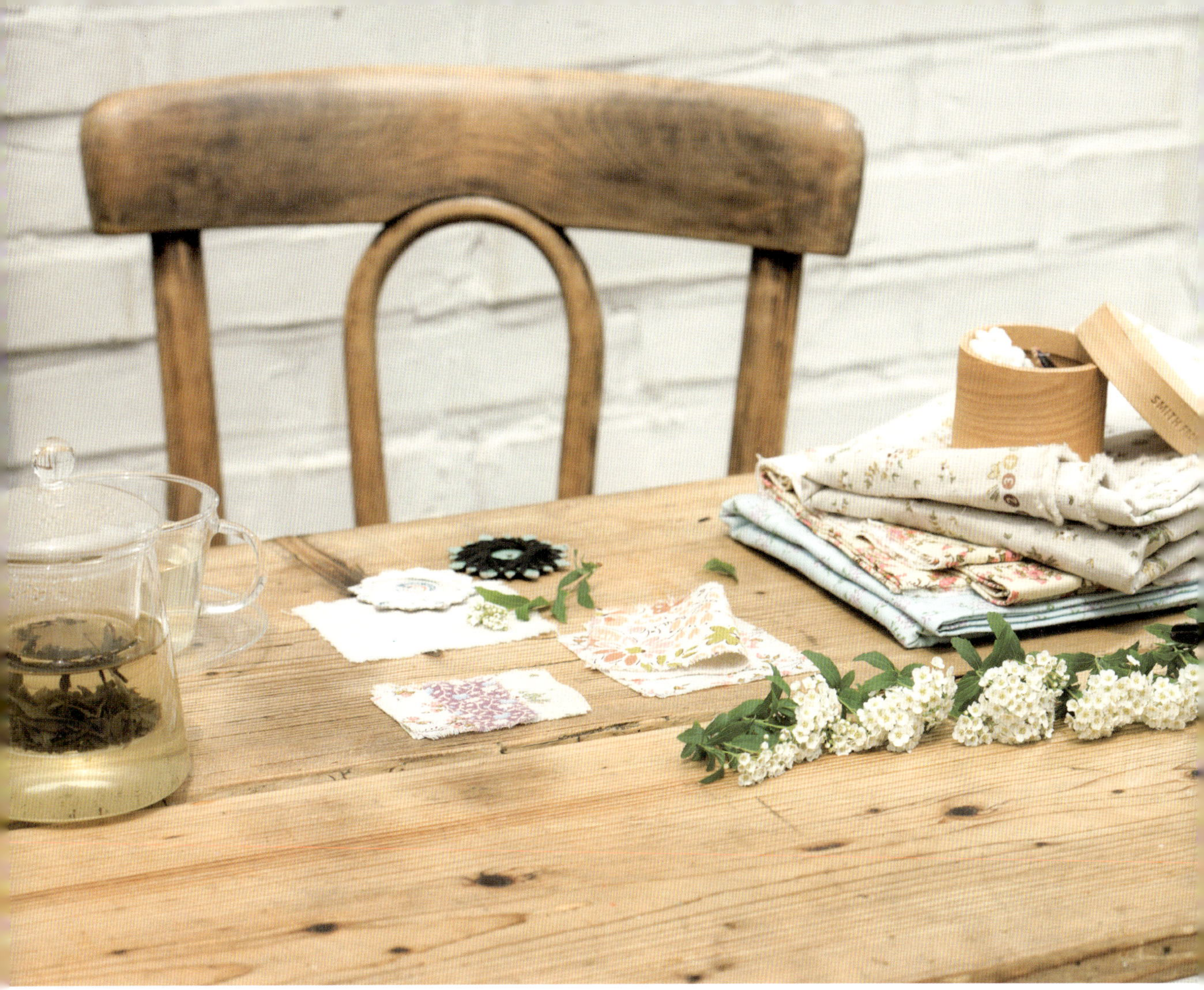

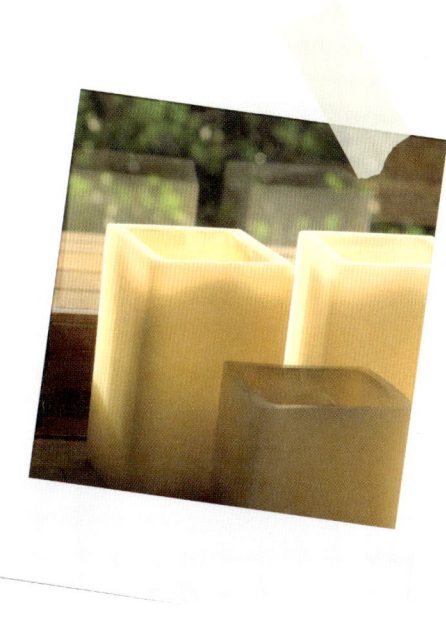

입덧에 좋은 동작

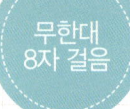
무한대
8자 걸음

1 바닥에 엎드려 양발과 양팔을 뻗은 상태에서 기어가는 자세를 취합니다.
2 가능한 한 무릎을 펴고 네발짐승처럼 걸으면서 팔자(8)를 그립니다. 오른손과 왼발이, 왼손과 오른발이 함께 나갑니다.
3 15~20분 정도 실시하며 힘이 들면 중간에 쉬어가며 합니다.
☆바닥에 무한대(∞) 모양을 그리는 8자 걸음을 하면 척추의 모양이 네 발로 걷는 동물처럼 옆으로 물결치듯이 움직이게 됩니다.
사람의 직립 보행은 척추의 움직임이 거의 없지만 네 발로 걷는 동물은 척추가 옆으로 물결치듯이 움직입니다. 척추가 옆으로 움직이면 척추에서 나가는 신경의 흐름과 주변 장기의 움직임이 좋아지며 척추의 유연성이 증가해 주변 근육을 푸는 데 큰 효과가 있습니다. 이를 통해 위장을 비롯한 소화기의 움직임이 안정되면서 입덧 완화 효과를 얻을 수 있습니다.
만약 무한대 8자 걸음이 어려운 사람은 무릎을 바닥에 대고 걷는 방법으로 실시합니다.
이 경우 반드시 무릎 보호대를 장착하거나 부드러운 바닥에서 실시해야 합니다.

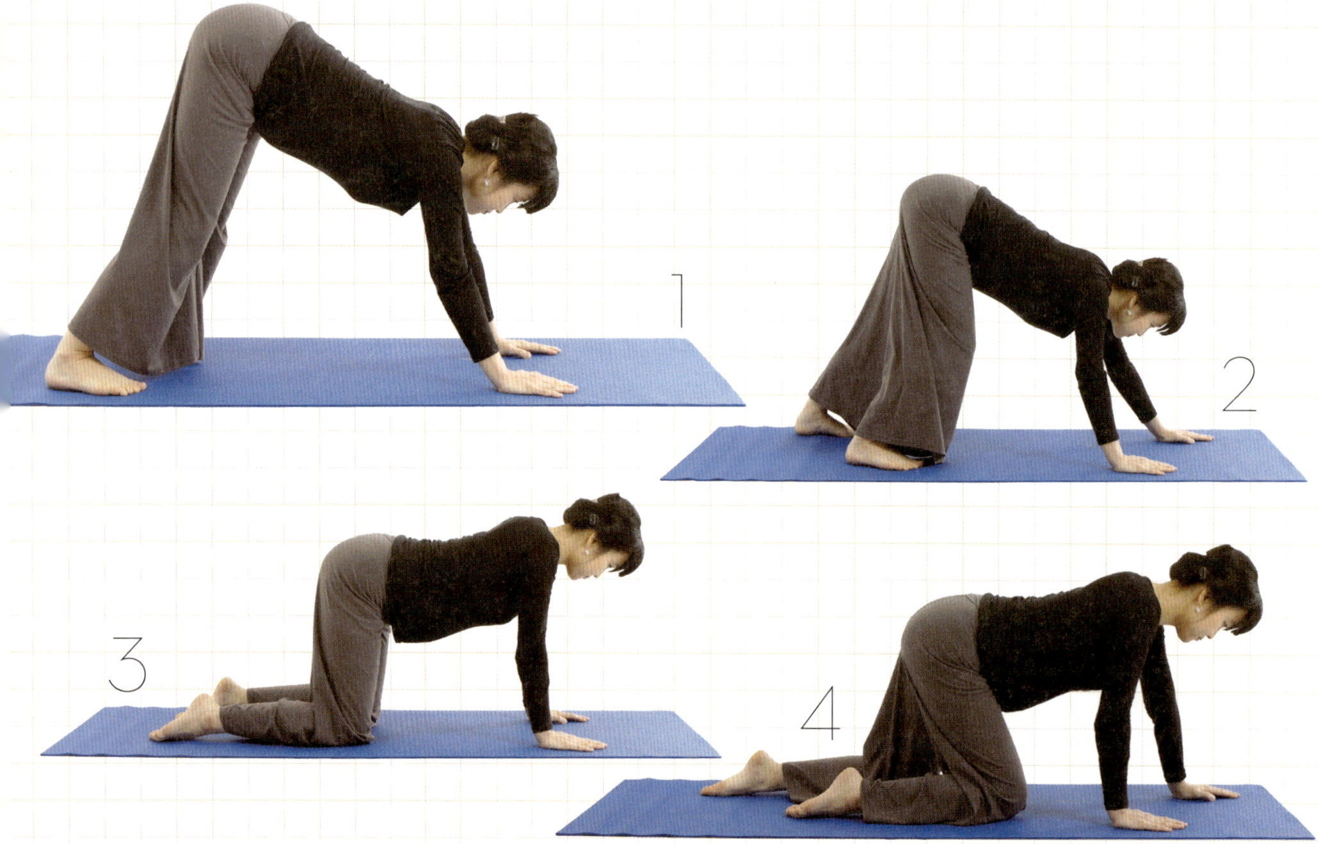

Note

※ 계획이나 할 일, 필요한 정보를 담을 수 있도록 비워둔 페이지입니다.

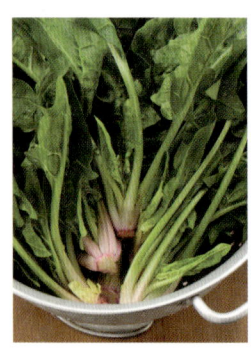

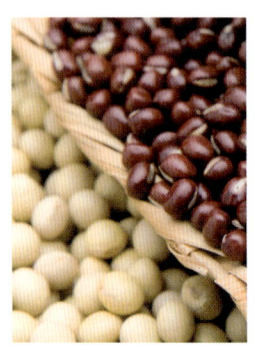

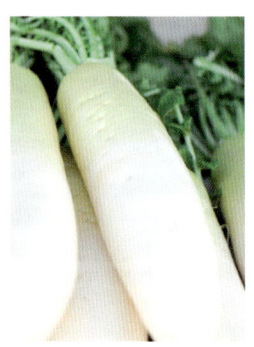

식이 요법으로 체질 바꿔 입덧 완화하기 인체가 정상으로 활동하기 위해서는 체액이 약알칼리성으로 유지되어야 합니다. 그래서 우리 몸은 체액이 산성으로 변화되려 할 때 항상성을 발휘해 체액의 균형을 맞추기 위해 노력합니다. 뼈나 치아의 칼슘을 뽑아 혈액 속으로 넣거나, 구토를 해서 강력한 산성을 띠고 있는 위액을 배출해 단시간에 산성으로 기운 체액을 조절하는 것 등이 이에 해당합니다. 입덧 역시 산성화된 체액의 균형을 맞추기 위해 구토를 동반합니다.

체액을 산성화로 만드는 음식엔 육류, 어패류, 술, 일부 곡류 등이 있는데, 이러한 음식을 많이 먹게 되면 뼈나 치아가 약해지고 입덧도 심해집니다. 칼슘을 많이 필요로 하는 임신부에겐 더욱 해로울 수밖에 없지요. 만약 이러한 식생활을 즐겨 하는 임신부의 경우 식이 요법을 통해 체질을 바꾸면 입덧 완화 효과를 볼 수 있습니다. 단, 입덧이 아주 심한 경우라면 속이 불편해서 채소나 과일도 편하게 먹지 못하니 식이 요법도 힘듭니다. 이럴 때는 입덧 완화 발 마사지나 동작에 좀 더 중점을 두길 바랍니다.

채소와 과일 산성 식품 자체가 나쁜 것이 아니라 산성 식품을 편중해서 먹는 것이 문제입니다. 채소와 과일은 대부분 알칼리성 식품이기 때문에 몸의 산성화를 막는 효과가 있습니다. 콩, 무, 호박, 시금치, 감자, 양배추 등이 대표적인 알칼리성 식품입니다.

채소 효소나 매실 효소 발효 식품은 소화 흡수가 잘 됩니다. 또한 유산균이 풍부하므로 소화 계통이 불편한 임신부에게 좋은 식품입니다. 비타민과 미네랄도 풍부해 체내의 균형을 맞추는 데도 한몫하지요. 발효 식품 중 채소 효소나 매실 효소는 특히 맛도 좋아서 비위가 약한 임신부들도 어려움 없이 먹을 수 있습니다. 이들 효소는 건강식품 코너나 유기농 매장에 가면 쉽게 구입할 수 있습니다. 기호에 따라 원액에 물을 3~5배 정도 타서 마시면 됩니다.

분만에 대한 걱정 때문에 예민해져요

분만실에 갈 때는 상황에 맞는 아로마 오일을 준비하세요. 긴장과 통증을 푸는 오일은 진통이 시작할 때 사용하고, 자궁의 수축을 도와 분만을 촉진하는 오일은 분만에 임박했을 때 복부 마사지에 사용하면 됩니다.

긴장을 완화하고 통증을 줄이는 아로마 오일
베이스 오일 30ml + 재스민, 로즈, 라벤더, 네로리 오일 각각 2방울

자궁 수축에 좋은 아로마 오일
호호바 오일 30ml + 클라리세이지 6방울, 로즈 혹은 네로리 오일 3방울
☆분만 당일에는 클라리세이지를 사용하지만 임신 기간에는 사용하지 않습니다.

분만을 돕는 혈 자리
분만실에 들어가기 전 아래의 혈 자리에 경혈 패치나 압봉을 붙이거나 손으로 눌러줍니다.

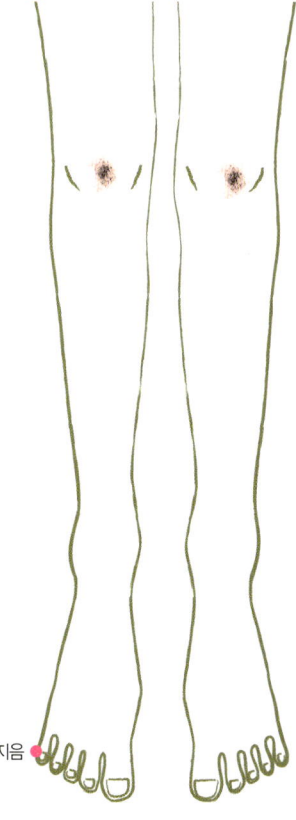

지음

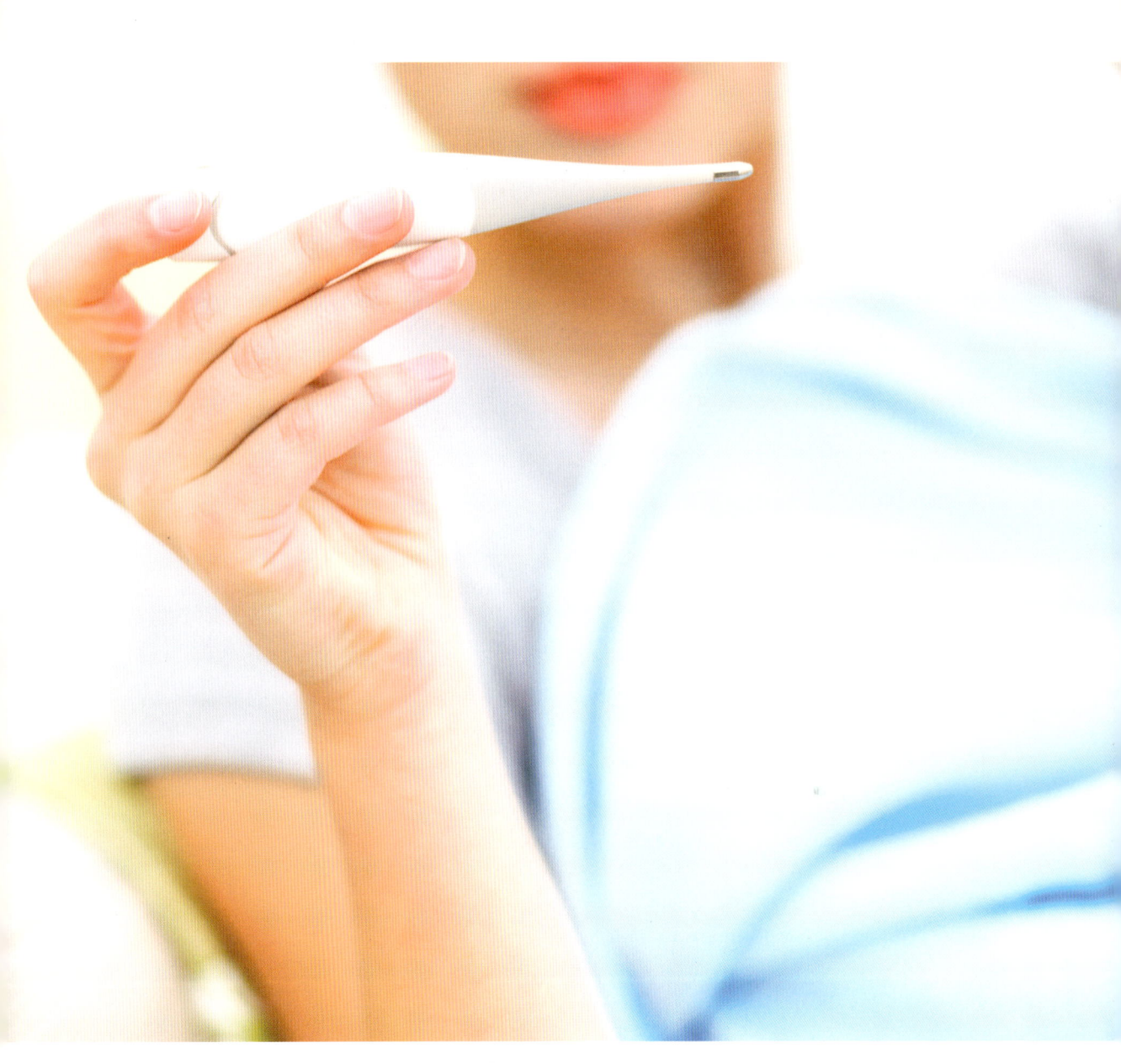

PART 3

툭하면 열이 오르는 불규칙한 체온에 대한 해결법 임신부의 열 관리

열이 많아지는 것은 당연한 이치

평소 임신에 대한 준비가 철저했던 아내도 한여름 더위는 힘들어하는 것 같았습니다. 그런 아내의 모습을 지켜보며 안쓰럽기도 했지만 한편 이런 생각이 들기도 했습니다. 임신부에게 열이 많은 것은 당연한 이치 아닐까? 하는 생각 말입니다. 우리는 보통 사랑하는 사람을 생각하면 마음이 따뜻해지고 몸이 훈훈해지는 것을 느끼게 됩니다. 더군다나 막 사랑이 시작될 때는 가슴이 두근거리고 얼굴에 열이 나며 심장 박동이 빨라지는 것처럼, 아기와의 새로운 만남을 기다리며 두근거림과 애정을 가장 크게 느끼는 임신부가 열이 많은 것은 자연스러운 현상이라고 봅니다.

자연을 돌아봐도 알 수 있습니다. 따뜻해지기 시작하는 봄부터 생명이 움트고, 뜨거운 여름이 되면 온 산과 들이 녹음으로 짙게 채워지듯, 태아가 엄마 뱃속을 가득 채우며 성장하기 위해서는 따뜻한 열이 많이 필요할 겁니다. 따뜻한 사랑이 충만해야 할 겁니다. 그로 인해 엄마가 되는 과정은 뜨겁고 고달프겠지만 아기는 따뜻한 엄마 뱃속에서 행복함을 느낄 거라 확신합니다.

문제라고 생각했던 열도 이렇게 의미를 되새기니 다르게 느껴지지 않나요? 건강을 다스리는 요법도 내 아이를 위해 한다고 생각하면 귀찮기보다는 즐겁고 행복한 준비가 될 수 있습니다.

이번 장에서는 임신부를 불편하게 하는 다양한 열감을 다스리는 방법에 대해 이야기하려 합니다. 행복한 마음으로 열을 잘 다스리고, 아기에 대한 사랑도 더욱 높이시길 바랍니다.

평상시 열감을 많이 느끼는 경우

임신부는 혈액량이 늘어나 심장의 부담이 증가하며, 그로 인해 평소보다 열감을 많이 느끼게 됩니다. 더군다나 아기를 성장시키기 위한 열도 필요하므로 이중의 열 부담을 안게 되지요. 이 열을 다스리지 못하고, 자꾸 차가운 음식으로 해결하려 하면 그로 인해 복부가 차가워져 엄마와 태아의 건강에 나쁜 영향을 줍니다.

열감을 개선하고 인체의 온도 조절을 정상화하는 데 도움을 주는 것이 족욕과 반신욕입니다. 족욕과 반신욕은 전신욕과 달리 몸의 아래쪽을 따뜻하게 하는 방법입니다.

열감이 지나치게 형성되는 곳은 주로 상체입니다. 아래쪽으로 열을 유도하여 배와 발이 따뜻해지면 열이 위로 뻗치는 느낌이 줄어 안정적이 됩니다. 또한 약간의 땀이 남으로써 열이 바깥으로 빠져나가는 효과도 유도할 수 있습니다.

평소 반신욕을 할 때 심장에 부담을 느꼈던 임신부는 처음에는 족욕부터 실시한 뒤 족욕에 익숙해지면 반신욕을 합니다. 이때도 입욕제를 적절히 선택하면 심장의 부담을 줄여줘 편안하게 반신욕을 즐길 수 있습니다.

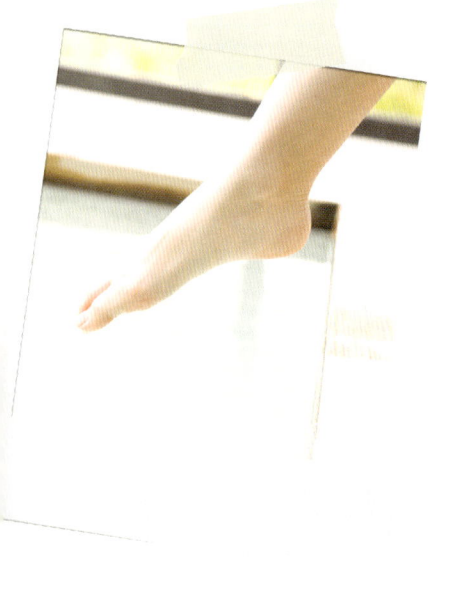

천연 입욕제

천일염 천일염은 열을 끌어내리는 작용과 해독 작용이 뛰어나 족욕이나 반신욕을 할 때 입욕제로 이용하면 신체를 정화하고 열감을 낮추는 효과를 볼 수 있습니다. 소금의 삼투압 작용과 열을 흡수하는 효능에 의해 반신욕 효과는 2~3배로 증가합니다.

족욕 시에는 커피 잔으로 한 잔(180g), 반신욕 시에는 우유 잔으로 세 잔 분량(900g)의 소금을 탑니다. 가끔 소금에 민감한 피부 반응을 보이는 사람이 있으니 먼저 연한 농도로 족욕을 해본 뒤 반신욕을 실시합니다.

천일염+다시마 해조류의 끈적끈적한 성분(알긴산)은 피부 보호막과 같은 역할을 하는데, 소금과 함께 사용하면 열을 해소하는 기능이 더욱 증가됩니다.

총량은 위와 동일하게 하는데, 소금과 다시마의 비율은 5 : 1~10 : 1로 배합합니다.

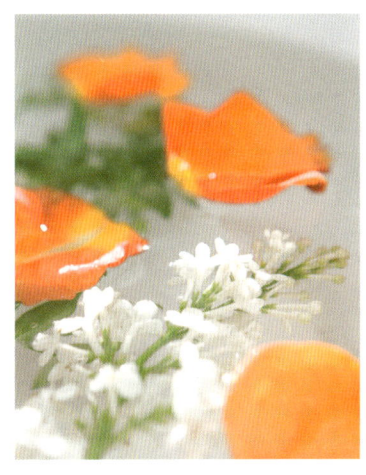 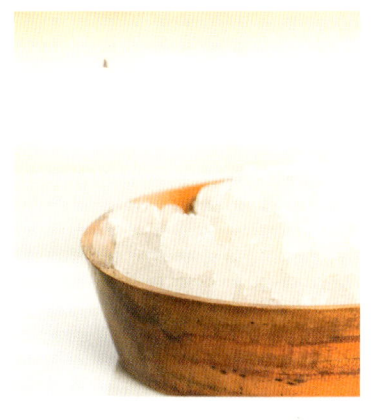 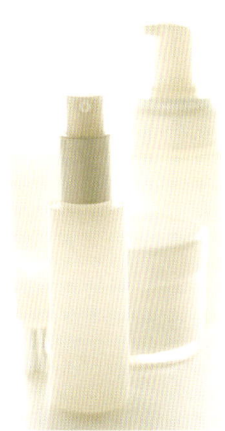

족욕기를 이용한 족욕 족욕기를 이용할 경우 물의 온도는 체온보다 조금 높은 온도에서 시작합니다. 체온이 36.5℃이므로 약 38~39℃ 정도에서 시작합니다. 시간은 20분 전후로 하되, 정해진 시간보다 신체의 부담이 없는 선에서 자신에게 맞게 실시합니다. 보통 20분 전후로 족욕을 하면 약간 땀이 나는데, 몸에 냉기가 많거나 자율 신경의 균형이 맞지 않는 사람은 땀이 잘 안 날 수도 있습니다. 그렇다 해도 장시간 족욕을 하지는 마세요. 그러한 증세는 족욕을 꾸준히 하면 서서히 개선됩니다. 따뜻한 차를 마시면서 족욕을 하는 것도 땀을 내는 방법이 될 수 있습니다.

세숫대야를 이용한 족욕 세숫대야에 따뜻한 물을 붓고 소파나 의자에 앉아 발을 담급니다. 물이 식으면 전기 포트나 주전자를 이용해 뜨거운 물을 조금씩 추가하며 온도를 유지합니다.

반신욕 임신부는 일반적인 반신욕 방법을 따르되 물의 온도가 너무 높지 않게 합니다. 체온보다 약간 높은 38~39℃ 정도가 좋습니다. 대중목욕탕을 이용할 경우 다른 사람이 이미 반신욕을 반복한 탕에는 들어가지 않습니다. 물이 탁해졌고 인체의 노폐물이 빠져나온 곳이므로 연속하여 들어가는 것은 건강에도 좋지 않습니다.

감기로 열이 오른 경우

임신부가 어려움을 겪는 증상 중 하나가 감기입니다. 감기로 열이 날 때 해열제나 감기약을 쓰기 곤란하기 때문입니다. 평소 감기에 걸리지 않으려면 '임신 전 준비'에서 얘기했던 면역력 강화와 열 관리를 꾸준히 해야 하지만 만약 감기에 걸렸을 경우에는 의사의 진료를 받으며 아래의 자연 요법을 실시하세요.

감기에 좋은 혈 자리 자극

귀 반응 부위 자극

귀에 자극을 주는 것, 즉 이침(耳鍼)은 임신부가 무리하지 않고 사용할 수 있는 요법 중 하나입니다. 임신부는 침 대신 압봉이나 경혈 패치를 사용해 귀에 자극을 주는데, 자궁과 같이 아기와 직접 연관된 자리는 피해서 자극을 줍니다.

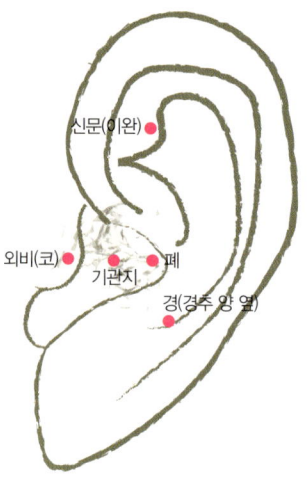

경혈 자극

열 감기 처방(200쪽)을 기본으로 하되, 편도선이나 목이 부었을 때는 아래의 경혈에도 패치 등을 붙여줍니다.

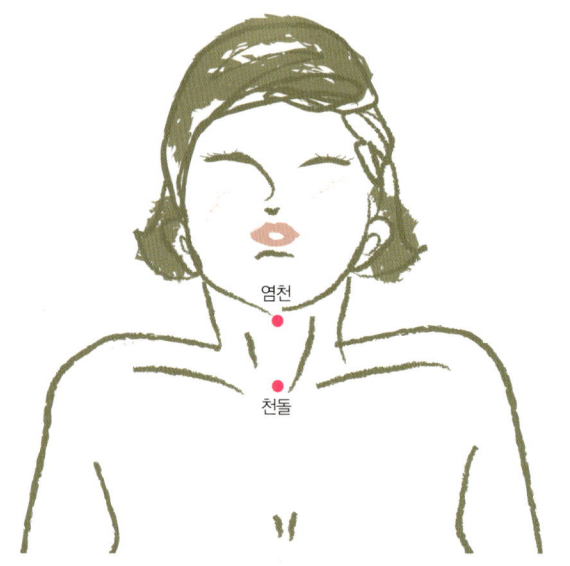

감기에 좋은 자연 요법

소금(족욕 200g, 반신욕 900g)+생강 분말 2티스푼+유기농 귤껍질 2개
가벼운 땀이 날 정도로 족욕이나 반신욕을 실시합니다. 약간의 땀을 흘려주는 것은 감기의 원인이 되는 냉기를 제거하고, 가벼운 열도 잡을 수 있으므로 초기 감기에 효과적입니다.
생강과 귤껍질은 냉기를 풀어줍니다. 특히 생강은 해독력이 좋고 성질이 따뜻해 감기에 효율적인 식품이죠. 생강은 양념용으로 분말해 놓은 것을 사용하거나 끓여서 사용합니다. 생강 대신 겨자 분말을 사용해도 좋습니다.
☆생강과 겨자 분말의 양은 개인의 피부 타입에 따라 조금씩 넣어보고 양을 늘리세요.

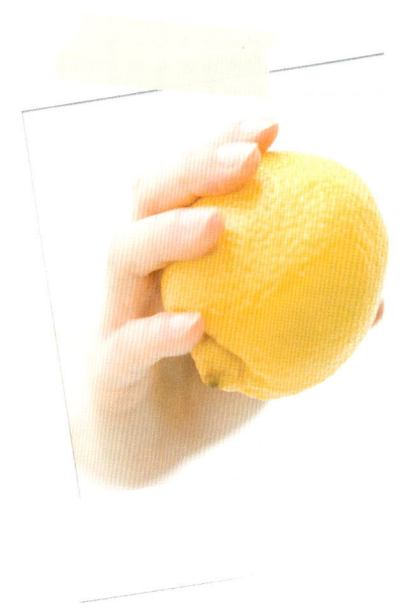

보조 식품

생강+죽염+감초차 생강 1 : 죽염(입맛에 맞는 적당량) : 감초 1
생강, 감초, 죽염은 모두 해독에 좋고 냉기를 풀어줍니다. 거악생신(去惡生新), 즉 나쁜 것을 없애고 새로운 것으로 거듭나게 돕는 약초와 식품들이죠. 세 가지가 다 해독에 좋지만 작용하는 방식은 다릅니다. 생강은 폐와 몸에 맺힌 냉기를 발산시켜 몸을 따뜻하게 만들고(金), 감초는 한쪽으로 치우쳐 불안정한 성질을 품어서 안정적으로 중화시키는 해독 작용을 합니다(土). 죽염은 오행을 고루 갖춘 소금입니다. 수(水)의 기운을 바탕으로 하고 있으므로 화독을 제거하는 데 뛰어난 작용을 합니다. 이렇게 금과 토와 수의 대표적 해독 작용을 하나로 조화시켜 먹는 것이 '생강죽염감초차'입니다. 감초가 없을 때는 생강죽염차로 마셔도 좋습니다. 생강을 끓이기 힘들 경우 양념용 분말이나 동결 건조시킨 것을 이용하면 편리합니다.

황태국+죽염+대파, 무, 생강 양념을 많이 추가 죽염이나 죽염차가 입맛에 맞지 않아 따로 먹기 힘들 때는 해독에 좋은 황태국에 양념으로 넣어 먹으면 좋습니다. 여기에 들어가는 대파와 무, 생강은 감기의 냉기나 맺힌 기운을 푸는 데 좋은 식자재이므로 죽염과 함께 높은 효과를 나타냅니다.

천연 성분을 함유한 종합 영양제+비타민 C 감기에 비타민이 좋다는 것은 널리 알려진 사실입니다. 비타민을 차로 섭취한다면 감잎차를 추천하며, 영양제와 비타민을 약으로 섭취할 경우 천연으로 된 것을 선택합니다. 비타민 C와 종합 영양제를 함께 먹어도 좋고, 비타민 C만 충분히 섭취해도 좋습니다. 단, 제조 과정이 불분명하거나 미덥지 못한 경우는 천연이라 하더라도 섭취하지 않습니다.

더위로 인해 열이 오른 경우

몸이 무겁고 열감을 강하게 느끼는 임신부에게 여름은 견디기 힘든 계절입니다. 찬 음료나 에어컨에 의존하여 더위를 해소하다 보면 자칫 몸의 내부가 더 냉해지고, 상대적으로 피부 표면과 머리로 열이 몰려 열감은 더 심해질 수 있습니다. 이때는 신체 내부를 차게 하는 음식을 삼가며, 더위를 효과적으로 다스리는 요법을 병행하는 것이 좋습니다.

소금물 샤워 샤워를 한 뒤 마지막 마무리를 소금물로 하고, 그대로 몸을 말리거나 살짝 닦아주면 남아 있는 소금기가 피부 표면의 열기를 해소해 줍니다. 바닷물로 샤워를 하고 씻지 않으면 피부에 하얗게 소금이 피고 찝찝하지만, 엷은 농도의 소금물로 헹굴 경우 그런 불편함은 없습니다. 소금은 천일염이나 죽염을 사용하며, 농도는 세숫대야에 커피 잔으로 1/2 정도 넣으면 적당합니다.

따뜻한 차 여름은 외부의 온도가 뜨겁기 때문에 피부 표면과 머리 위쪽이 더워집니다. 이로 인해 복부와 하체 쪽은 상대적으로 냉해지는데, 임신부의 경우 이런 현상이 더 심하게 나타납니다. 여름에 시원한 음식을 먹는 것은 전체 열의 양을 줄이는 데 도움을 줍니다. 그러나 지나치게 찬 음식을 먹게 되면 오히려 더 많이 더위를 타게 되므로, 이때는 이열치열로 열을 다스리는 것이 효율적입니다. 임신부에게 좋은 따뜻한 차는 여러 가지가 있는데, 그중에서도 수용성 비타민을 공급하고 더위로 지친 기운을 보강할 수 있는 감잎차와 생맥산을 추천합니다.

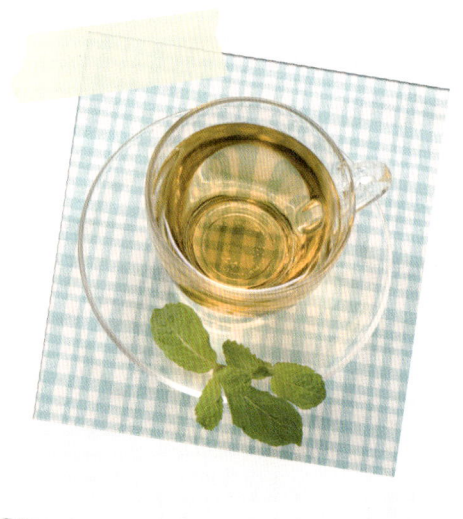

solution for green mama

감잎차 여름철 땀으로 소모된 수용성 비타민(특히 비타민 C)을 보충하는 데 도움을 줍니다. 차의 성질이 온순하여 임신부가 안전하게 장복할 수 있습니다. 감잎차는 유기농 매장 등에서 쉽게 구할 수 있으며 변비가 있는 경우엔 적게 복용하거나 복용하지 않습니다.

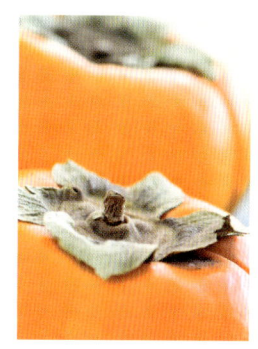

생맥산 맥문동(麥門冬) 8g+인삼(人蔘) 2g+오미자(五味子) 4g을 한 첩으로 하여 물에 달여 마십니다. 원래 생맥산은 인삼 4g이 들어가지만 임신부는 원래 처방보다 반을 줄여 처방합니다. 여름의 더위로 손실된 몸의 진액과 음기를 맥문동으로 보하고, 지나친 발한과 찬 음식으로 허해진 체력을 인삼으로 보하는 차입니다. 오미자는 지나치게 땀이 나는 것을 수렴해 주는 역할을 합니다. 따뜻하게 또는 시원하게 마셔도 좋습니다.

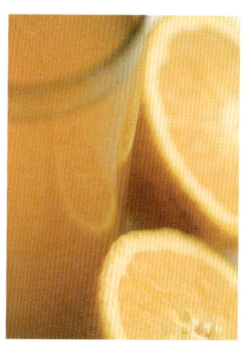

갈증 해소 건강 음료 음양오행 중 수(水) 기운을 충분히 가지고 있는 과일이나 채소로 즙을 내서 먹으면 더위를 해소하고 갈증을 푸는 데 좋습니다.
오이 수박즙 여름철 뜨거운 화(火)의 기운을 제거하는 대표적인 과일과 채소로는 수박과 오이가 있습니다. 이들은 수분을 충분히 함유하고 있으며 열기를 제거하는 '수' 기운이 충실합니다. 또한 수용성 비타민이 풍부하여 땀 흘린 뒤 손실된 수분과 비타민을 보충하는 데도 좋습니다.
오이 수박즙+죽염 땀을 많이 흘리면 수분, 수용성 비타민의 손실과 더불어 미네랄의 손실도 동반됩니다. 이를 보충하기 위한 방법으로 오이 수박즙에 죽염을 타서 마시면 효과적입니다. 특히 죽염은 오이와 함께 먹으면 '수' 기운을 더욱 상승시키는 역할을 합니다. 수박과 오이 중 한 가지 재료만 사용해도 좋습니다. 죽염은 적당히 간이 될 정도로만 넣습니다.

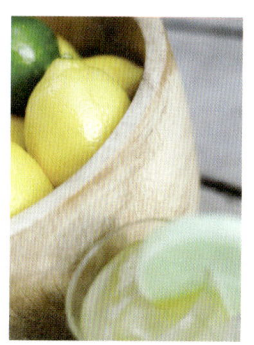

오미자 음료 오미자를 잘 씻은 다음 찬물에 8~12시간 정도 담가 우려냅니다. 오미자는 거름망이나 면포로 걸러내고, 유기농 설탕을 입맛에 맞게 첨가하여 마십니다. 설탕을 타면 오미자의 신맛이 중화됩니다. 시중에서 판매하는 달콤한 오미자 엑기스를 물에 타서 마셔도 좋지만, 음료를 자주 마시게 되면 미각이 둔해지고, 열량이 높아 살이 찔 수 있습니다. 생수와 맑은 음료 위주로 마시되, 조금씩 곁들이는 방식으로 음용하세요.

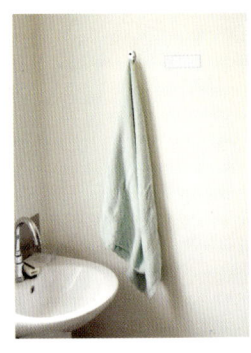

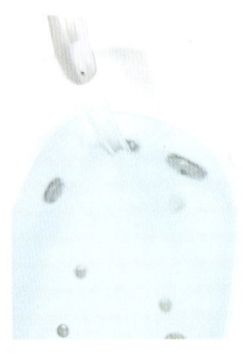

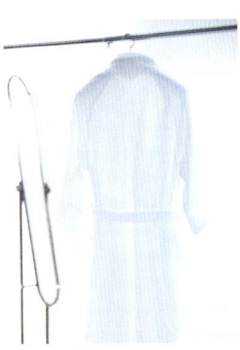

열 관리에 대한 궁금증과 해답

Q 탕 목욕(반신욕)을 하면 세균에 감염될 염려는 없나요?
A 우리의 몸은 외부의 이물질로부터 스스로를 보호하는 기본적인 면역력이 있기 때문에 지나치게 걱정할 필요는 없습니다. 공중목욕탕은 물이 깨끗한 이른 시간에 이용하고, 그것도 불안하다면 집에서 목욕하세요.

Q 소금을 사용하면 발진이 일어나요.
A 피부가 예민한 경우 그럴 수 있습니다. 반신욕에 앞서 우선 족욕을 할 때 소금을 사용하고, 소금의 양은 표준보다 적은 분량을 넣어 시작한 뒤 점점 늘려가도록 합니다.

Q 족욕이나 반신욕을 할 때 땀이 잘 안 나요.
A 땀을 조절하는 자율 신경의 활동이 원활하지 않다고 볼 수 있습니다. 몸에 냉기가 많거나, 반대로 속 열은 많은데 배출이 잘 안 되는 사람도 땀이 잘 안 나는 경우가 많습니다. 그래도 꾸준히 실시하면 적당히 땀이 나는 체질로 바뀌게 됩니다.

Q 입욕제로 꽃소금을 사용하면 안 되나요?
A 입욕제로 정제염을 사용하지는 않습니다. 이러한 소금은 염화나트륨이 99% 이상인 반면, 천연 소금은 염화나트륨이 88% 정도로 다른 미네랄이 골고루 들어 있습니다. 때문에 천일염이나 볶은 소금을 사용하세요.

Q 자연 요법이 정말로 효과가 좋을까요?
A 건강이 아주 나쁘거나 약에 대한 의존도가 높은 경우가 아니면 효과가 좋다고 볼 수 있습니다. 물론 자신의 몸 상태에 잘 맞는 요법이 있습니다. 몸이 약한 분은 의사의 조언에 따라 조금씩 실천해 보세요.

Q 반신욕이 좋나요? 냉·온욕이 좋나요?
A 두 가지가 다 좋은데 서로 역할이 다르다고 할 수 있습니다. 두 가지 목욕법을 욕심 내지 말고, 둘 중 자신에게 더 맞는 방법을 골라 한 가지를 꾸준히 하는 것이 좋습니다.

Q 목욕 시 죽염을 사용하면 더 좋나요?
A 네. 가격이 부담스럽겠지만 좋은 죽염을 사용하는 것이 더 효과적입니다.

Q 자연 요법은 얼마나 지속해야 하나요?

A 자연 요법의 효과는 개인차가 많이 납니다. 면역력이 좋은 사람은 비교적 빠른 시간 내에 효과가 나타납니다. 하지만 바로 효과가 나타나지 않더라도 꾸준히 실천하여 서서히 면역력을 높여 가는 것이 무엇보다 중요합니다.

Q 비타민을 많이 먹으면 오히려 해가 되지 않나요?

A 비타민에 대한 의견은 분분합니다. '현대인의 생활 습관상 비타민은 꼭 따로 섭취해야 한다' '식품으로 섭취해도 충분하다' 혹은 '적당한 건강식품이 도움이 된다' '화학 비타민과 천연 비타민은 차이가 있다, 없다' 등 많은 의견이 있습니다. 저는 식품을 기본으로 하되 약간의 천연 비타민제를 섭취하는 방법을 권해 드리고 싶습니다. 과잉 섭취할 경우 오히려 해가 될 수도 있으니, 하루 권장량과 충분 섭취량을 지키길 바랍니다.

Q 감기에 걸렸을 때 비타민이 풍부한 오렌지 같은 과일 주스는 어떤가요?

A 오렌지 계열의 과일엔 비타민 C가 풍부합니다. 그러나 과일의 차가운 성질은 냉기로 인한 감기에는 좋지 않습니다. 감기에 걸렸을 때 비타민 C를 섭취하고 싶다면 감잎차와 같이 따뜻한 계통의 차를 마시기 권합니다.

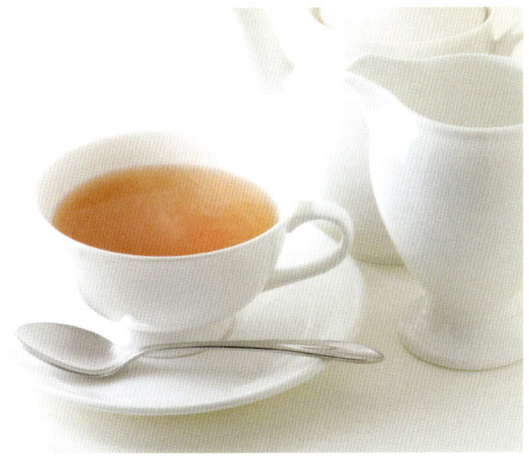
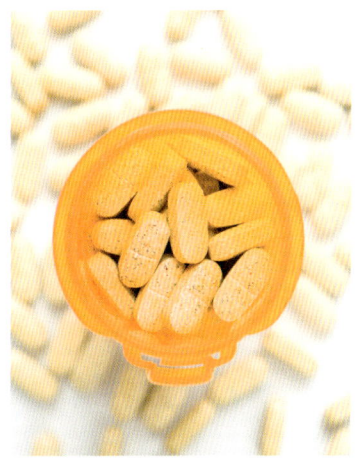

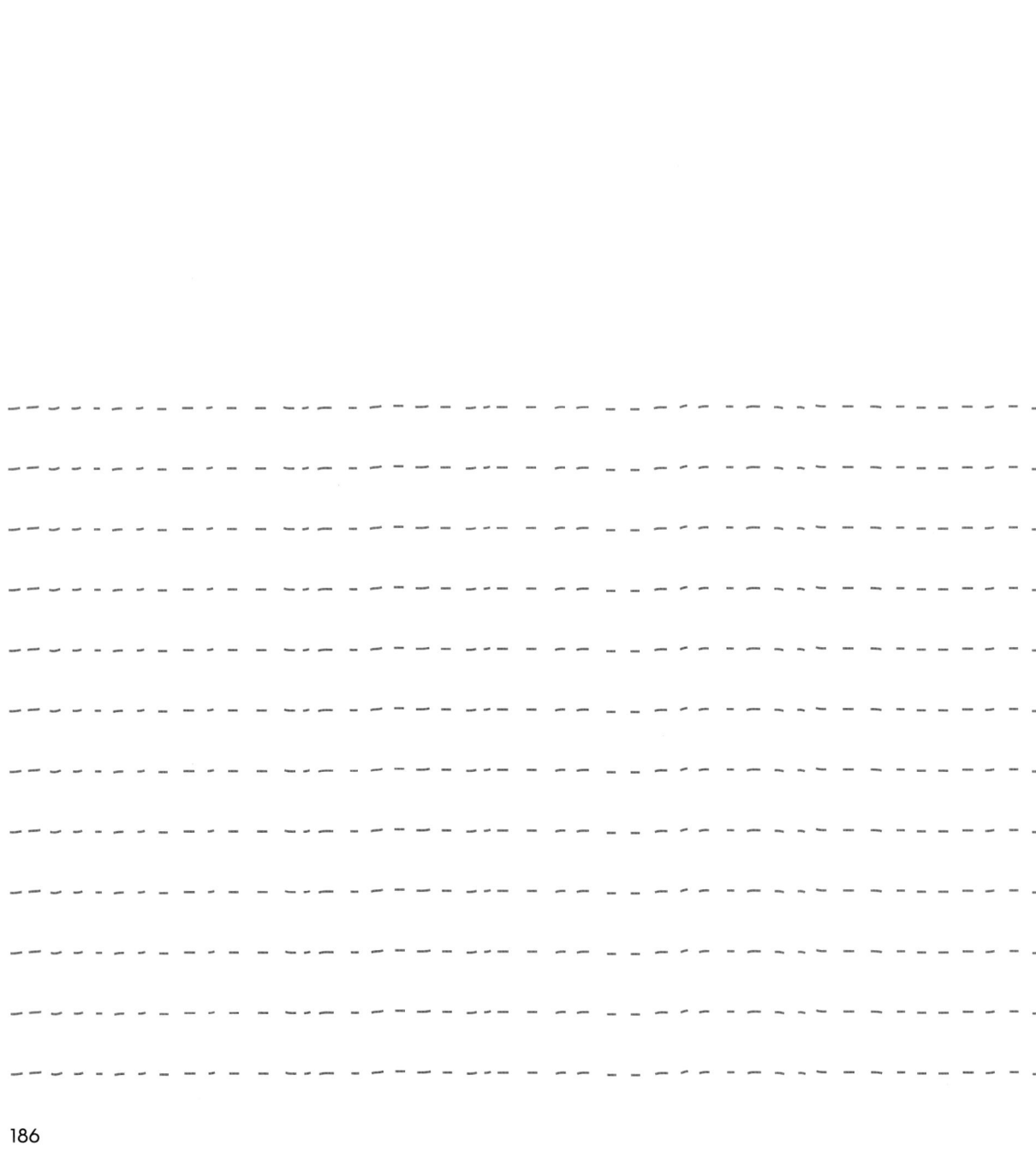

Note

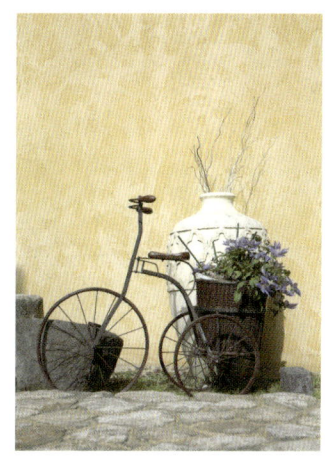

※ 계획이나 할 일, 필요한 정보를 담을 수 있도록 비워둔 페이지입니다.

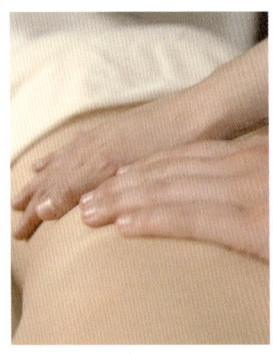
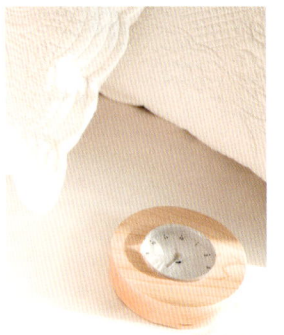
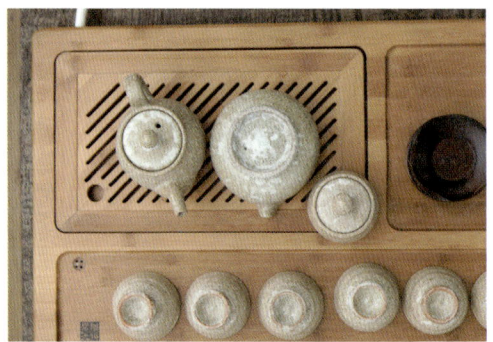
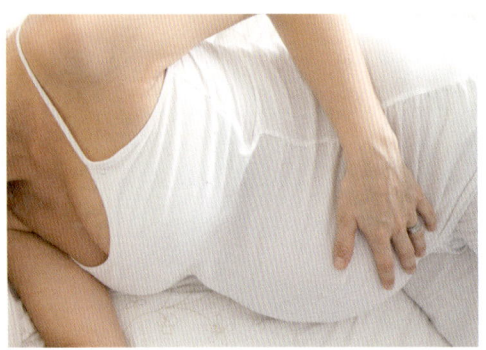
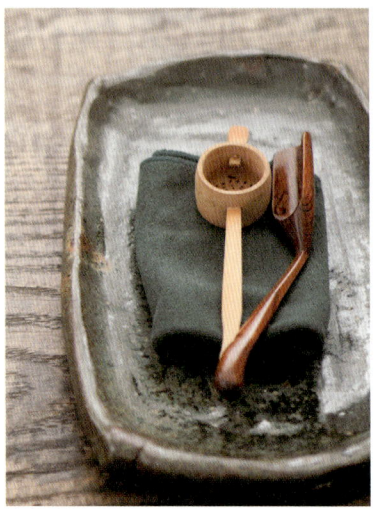
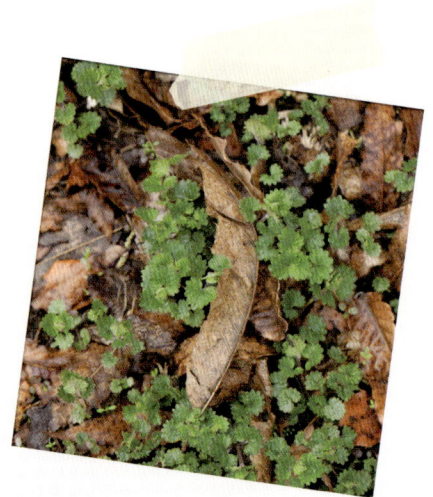

PART 4

임신 중에 자극을 주면 좋은 혈 자리 **증상별 경혈 요법**

혼자서도 얼마든지 할 수 있는 경혈 배우기

각 단체의 연수원이나 문화 센터에 경혈 요법 강의를 다니다 보면 자연 요법을 익힌 사람들을 자주 만날 수 있습니다. 수지침, 이침, 발 마사지를 익힌 사람도 있고 아로마테라피나 지압, 뜸, 부항을 배운 사람도 있습니다.

예전에는 생활 속에서 할 수 있는 자연 요법이 한정되어 있었는데 최근에 와서는 매우 다양하게 활용되는 편입니다. 이러한 생활 의학은 10년 전만 하더라도 활용할 수 있는 방법도 적고, 일부 마니아들만 사용하는 특별한 방법으로 인식되었는데, 현재는 많은 사람들이 생활 속에서 널리 사용하고 있습니다.

생활 의학 중에서 사람들이 가장 어려워하면서도 배우고 싶어 하는 분야가 경혈과 경락입니다. 이는 동양 의학의 진수라 불리는데, 제대로 배워 활용하려면 많이 공부해야 합니다. 그리고 주된 도구가 침이나 뜸이기 때문에 전문가가 아닌 일반인들은 거의 사용할 수 없어서 경혈 치료의 대부분은 전문가에게 의존하게 됩니다. 더러는 침을 잘 놓는 사람을 찾아 먼 길도 마다하지 않고 찾아가는 경우가 있는데, 그만큼 실력 있는 침술사를 만났을 때 얻을 수 있는 효과가 크다는 것을 반증하는 것일지도 모릅니다.

침술의 바탕이 되는 경혈을 배워 자신의 여건에 맞게 사용하고 싶은 것은 생활 의학을 배우는 사람에게는 당연한 일입니다. 전문의를 만나 많은 비용을 지불하는 것보다 자신이 원하는 시간에 언제든지, 가격 부담 없이 꾸준히 할 수 있기 때문입니다.

시중에 이를 해결할 수 있는 제품으로 '무통 경혈 선침'이라는 것이 있습니다. 침의 원리에 약초를 농축하여 만든 패치인데 경혈에 붙이면 좋은 반응을 유도할 수 있지요(이외에도 압봉, 자석, T침과 같은 도구들이 있습니다). 물론 누구나 사용할 수 있다는 것이 가장 큰 장점입니다. 경혈은 알면 알수록 더욱 끌리게 됩니다. 거의 모든 질환에 사용할 수 있을 뿐 아니라 마사지, 지압, 부항, 뜸, 자석 요법, 압봉 등의 방법 모두가 경혈을 알면 활용할 수 있는 것들이기 때문입니다. 무엇보다 아플 때 사용할 수 있는 방법이 매우 한정되어 있는 임신부나 아기에게 가장 많은 도움이 됩니다. 앞에서 소개한 각종 자연 요법과 함께 생활 의학의 한 축이 되는 경혈이 당신의 건강 관리에 큰 도움이 되기 바랍니다.

무통 경혈 요법에 대한 몇 가지 정보

무통 경혈 요법이란? 무통 경혈 요법은 패치나 압봉 등을 사용합니다. 경혈 패치는 천연의 약초들을 과학적으로 농축시켜 만든 것으로, 경락의 균형과 조화를 맞추고, 기혈의 순환을 좋게 해줍니다. 경혈에 일정 시간 붙이면 약효의 성분이 체내에 흡수되므로, 허브 테라피와 경혈 자극법이 합쳐진 요법이라 할 수 있습니다. 무통 경혈 요법은 '자기 스스로 하는 생활 요법'인 '아이 테라피(I Therapy)'의 대표적인 요법입니다.

무통 경혈 요법의 장점은?

● **부작용이 없습니다**
효과가 뛰어난 것도 중요하지만 그 이전에 안전성이 확보되어야 합니다. 특히 초심자가 잘 몰라 잘못된 위치에 처치하더라도 부작용이 거의 없어야 합니다. 무통 경혈 요법은 피부 내로 자침하는 방식이 아닌, 먹을 수 있는 약재를 고농축하여 만든 패치 형태로, 기의 흐름을 좋게 하는 방식이기에 부작용이 거의 없습니다.

● **효과가 좋습니다**
안전하면서 효과도 뛰어나다면 더할 나위 없이 좋은 요법입니다. 대부분의 자연 요법은 안정성이 높은 대신, 방식이 자극적이지 않고 부드러워 완만한 효과를 나타내는 경우가 많습니다. 그래서 꾸준히 실천해야 효과를 봅니다. 경혈 패치나 압봉은 안전하면서도 뛰어난 효과를 발휘하여 증상 완화에 도움을 줍니다. 이는 약초의 우수한 배합 원리에 따른 것으로, 경혈의 기능을 활성화하기 때문입니다.

● **사용이 편리하고 배우기 쉽습니다**
부작용이 없고 효과가 좋더라도 일반인이 접근하기 어려운 방식이거나 사용상의 번거로움이 많으면 현실적으로 자주 활용되기 어렵습니다. 무통 경혈 요법은 패치 형태의 간단한 방식이고, 1~2분의 처치 후 활동에 제약이 없어 편리합니다.

● **조화성이 뛰어납니다**
패치의 약초 배합 방식은 균형과 조화의 힘을 바탕으로 하기에 경혈 요법의 중요한 원리인 보사 – 경락의 기운이 떨어졌을 때 끌어올리는 방법을 보법이라 하고, 기운이 지나치게 항진되었거나 사기가 있을 때 덜어내는 법을 사법이라 합니다. 그래서 침술에서는 넘치는지 모자라는지를 판단하는 진단이 중요한데, 패치의 약초 배합은 균형을 회복하는 힘, 즉 안정성과 조화성이 뛰어나 이러한 점을 극복하게 도와줍니다 – 가 저절로 이루어지도록 돕습니다.

패치, 압봉 사용법은?
1 자신의 증상에 필요한 경혈을 찾습니다.
2 핀셋으로 패치를 떼어냅니다.
3 취혈한 자리에 붙입니다.
4 손바닥 등 땀이 많이 나서 떨어지기 쉬운 자리에는 의료용 테이프를 덧붙입니다.
5 6~8시간 붙인 다음 떼어냅니다. 피부가 민감한 사람은 2~3시간만 붙입니다.

Note

※ 계획이나 할 일, 필요한 정보를 담을 수 있도록 비워둔 페이지입니다.

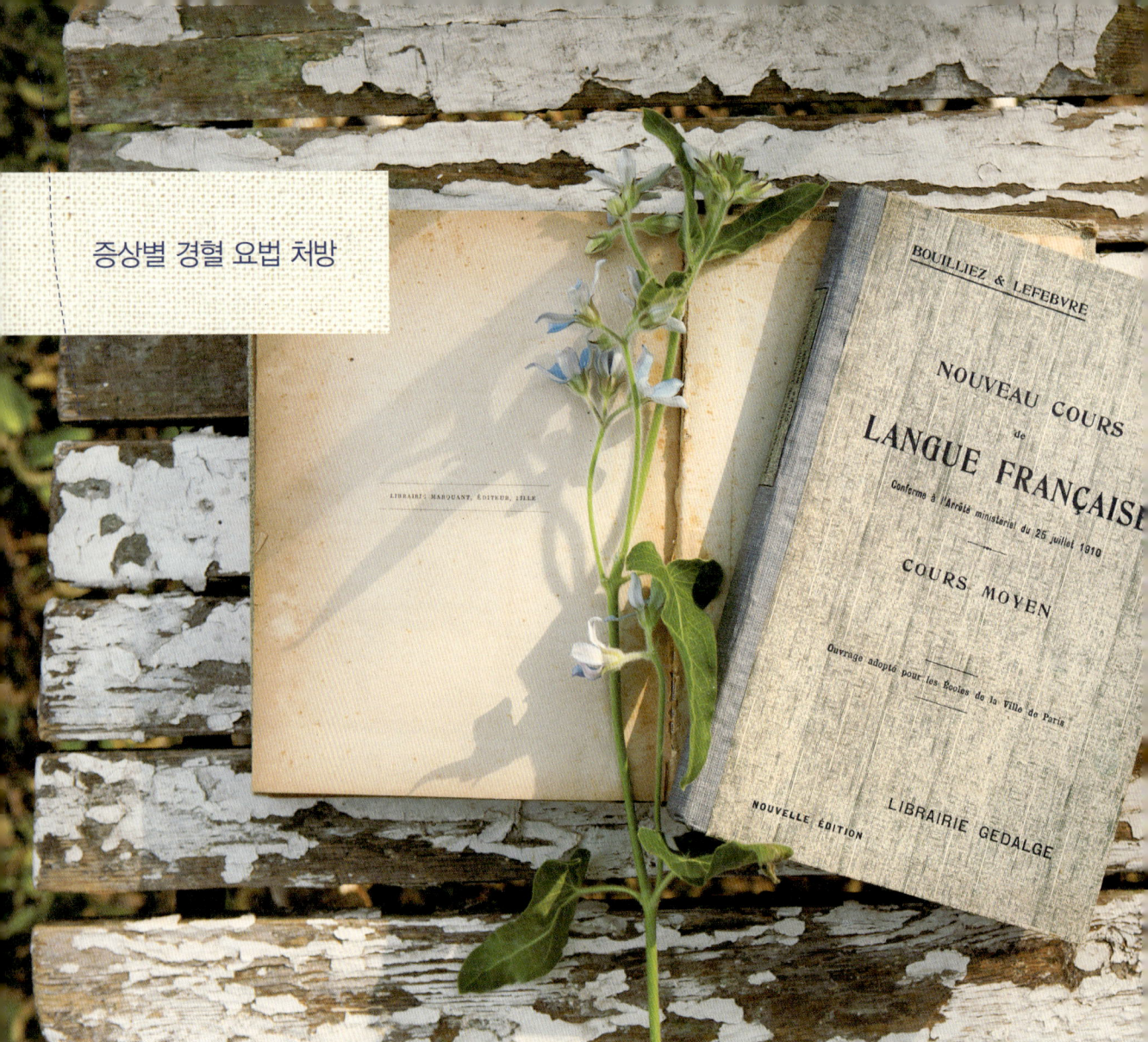

증상별 경혈 요법 처방

다음은 임신부들이 겪는 불편한 문제들과 관련된 경혈입니다. 패치를 이용하여 경혈에 붙이거나 여의치 않은 경우 지압을 하는 것도 효과적입니다. 질병이 있는 분은 의사의 처방에 따라 실천하여 건강 관리에 도움을 받기 바랍니다.

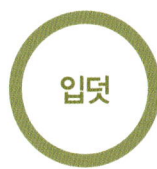

입덧

식욕이 없는 경우

음릉천 다리 안 쪽 복사뼈에서 경골을 따라 손가락으로 무릎 쪽으로 밀고 올라가면 무릎 아래 돌출한 뼈에서 멈추게 되는데, 이곳에서 뼈와 근육 사이의 움푹 들어간 곳.

통곡 새끼발가락 바깥쪽에서 발가락이 시작되는 움푹 파인 곳.

내정 발등에서 둘째 발가락과 셋째 발가락이 만나는 오목한 부위.

음곡 무릎 뒤 오금의 안쪽 부분, 두 가닥의 인대 사이.

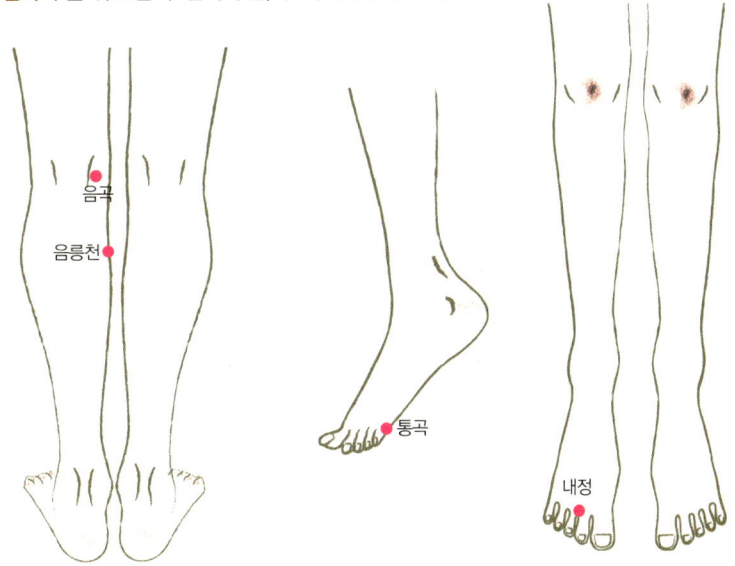

식욕이 있는 경우

해계 발등을 굽혔을 때 발목 중앙의 함몰되는 부위.

소부 주먹을 쥐었을 때 새끼손가락의 손톱이 닿는 손바닥 부위.

대도 발바닥에서 엄지발가락 바깥쪽의 발가락이 시작되는 곳의 가로 무늬가 끝나는 부위.

양지 손등에서 셋째, 넷째 손가락 사이를 이어가서 손목과 만나는 지점.

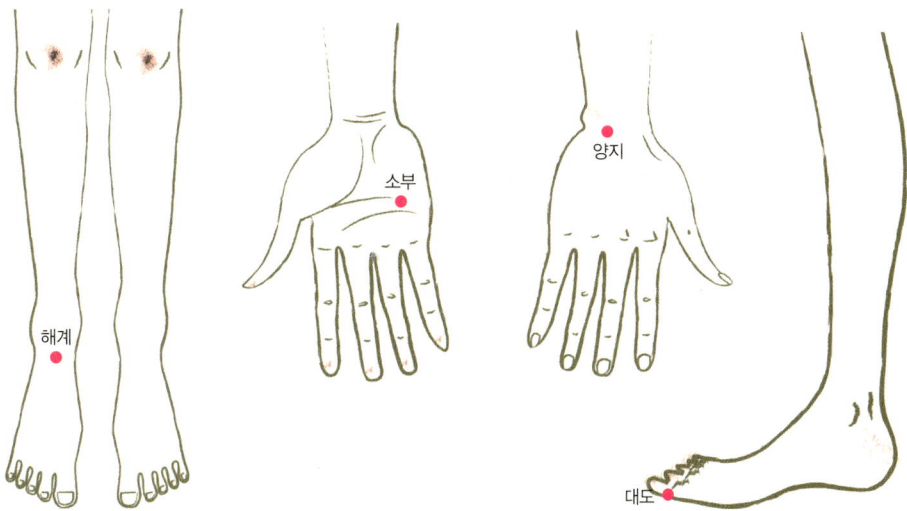

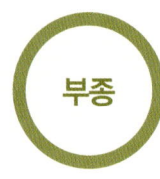

상체 부종

오른쪽 연곡 발목 안쪽에서 발뒤꿈치뼈와 앞의 주상골 사이의 옴폭한 곳.
양곡 새끼손가락 쪽 손목 옆 부위에서 함몰되는 곳.
음곡 무릎 뒤 오금의 안쪽 부분, 두 가닥의 인대 사이.
통곡 새끼발가락 바깥쪽에서 발가락이 시작되는 움푹 파인 곳.

하체 부종

왼쪽 연곡, 양곡, 음곡, 통곡

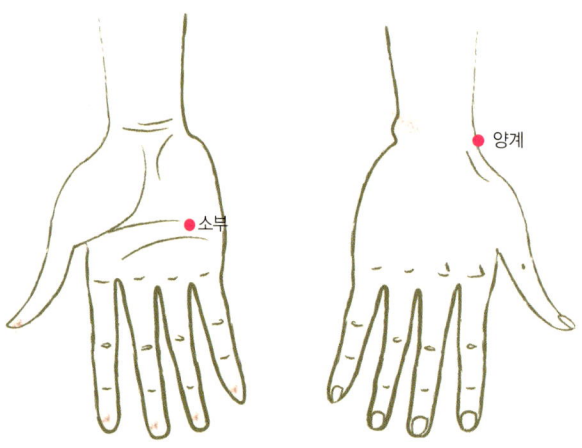

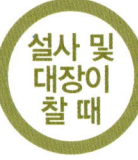

소부 주먹을 쥐었을 때 새끼손가락의 손톱이 닿는 손바닥 부위.
양계 엄지를 폈을 때 손목 옆면의 오목한 곳.

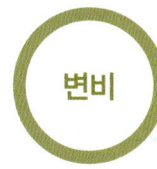 **변비**

이간 인지가 시작되는 옆면의 오목한 곳.
음곡 무릎 뒤 오금의 안쪽 부분, 두 가닥의 인대 사이.
합곡 손등에서 엄지와 인지의 뼈가 갈라지기 시작하는 중앙 부위.

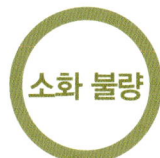 **소화 불량**

중완 명치와 배꼽의 가운데 부위.
족삼리 다리를 직각으로 구부리고 엄지를 무릎 중앙에 댄 다음, 아래로 인지와 중지를 폈을 때 중지가 닿는 부위.
소상 엄지 손톱의 외측 모서리에서 약 2mm 지점.

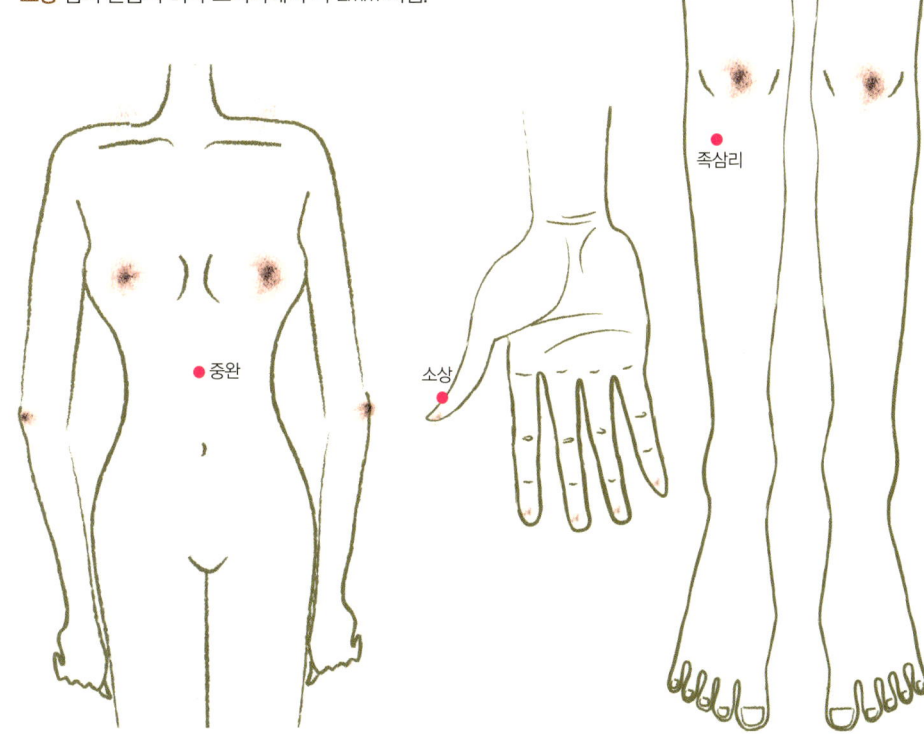

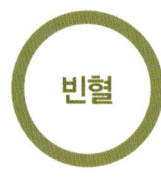

빈혈

족삼리 다리를 직각으로 구부리고 엄지를 무릎 중앙에 댄 다음, 아래로 인지와 중지를 폈을 때 중지가 닿는 부위.
(소)소해 팔꿈치 뒤의 커다랗게 튀어나온 돌기에서 안쪽으로 움푹 파인 곳.
통곡 새끼발가락 바깥쪽에서 발가락이 시작되는 움푹 파인 곳.
임읍 발등에서 넷째 발가락뼈와 다섯째 발가락뼈가 만나는 지점의 앞쪽.

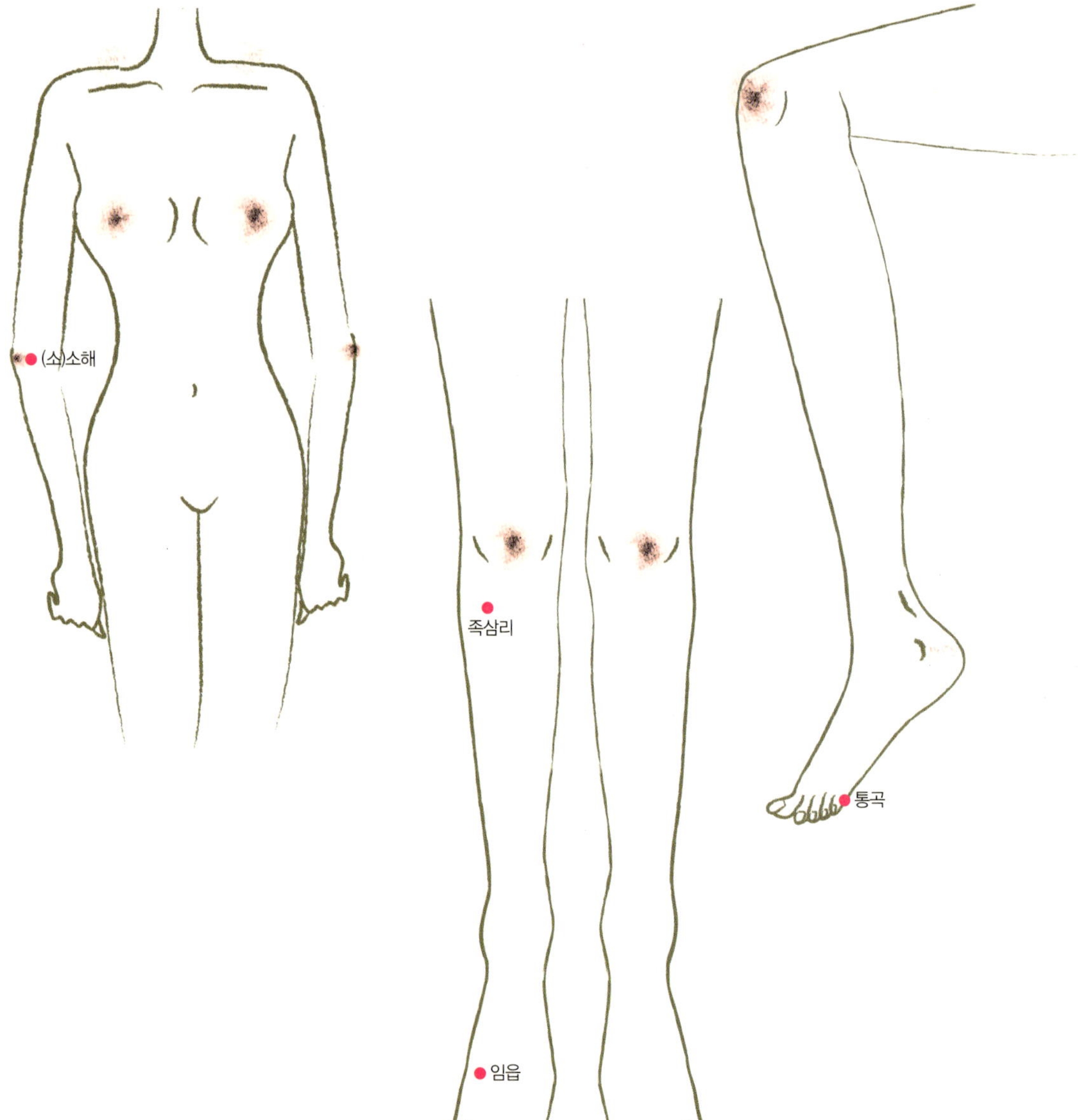

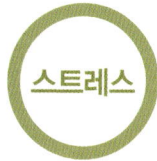

스트레스

(심)소해 팔을 구부리면 팔꿈치 안쪽에 생기는 주름의 끝 부위.
용천 발바닥 중심에서 1/3 앞의 지점.
중완 명치와 배꼽 사이 정중앙.
거궐 명치의 검상돌기 아래 지점.

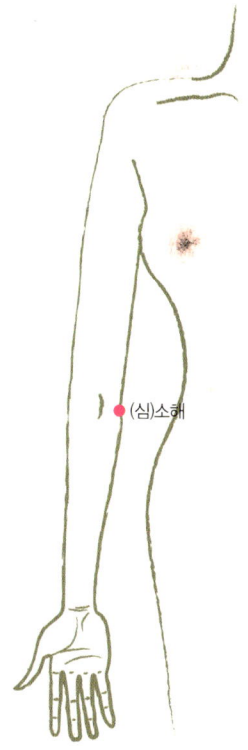
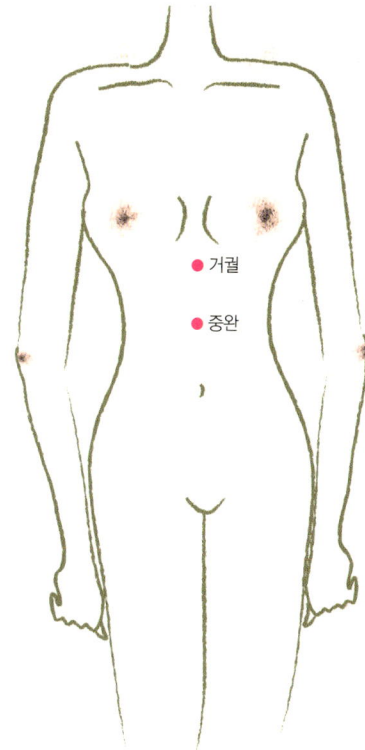
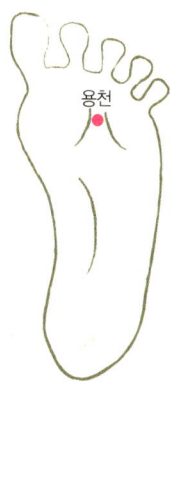

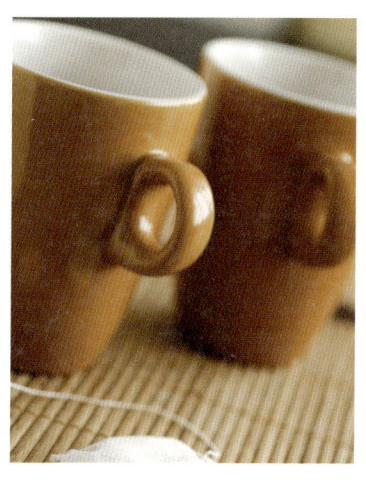
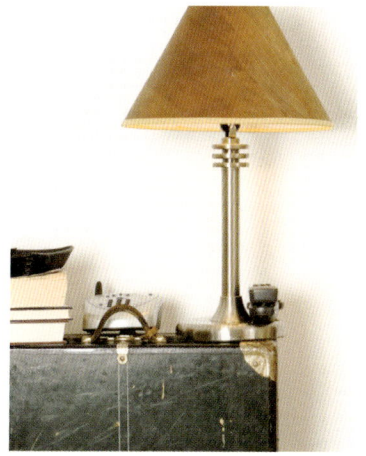
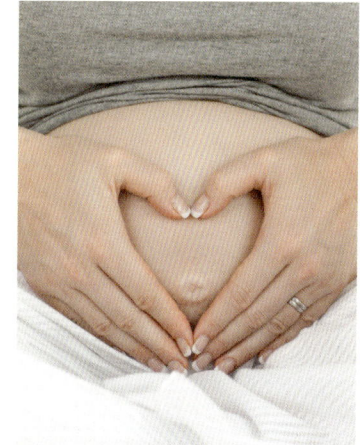

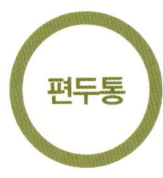
편두통

후계 주먹을 쥐었을 때 새끼손가락 아래, 손바닥의 가로 무늬 끝 부위.
(족)임읍 발등에서 넷째 발가락뼈와 다섯째 발가락뼈가 만나는 지점의 앞쪽.
구허 바깥 복사뼈에서 앞쪽 아래의 함몰되는 곳.
상양 인지의 손톱 왼쪽 모서리에서 2~3mm 지점.
족삼리 다리를 직각으로 구부리고 엄지를 무릎 중앙에 댄 다음, 아래로 인지와 중지를 폈을 때 중지가 닿는 부위.
두완골 귀 뒤 아래쪽 유양돌기 옆의 깊숙이 눌러지는 곳.
풍지 후두부와 목이 만나는 지점의 양쪽 오목한 곳.
천주 뒷머리의 헤어 라인에서 승모근 바깥 부위.

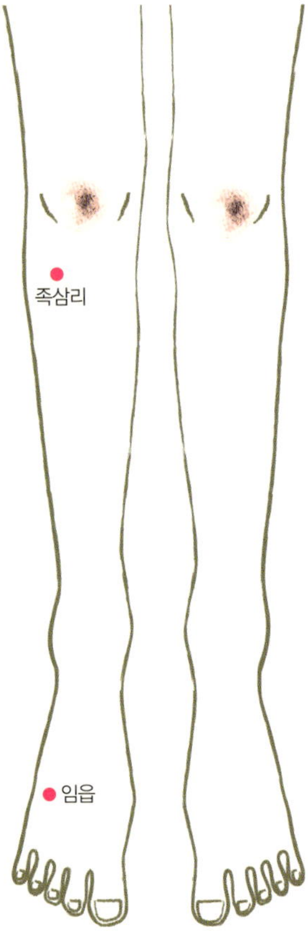

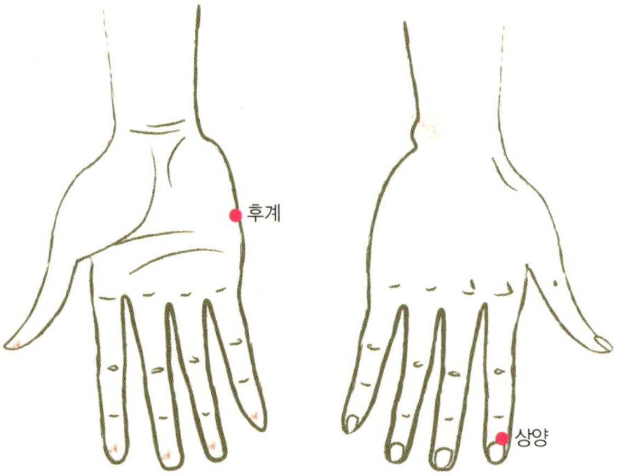

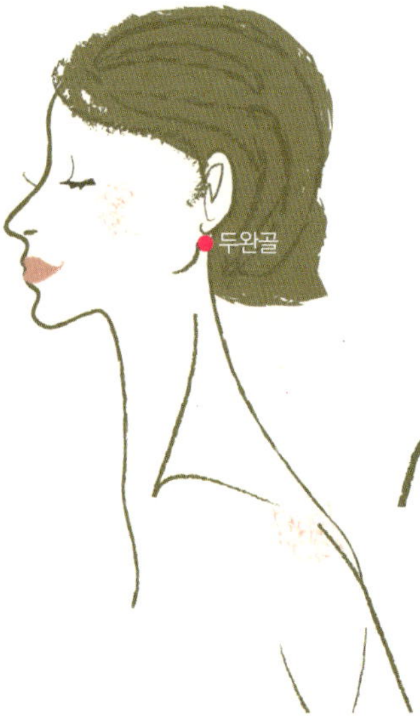

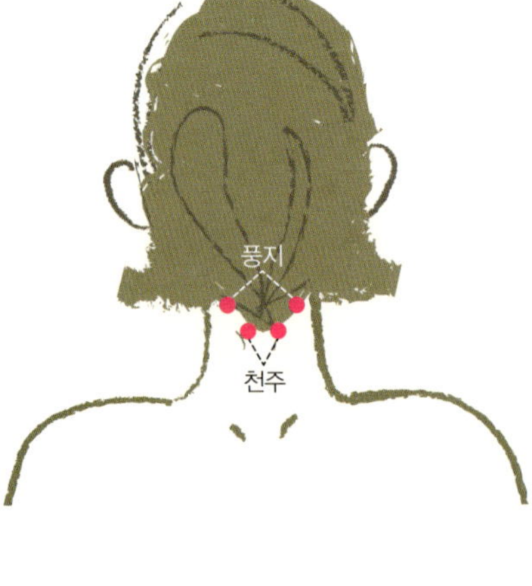

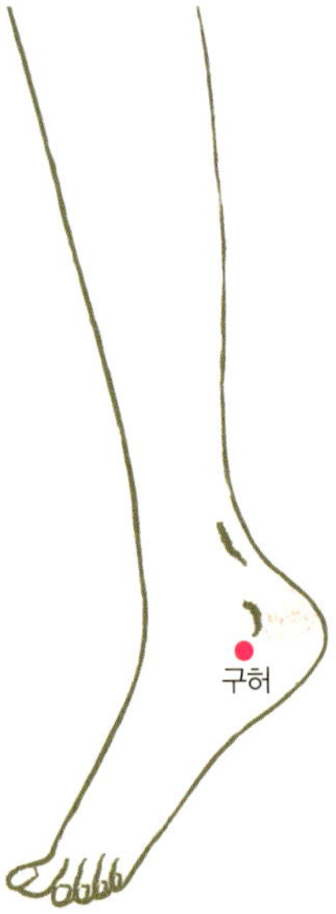

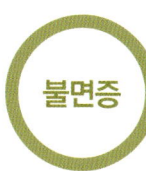

불면증

용천 발바닥 중심에서 1/3 앞의 지점.
후계 주먹을 쥐었을 때 새끼손가락 아래, 손바닥의 가로 무늬 끝 부위.
족삼리 다리를 직각으로 구부리고 엄지를 무릎 중앙에 댄 다음, 아래로 인지와 중지를 폈을 때 중지가 닿는 부위.
아문 뒤쪽 헤어 라인의 가운데에서 위로 0.5촌 부위.
백회 두정의 정중선 중앙.

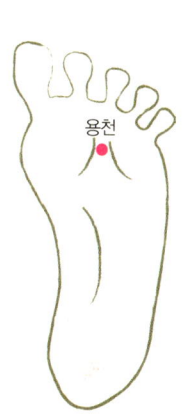
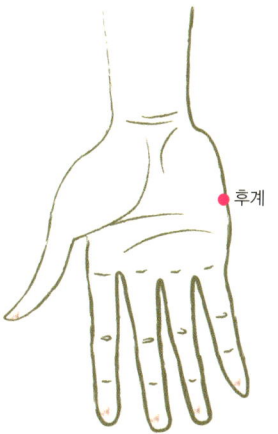
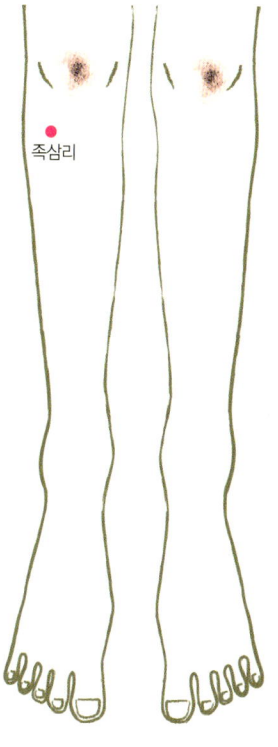
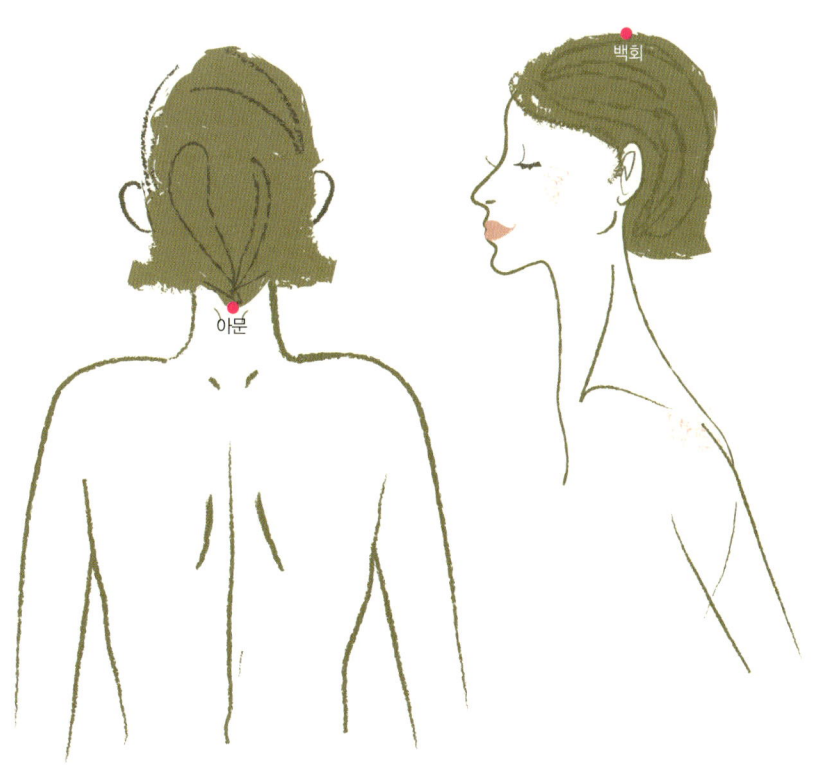

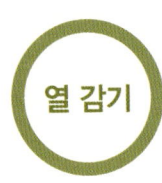
열 감기

후계 주먹을 쥐었을 때 새끼손가락 아래 손바닥의 가로 무늬 끝 부위.
(심)소해 팔을 구부리면 팔꿈치 안쪽에 생기는 주름의 끝 부위.
통곡 새끼발가락 바깥쪽에서 발가락이 시작되는 움푹 파인 곳.
족삼리 다리를 직각으로 구부리고 엄지를 무릎 중앙에 댄 다음, 아래로 인지와 중지를 폈을 때 중지가 닿는 부위.
석문 배꼽 아래 2촌 부위.

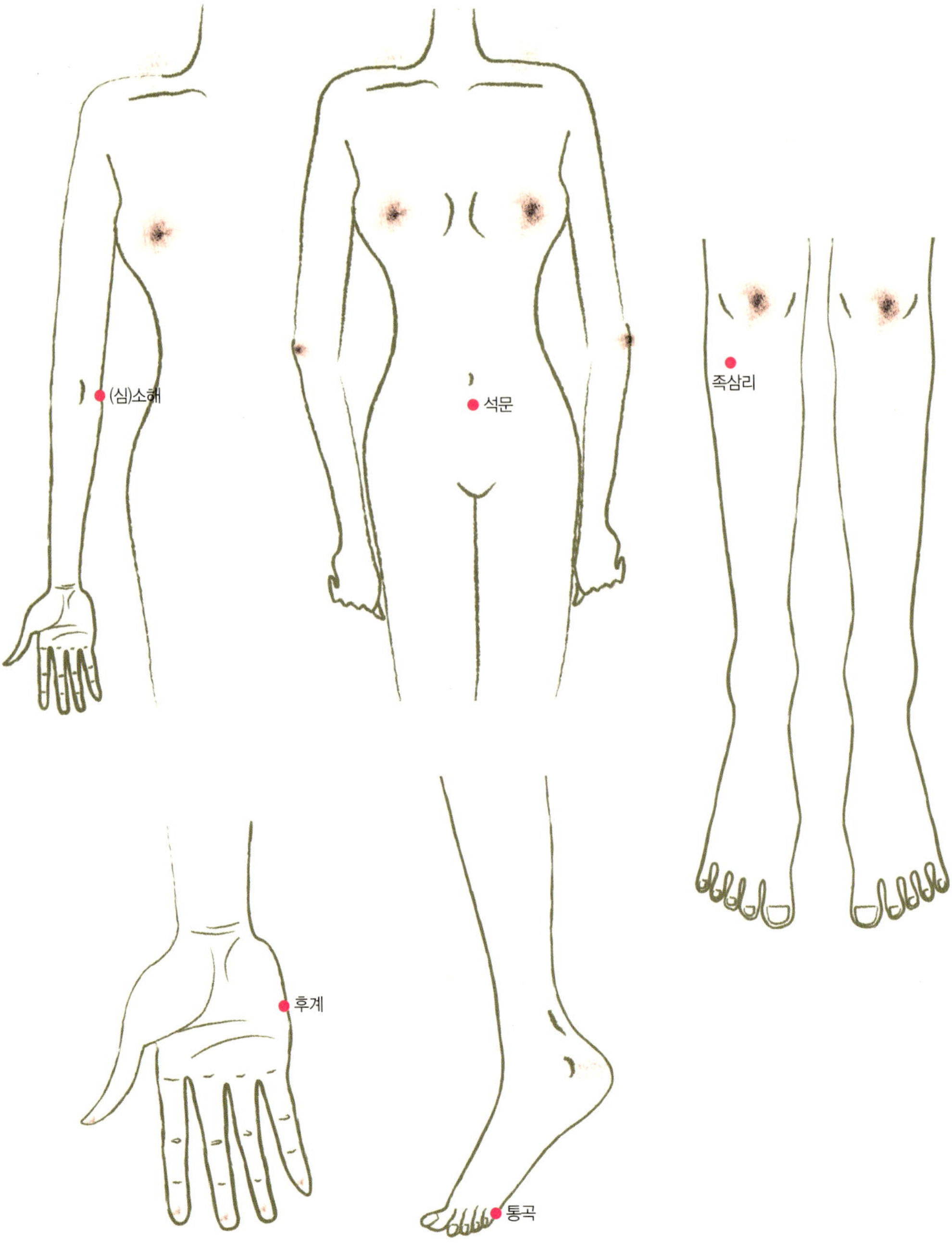

가슴이 간질거리며 기침이 자주 날 때

해계 발등을 굽혔을 때 발목 중앙의 함몰되는 부위.
소부 주먹을 쥐었을 때 새끼손가락의 손톱이 닿는 손바닥 부위.
양계 엄지를 폈을 때 손목 옆면의 오목한 곳.

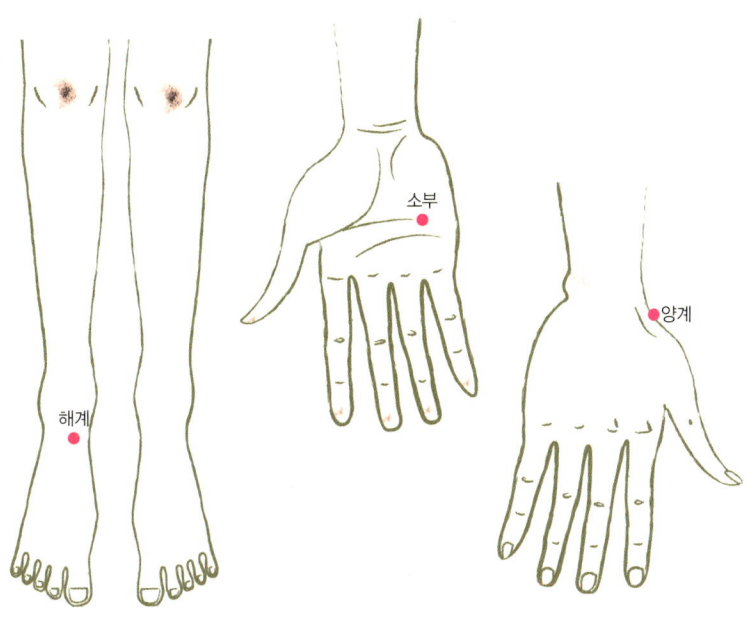

요통과 다리 땅김

음곡 무릎 뒤 오금의 안쪽 부분, 두 가닥의 인대 사이.
통곡 새끼발가락 바깥쪽에서 발가락이 시작되는 움푹 파인 곳.
상양 인지의 손톱 왼쪽 모서리에서 2~3mm 지점.

요통의 아시 혈
(통증이 느껴지는 자리 부근의 혈 자리)

요양관 요추 4번 아래 오목한 곳.
지실 요추 1~2번 사이의 오목한 곳에서 양옆으로 3촌 부위.
황문 요추 2~3번 사이의 오목한 곳에서 양옆으로 3촌 부위.
대장수 요양관 양옆으로 1.5촌 부위.
신수 요추 2~3번 사이에서 양옆으로 1.5촌 부위.
기해수 요추 3~4번 사이에서 양옆으로 1.5촌 부위.

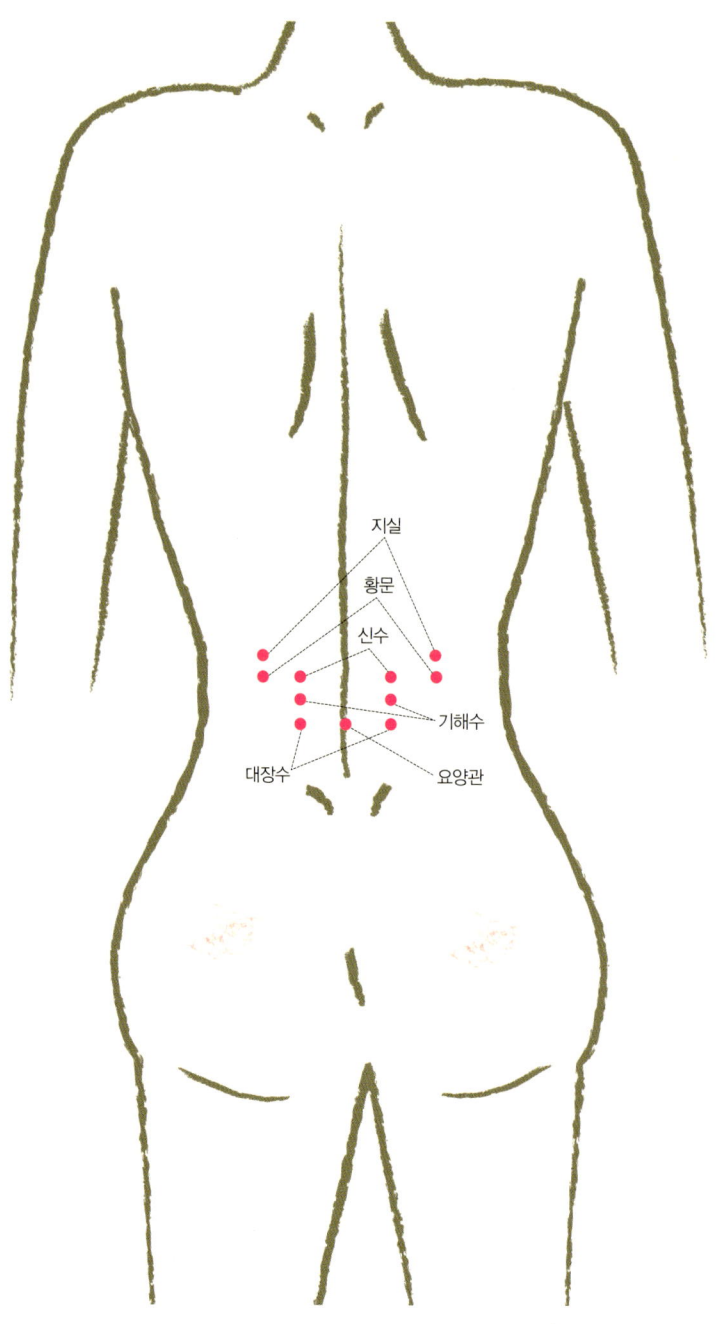

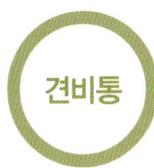
견비통

척택 팔꿈치를 약간 굽혔을 때 엄지 라인 위쪽의 오목한 곳.
곡천 무릎을 굽혔을 때 다리 안쪽의 오금 가로 라인 끝 부위.
음곡 무릎 뒤 오금의 안쪽 부분, 두 가닥의 인대 사이.
통곡 새끼발가락 바깥쪽에서 발가락이 시작되는 움푹 파인 곳.

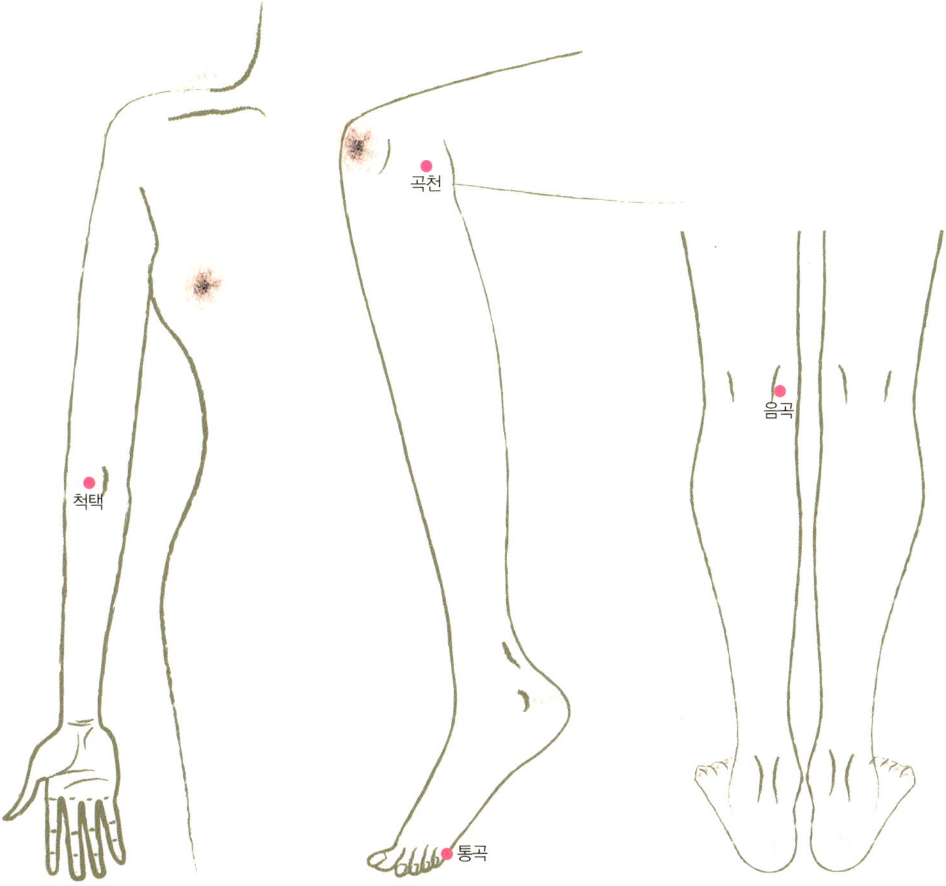

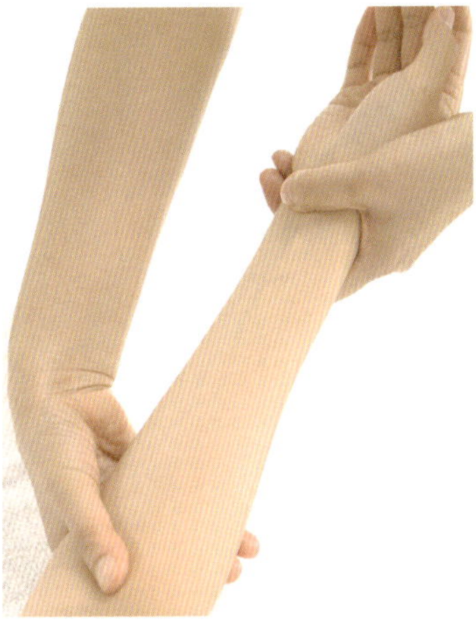

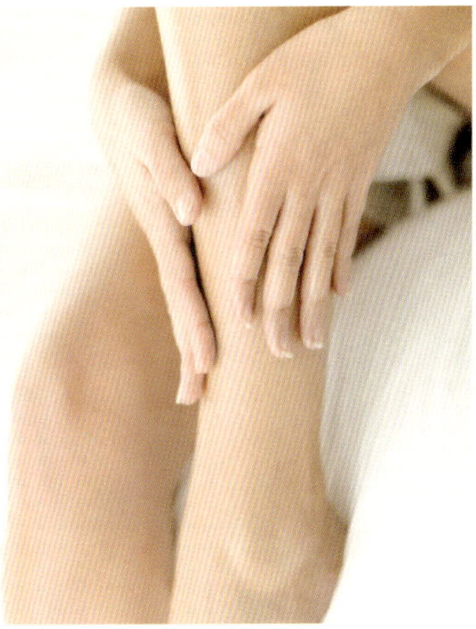

견비통의 아시 혈

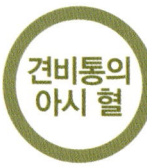

천종 견갑골 중앙선에서 위로 1/3 지점.

견정 경추 7번과 어깨 중심을 연결하는 선의 가운데 지점.

견중유 경추 7번과 흉추 1번 사이에서 옆으로 2촌 지점.

견외유 견갑골 안쪽에서 제일 윗부분에 붙은 근육 부위.

견우 팔꿈치를 어깨 높이로 올렸을 때 어깨에 생기는 오목한 부위.

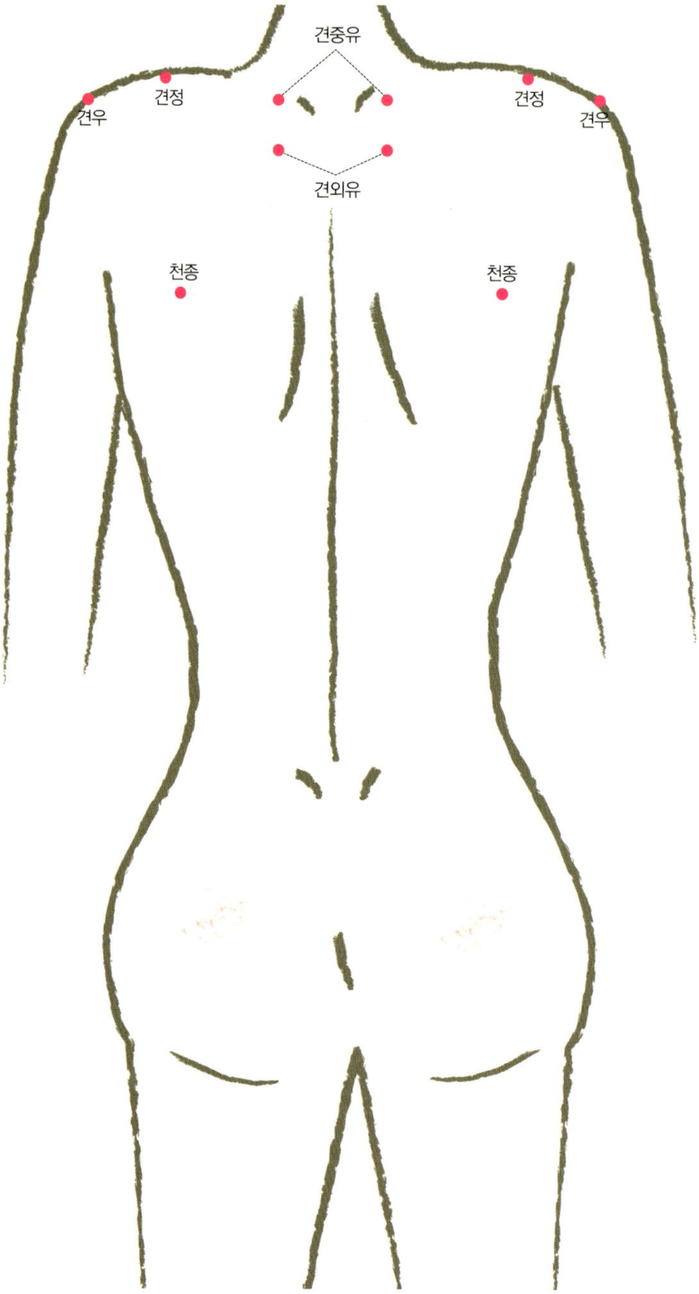

전치태반

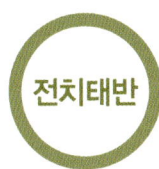

경거 엄지 쪽 손목의 가로 무늬에서 1촌 위의 뼈와 인대 사이의 오목한 곳.

족삼리 다리를 직각으로 구부리고 엄지를 무릎 중앙에 댄 다음, 아래로 인지와 중지를 폈을 때 중지가 닿는 부위.

중완 명치와 배꼽의 가운데 부위.

음곡 무릎 뒤 오금의 안쪽 부분, 두 가닥의 인대 사이.

용천 발바닥 중심에서 1/3 앞의 지점.

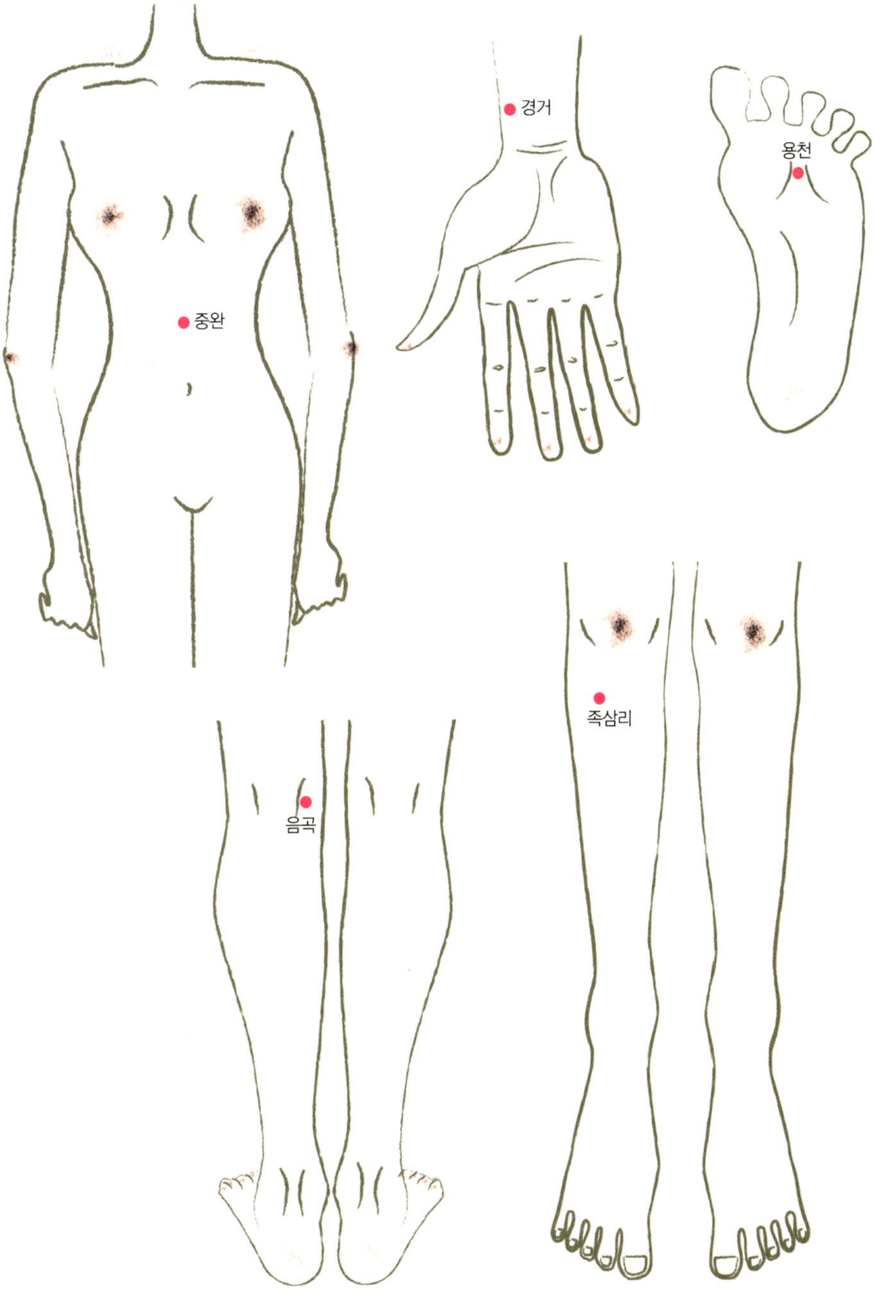

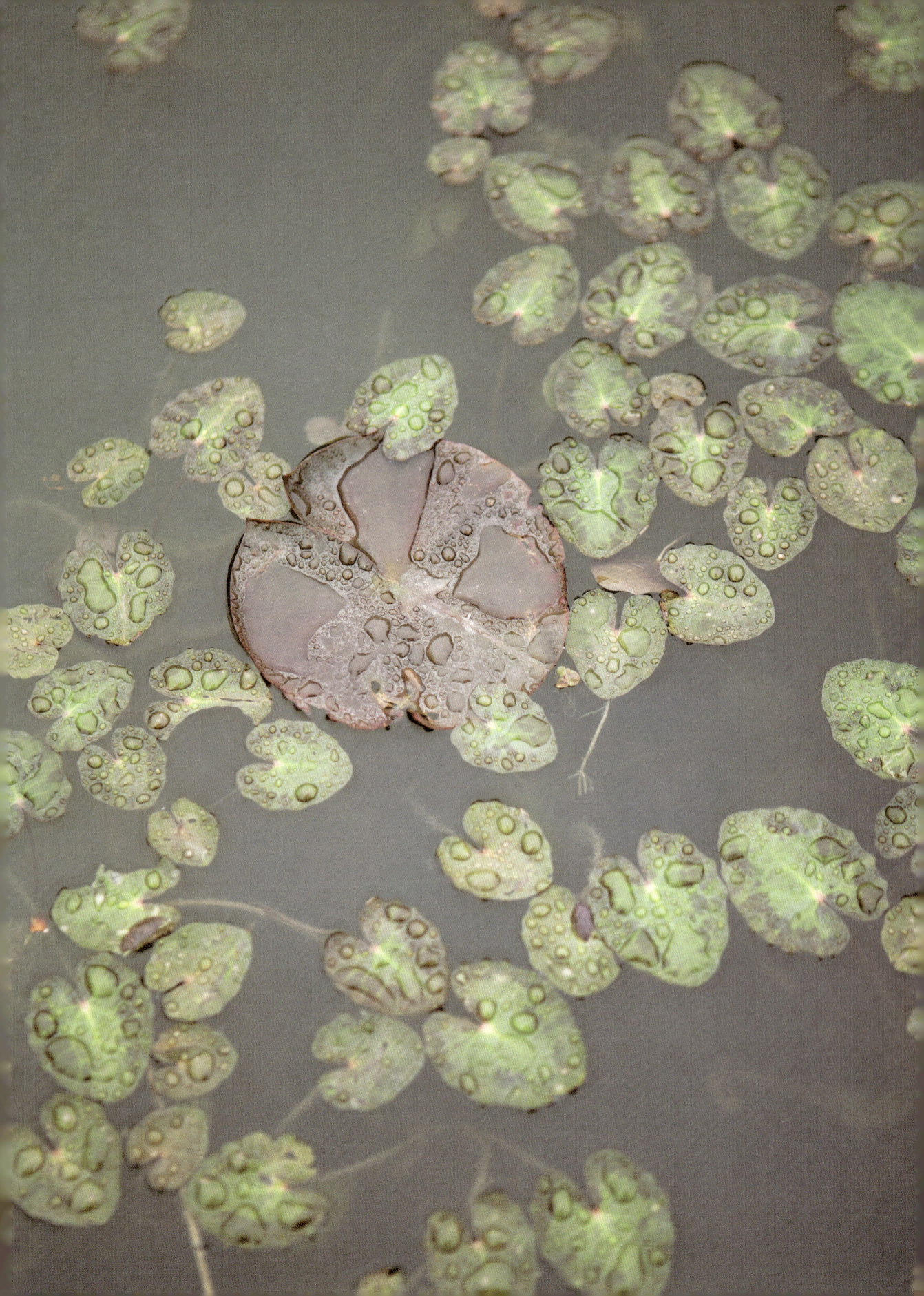

건강하고 날씬하게… 모체의 빠른 회복을 돕는다
출산 후 관리

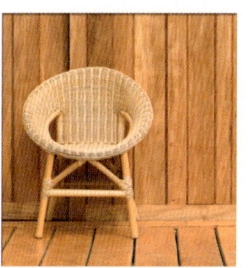

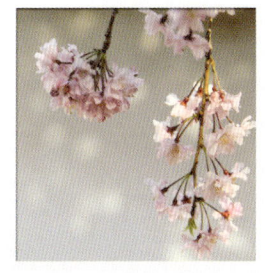

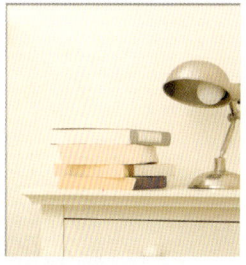

280여 일간의 길고 긴 여정이 끝났습니다. 참으로 감동적인 과정이었지요. 엄마가 된다는 것이 얼마나 어려운 일인지 체험한 기간이기도 하지만, 무엇보다 남들과 달리 시작부터 철저하게 준비된 아기를 낳는 일이 또 얼마나 행복하고 감사한 일인지도 체험했을 것입니다. 아니, 어쩌면 그 체험은 아기를 키우는 순간순간마다 새록새록 느끼게 될 것입니다. 세심한 준비를 통해 출산한 아기가 얼마나 건강하고 단단하게 자라나는지를 곧 알게 될 테니 말입니다.

하지만 출산이 끝났다고 해서 방심하는 것은 금물입니다. 이제 마지막 하이라이트가 남아 있으니까요. 모유 수유에 가장 적합한 몸을 만들어야 할 뿐만 아니라, 하루라도 빨리 임신 이전의 날씬하고 건강한 몸으로 되돌려 놓아야 할 테니까요. 이 책의 마지막 장은 바로 그 출산 이후의 몸 만들기로 꾸며 보았습니다. 산후에 놓치면 안 될 필수 사항들만 알짜배기로 짚어 놓은 이 정보들이 길고 길었던 임신과 출산을 해피 엔딩으로 장식해 줄 것입니다.

control for green life

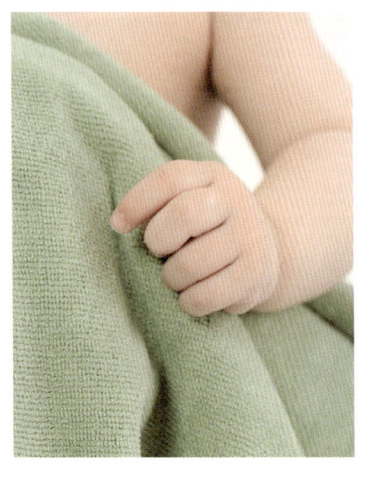
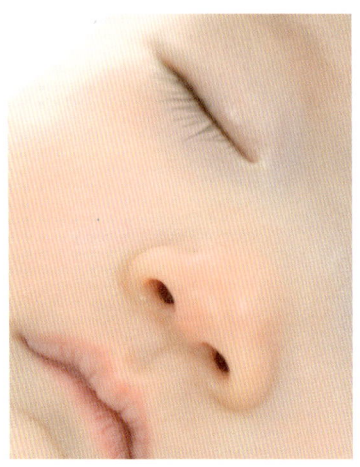
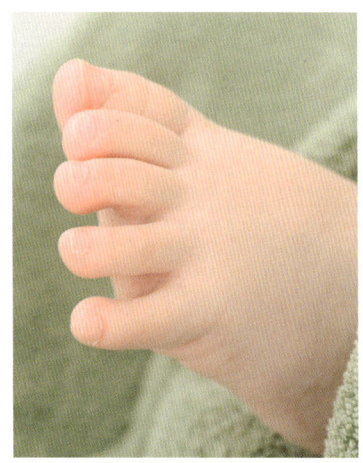

Note

※ 계획이나 할 일, 필요한 정보를 담을 수 있도록 비워둔 페이지입니다.

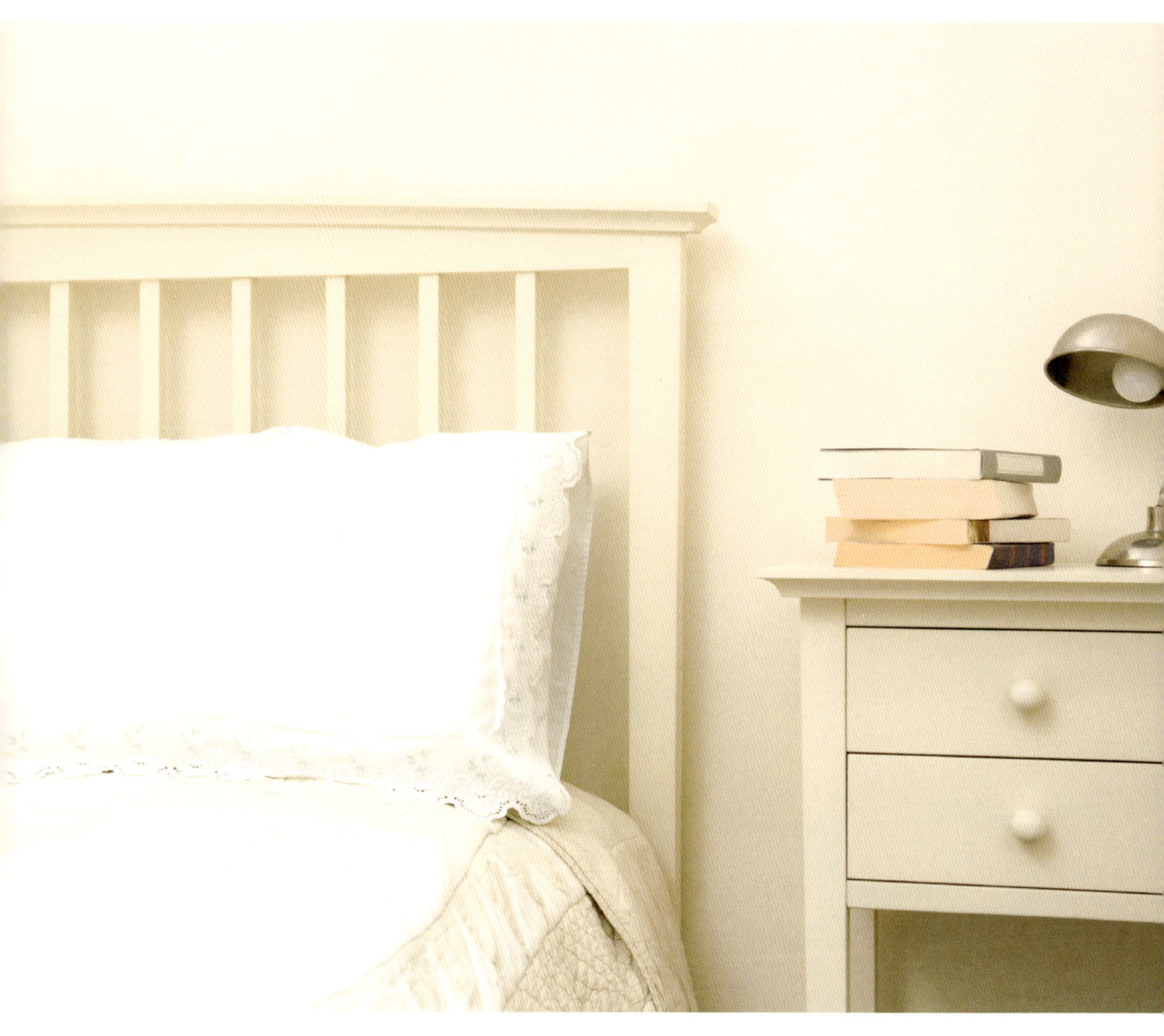

PART 1
출산 이후의 빠른 회복을 돕는 기본 요령 산후 조리와 영양 관리

과거와 현대를 접목한 똑똑한 산후 조리 비법들

산모는 아기를 맞이한 기쁨을 만끽하는 동시에 자신의 몸을 추스르는 일을 해야 합니다. 요즘은 산후 조리원이 생겨 전문적으로 산모의 건강을 관리해 주긴 하지만 가격이 만만치 않고, 혹은 산후 조리원에서 돌아와 누군가의 도움 없이 혼자서 잘못된 산후 조리를 하게 되면 산후 후유증이 오래 남을 수 있으니 지혜로운 산후 조리 방법이 꼭 필요합니다.

저는 두 번 다 집에서 산후 조리를 했습니다. 양가 부모님들이 모두 가까이 계셔 특별한 어려움은 없었지만 날씨의 영향을 많이 받았습니다. 첫째는 8월 중순, 둘째는 2월 초에 낳았는데 더울 때 싸매고 있어야 하는 고통과 추울 때 찬바람이 들지 않게 조심하느라 힘들었죠.

제 경우는 아니지만 더위를 많이 타는 산모가 출산 후 시원한 음료를 자주 마셔 나중에 치아가 약해져 고생하는 경우를 봤습니다. 무조건 몸을 감싸야 한다는 생각에 몸을 꽁꽁 싸매고 있으니 갑갑하고 땀을 많이 흘려 찬물에 대한 욕구가 강해진 것입니다. 또한 산모가 전통적인 방식을 따라 편식이 될 정도로 미역국을 많이 먹고, 활동을 전혀 하지 않는 등의 잘못된 산후 조리로 인해 오히려 건강을 해친 사례를 더러 보고 듣곤 합니다.

그렇다고 전통적인 산후 조리법이 나쁘다는 것은 결코 아닙니다. 훌륭한 방법이지만 시대적 여건이 변화되었으니 잘 맞지 않는 부분이 있다는 말입니다. 이러한 부분을 지혜롭게 조절하여 현대적인 생활 패턴에 맞게 산후 조리를 한다면 산후풍이나 각종 질환에서 자유로워질 수 있습니다.

산후 조리를 할 때 정형화된 틀에 너무 맞추려고 하면 좋지 않습니다. 자신의 건강 상태를 정확히 알고, 거기에 맞춰 올바른 방법으로 실천해야 합니다. 내가 열이 많은 체질인지, 냉한 체질인지, 얼굴과 가슴 쪽은 열이 많은데 손발은 차다든지, 더위는 타는데 추위는 타지 않는다든지 혹은 더위와 추위를 다 탄다든지 등을 파악해 두는 것이 좋습니다.

다르게 말하자면 체온을 조절하는 자율 신경의 기능이 좋은지, 혈액 순환이 잘 되는지 파악해 두는 것입니다. 자신의 체질에 대해 좀 더 자세히 알고 있으면 산후 조리에도 도움이 되지만 평소 건강 관리에도 도움이 됩니다. 또한 아기들의 체질 역시 상당 부분 엄마, 아빠의 체질적 영향을 받기 때문에 아이들 건강 관리에도 많은 참고가 됩니다.

이 장에서는 과거 산후 조리의 장점과 현대 산후 조리의 핵심을 모아 새로운 산후 조리의 원칙을 제시하고자 합니다. 그리고 산후 영양 관리 또한 다양하면서도 틀에 얽매이지 않고 조금 자유롭게 구성했습니다. 산후 조리 시간을 '나를 재충전하는 시간'으로 현명하게 보내길 바랍니다.

산후 조리

출산 후 신체 변화 산후 조리는 특히 동아시아권 나라들이 다른 나라에 비해 많이 신경 쓰는 부분입니다. 그중에서도 특히 우리나라가 산후 조리를 더욱 중요시하는 편입니다. 산후에는 아기를 낳는 과정 때문에 신체의 제반 조직이 느슨해져 있습니다. 인대와 근육도 늘어져 있고, 골반을 비롯한 관절도 약해져 있습니다. 또한 혈액의 손실과 순환의 변화, 상처 등으로 몸은 매우 불안정한 상태입니다. 이러한 조건에서 무리하게 몸을 움직이면 근육과 관절에 손상을 남깁니다. 평범한 움직임도 무리가 될 수 있어, 걸레 하나 짜는 것도 인대에 부담을 줄 수 있습니다. 또한 약간의 찬바람이나 냉기도 몸속 혈액의 흐름에 변화를 가져와 불편한 증상이 나타나게 됩니다.

control for green life

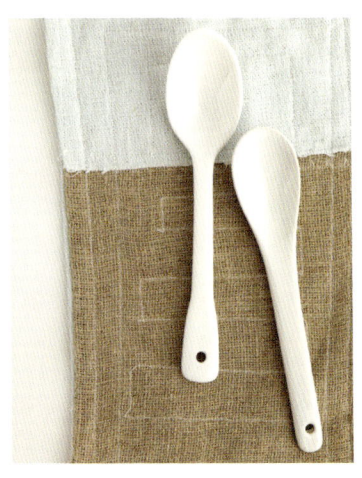
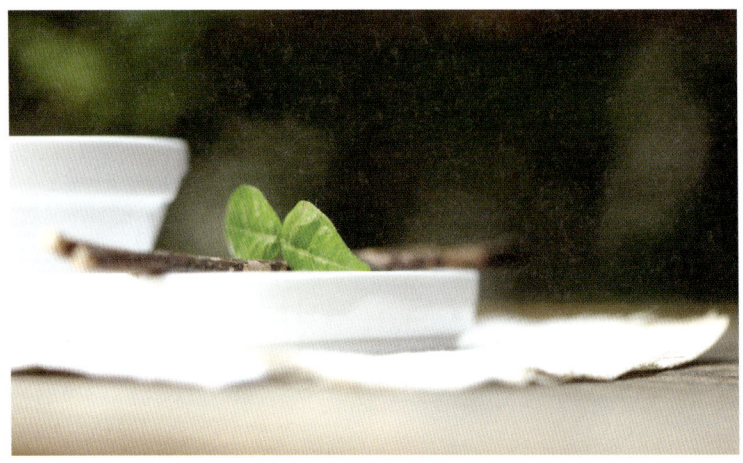

산후 영양 관리

산후 회복과 수유 영양 출산 후 산모의 몸은 근육과 관절을 비롯한 신체 조직이 느슨해져 있습니다. 이는 아기를 낳기 위해 몸이 변화된 것입니다. 임신 기간 동안 '릴랙신'이라는 호르몬의 분비로 골반, 근육, 관절 등이 모두 풀어져 있는 상태며, 골반만 이완되어 있는 것이 아니라 몸 전체의 근·골격계가 이완되어 있으므로 몸이 회복되지 않은 상태에서 이전과 같은 일을 하면 근·골격계에 손상이 갈 수 있습니다.

또한 혈액의 흐름과 체온에도 많은 변화가 있었고, 부분적인 상처 등으로 인해 감염의 위험에도 노출되어 있습니다. 출산 후의 산모는 이러한 신체 조건을 안정적으로 회복할 수 있도록 영양 관리를 잘 해야 합니다. 또한 산모는 자신의 몸을 회복해야 하는 것과 모유를 통해 아기의 성장을 책임져야 하는 두 가지 과제를 안고 있습니다. 뱃속에 있을 때는 탯줄을 통해 영양을 공급했지만 이제는 젖이라는 외부 경로로 아기의 먹을거리를 공급해 주어야 합니다.

내적 공급에서 외적 공급으로 방식만 바뀌었을 뿐 아기에게 당분, 지방, 단백질, 비타민, 미네랄은 여전히 같은 맥락에서 필요하기에 임신기 영양의 연장 선상에서 파악해야 합니다. 단, 아기의 체격과 성장 속도가 태아 때와 다르니 산모가 섭취해야 할 영양소의 필요량도 더 늘어납니다.

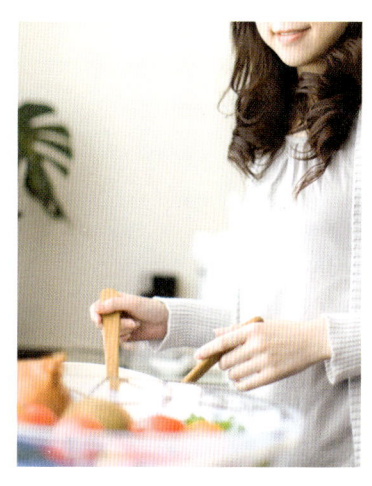

얼마나 먹어야 할까? 산후에 수유를 하는 여성과 그렇지 않은 여성은 인체의 시스템이 다르게 돌아갑니다. 모유 수유를 하는 경우는 모유를 생성하는 데 우선권을 주기 때문에 항상 모유에 필요한 영양분을 뺀 나머지 영양을 산모에게 공급합니다. 그래서 수유기 때 영양 섭취가 나쁘면 산모의 몸이 약해지고, 나아가 모체의 저장 영양분도 부실해져 결국 모유의 질이 떨어지게 됩니다.

수유 여성은 모유 생성에 필요한 영양을 확보하기 위해 비수유 여성보다 에너지 소비를 줄입니다. 그 결과 일반 여성이나 비수유 여성보다 기초 대사량이 낮아집니다. 수유 여성은 모유 생산에 500~600kcal의 열량을 소모합니다. 하지만 여기에 임신기에 비축되었던 2~4kg의 지방이 에너지로 쓰이는 것을 감안하면 산모가 수유를 위해 필요한 하루 추가 열량은 400kcal 정도가 됩니다. 이는 밥으로 치면 한 공기보다 조금 더 되는 양입니다.

하루 식사를 세 번 할 경우 매끼 1/3공기 정도를 더 먹거나, 추가로 먹는 반찬 양을 감안해 1/4 정도를 늘리면 됩니다. 혹은 식사는 정상적으로 하되, 샌드위치나 과일 한 개 정도를 추가해서 열량을 보충할 수도 있습니다.

우리나라는 식량이 절대적으로 부족했던 세월을 보냈기에 많이 먹는 것을 지나치게 강조하는 경향이 있습니다. 그러나 이는 산모의 비만을 유발할 가능성이 높습니다. 현대 여성 중 모유가 잘 안 나오는 경우는 대부분 영양의 부족보다는 수유 방법의 잘못과 지나친 활동 부족으로 인해 대사 작용이 저하되어 생긴 결과입니다. 고른 영양소와 열량 섭취만 잘 하면 영양이 부실해서 모유가 부족한 경우는 생기지 않습니다.

무엇을 먹어야 할까? 대부분의 산모들이 미역국을 가장 먼저 떠올릴 것입니다. 전통적으로 미역국은 산후 조리의 필수 음식으로 꼽힙니다. 산후 조리 때 미역국을 너무 많이 먹어 다시는 먹고 싶지 않다는 사람도 있을 정도죠. 그래서 미역국을 꼭 그렇게 오래 먹어야 하느냐고 묻는 사람도 있습니다. 먹을 것이 부족하던 시절 미역국은 산후에 필요한 영양을 공급하는 데 많은 도움을 줬습니다.

미역에는 요오드나 칼슘과 같은 미네랄이 풍부합니다. 요오드는 신체의 신진대사를 돕는 갑상샘 호르몬의 주원료입니다. 그리고 미역에는 알긴산이라는 부드러운 섬유질이 많아 배변 활동을 돕습니다. 부드러운 섬유질은 변통을 편안하게 하고 배변 시 복압이 덜 차게 합니다. 배가 아프고 부담스러운 산모에게는 좋은 식품이지요. 그렇다고 꼭 미역국만 계속 고집할 필요는 없습니다. 미역국을 중심으로 다양한 식품을 조리하여 먹으면 됩니다. 다음 원칙 아래 식품을 고르게 선택하세요.

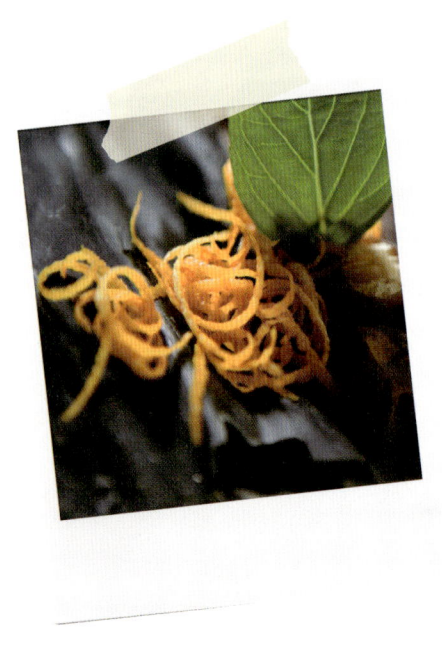

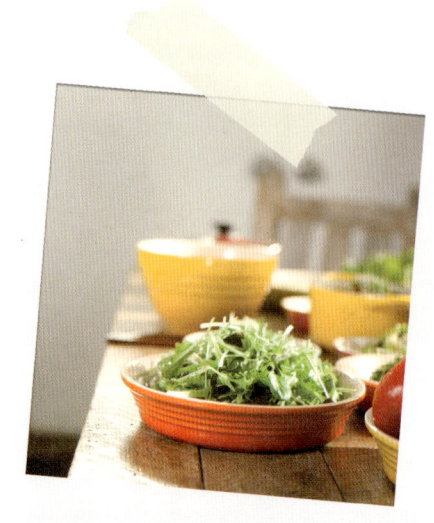

자연식을 원칙으로 합니다 앞에서도 얘기했듯 식생활의 기본을 잘 지키는 것이 우선입니다. 흰쌀밥보다는 잡곡밥, 유기농 식품, 식품 첨가물이 적게 들어간 식품, 자연의 순리에 따라 생산한 식품 등을 먹는 것을 전제로 산모라는 특성에 맞춰 식단을 구성합니다.

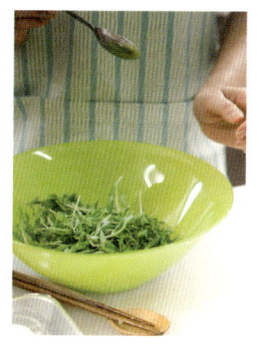

근·골격계를 회복하는 식품군을 강화합니다 느슨하고 약해진 근·골격계를 강화하는 식사를 합니다. 조직의 연결을 좌우하는 것은 콜라겐이란 단백질입니다. 인체를 튼튼히 하기 위해서는 양질의 단백질을 공급하고, 콜라겐의 합성을 돕는 비타민 C와 콜라겐이 직접 함유된 식품을 섭취하는 것이 필요합니다. 칼슘의 섭취는 뼈를 강화하기 위해서는 물론이고, 영아의 성장을 위해서도 아주 중요합니다.

상처를 회복하는 식품을 선택합니다 점막이나 신체 조직의 상처를 회복하는 데 좋은 영양소는 비타민 A와 비타민 C, E 등입니다. 또한 한방에서 '거악생신'에 좋다는 식품을 섭취합니다. 즉 나쁜 것을 제거하고 재생을 돕는 식품입니다. 죽염, 황태 등이 이에 해당합니다.

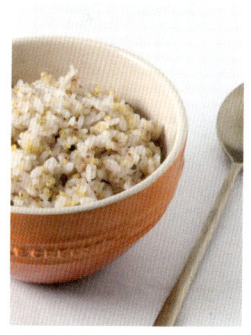

아기의 몸을 만드는 데 필요한 영양소를 충분히 섭취합니다 아기의 성장에 필요한 영양소와 분량을 하나하나 계산하기 어려우면 임신기의 연장선상에서 생각하되 그보다 좀 더 양이 많다고 보면 됩니다.

부족하지 않게, 과하게 먹지 않도록 합니다 열량이 부족하면 산모의 회복과 아기의 성장에 문제가 되고, 과하면 산후 비만이 될 가능성이 높습니다.

보양 식품도 잘 선택해야 합니다 잉어탕, 가물치탕, 호박탕, 우족탕 등 산후에는 보양식을 한두 가지쯤 먹게 됩니다. 이때 고려해야 할 점은 과도한 열량을 섭취하지 않는 것입니다. 그리고 자신의 체질에 맞는 보양식을 선택하고, 한 번에 많은 양의 즙을 내어 장기적으로 먹는 것보다는 신선한 재료로 며칠 분량만 국처럼 만들어 맛있게 먹을 것을 권합니다. 그러면 식사 메뉴도 다양해질 것입니다.

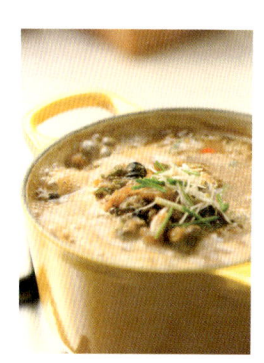

Q&A로 알아보는 현대 산후 조리법

Q 몸을 어느 정도 따뜻하게 해야 하나요? 꼭 땀을 내야 하나요?

A 한여름에 아기를 낳는 엄마들의 가장 큰 고민은 그 더운 여름에 어떻게 몸을 감싸고 있는가, 하는 것입니다. 바람이 들어오지 않는 방에 불을 때고 옷을 껴입고 있으면 그 고통이 엄청나기 때문이죠. 몸을 감싸서 바람을 막아 보호하는 것은 과거 우리의 현실과 관련 있습니다.

과거 주택이나 의복의 여건이 좋지 않을 때 겨울은 특히 힘든 계절이었습니다. 살을 에는 추위가 문틈을 타고 들어오고, 불을 때지 못하는 경우도 많았기 때문입니다. 거기에 먹을 것이 부족하고 더운물도 없으니 추위란 아주 좋지 않은 삶의 조건이었을 것입니다.

산모가 자칫 감기라도 걸려 잘 낫지 않아 합병증이 생기면 약이나 의료 시설이 부족한 당시로서는 생명의 위기를 겪기도 했을 테지요. 이러한 상황을 반영하듯 한방의 가장 중요한 저서 중 하나인 『상한론』은 풍, 한, 열, 조, 습 등의 문제 중 한을 대표적으로 내세워 의학을 전개하고 있습니다.

앞에서도 얘기했듯 온도는 대부분 상대적인 문제로 인해 발생합니다. 방 안의 온도가 따뜻하고 웃풍이 심하지 않다면 몸을 너무 많이 감싸고 있을 필요는 없습니다. 방의 온도 역시 냉기를 느끼지 않을 정도면 됩니다. 경우에 따라 땀을 내는 것도 필요하지만 (부기가 잘 빠지지 않을 때, 대사가 잘 되지 않을 때, 몸이 부분적으로 냉할 때, 몸이 무겁고 습할 때 등) 지속적으로 땀을 내는 것은 수분 대사에 문제를 일으키고 몸의 진액을 소모할 수 있습니다.

인체 내의 열을 전달하고 품어주는 진액이 부족하면 불안정한 열이 생길 수 있으며, 산모도 지쳐 면역력이 저하될 수 있습니다. 절대적인 원칙은 없습니다. 계절적 조건, 개인의 체질과 건강 상태, 방의 온도, 웃풍 등을 고려하여 옷과 실내 온도를 결정하면 됩니다.

단식 후 서서히 음식량을 늘려 적응하는 기간을 주듯 우리 몸도 임신과 출산으로 급격히 열렸던 기관들이 서서히 닫히도록 온도를 조절해 가면 됩니다. 일상 온도에 적응할 수 있도록 2주에서 한 달 동안, 비행기가 착륙하듯 높은 온도에서 낮은 온도로 서서히 유도하면 됩니다. 위에서 설명한 증상으로 인해 땀을 내야 할 때는 조금 땀을 내되, 땀을 내고 난 후에는 보온을 잘 하는 것이 중요합니다.

Q 활동은 어느 정도 범위에서 해야 하나요?

A 분만 후 일주일은 자신의 몸을 아기 다루듯 해야 합니다. 그리고 이후에 서서히 활

동량을 늘려줍니다. 근육은 적당히 써야 조여지고 탄력이 생깁니다. 문제는 그 시기에 자신의 몸에 맞는 강도로 하는 것입니다.

불안정한 이 시기에 내 몸에 맞는 활동량을 알고 싶다면 무엇이든 넘치지 않게 하면 됩니다. 근·골격이 다시 제자리로 돌아오게 하고, 서서히 조여지며 강화되는 것에 포인트를 두어 활동하면 됩니다.

너무 움직이지 않으면 몸이 회복하는 데 오히려 시간이 더 많이 걸리고, 몸을 단련하지 않은 상태에서 시간만 보낸 뒤 갑자기 몸을 쓰면 부담과 손상이 크게 발생할 수 있습니다. 몸이 서서히 일상에 적응할 수 있도록 길들이는 것이 중요합니다.

Q 수유와 아기 보는 일로 바빠서 산후 조리를 제대로 할 수가 없어요.

A 엄마에게는 자신의 몸보다 아기가 우선일 수밖에 없습니다. 불편한 수유 자세로 인해 어깨에 통증이 생겼다고 해도 몸이 회복될 때까지 수유를 중단할 수는 없습니다. 게다가 아기의 밤낮이 바뀌기라도 하면 자신의 몸을 챙기기는 더욱 어렵게 되지요. 아마 대부분의 산모들이 그럴 것입니다.

이때는 문제가 누적되지 않도록 하는 것이 중요하므로 그때그때 시간을 내서 통증을 해소해 주는 것이 필요합니다. 문제가 생기지 않도록 올바른 수유 자세를 갖는 것, 통증이 생긴 것을 풀어주는 간단한 운동법, 자연 요법, 부부 마사지를 배워두는 것이 생각보다 큰 도움이 된답니다. 틈틈이 할 수 있는 운동을 꾸준히 실행하는 것이 가장 효과적인 방법입니다.

Q 산후에 좋은 음식은 무언가요?

A 우선 기본을 잘 지키는 것이 중요합니다. 즉, 자연식, 맑은 음식, 고른 영양을 기초에 두고 산모에게 중요한 체내 조직의 회복, 안정적인 열 관리, 수분 대사, 혈액 재생, 수유에 필요한 영양 공급에 좋은 음식을 추가로 섭취하면 됩니다.

영양에 대해 넓게 생각하면, 미역국을 장기적으로 먹어야 한다는 압박감에서 어느 정도 벗어날 수 있습니다. 먹을거리가 부족했던 시절에는 참기름으로 볶고 소고기나 해산물을 넣고 끓인 미역국은 한 번에 여러 가지 효과를 얻을 수 있었습니다.

하지만 현재는 과거에 약선으로 불리던 식품까지도 비교적 쉽게 구할 수 있는 시대이므로 지나치게 한 가지 음식에 편중할 필요는 없습니다. 앞으로 소개하는 음식을 바탕으로 자신에게 맞는 식단을 구성하여 즐거운 식사 시간이 될 수 있도록 하세요. 물론 나쁜 음식에 대한 적절한 절제는 필요합니다.

control for green life

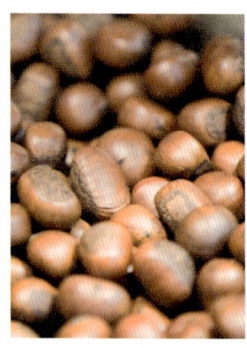
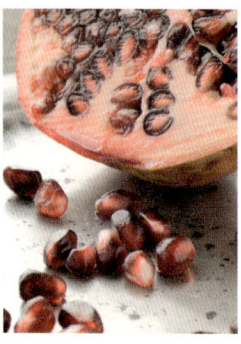
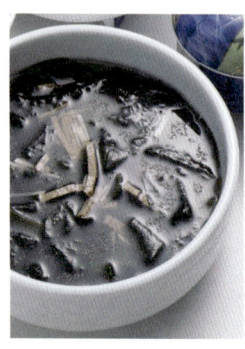

산후 회복기의 식단

식사가 즐거운 일주일 식단 미역국을 다양하게 먹는 방법으로 쇠고기미역국, 생선미역국, 홍합미역국, 두부된장미역국, 감자미역국 등이 잘 알려져 있습니다. 하지만 미역국 외에도 다양한 국이나 죽을 돌아가면서 먹으면 훨씬 기분 좋게 산후 회복기를 보낼 수 있습니다.

> **산후 회복기 식단의 예**
> **월요일** 미역국, 야채죽, 밤, 호두
> **화요일** 된장국, 팥죽, 토마토, 딸기
> **수요일** 오리탕 혹은 미역국, 호박죽, 수박
> **목요일** 미역국, 시래깃국, 녹두죽, 샐러드, 키위, 석류
> **금요일** 뭇국 혹은 무황태국, 연근죽 또는 해물죽, 배
> **토요일** 쇠고깃국 혹은 감자미역국 혹은 우족탕,
> 콩죽 혹은 현미 잡곡죽, 복숭아, 참외
> **일요일** 생선국 혹은 생선미역국, 장어죽, 포도

1 위의 요일별 식단은 음양과 오행의 주기를 고려하여 짠 것입니다. 음양오행은 사람의 생활 리듬에 따라서도 형성됩니다. 그래서 월요일을 시작으로 일요일 휴식으로 이어지는 패턴을 따라 식단 구성을 했습니다. 요일별로 먹지 않더라도 고른 영양 섭취를 할 때 꼭 참고하세요.
2 오리탕, 무황태국, 생선미역국을 먹을 때는 아홉 번 구운 죽염으로 간을 해보세요. 상처 회복에 도움이 되고, 뼈를 튼튼히 하며 해독에도 좋습니다.
3 과일은 성질이 차가운 것들이 대부분이므로 많이 먹거나 차게 먹지 않습니다. 과일에도 이뇨가 잘 되는 것이 있고 밤이나 호두, 대추같이 몸을 따뜻하게 하는 것도 있으니 골고루 먹도록 합니다.
4 고기를 과식하거나 자주 먹지 않도록 합니다.
5 산후 풍기가 있을 경우에는 돼지고기, 닭고기는 주의해서 먹습니다.

효능별로 분류한 식품

단백질 공급에 좋은 식품 육류, 다양한 색의 콩류, 유제품
☆육류는 많이 먹기보다 믿을 수 있는 생산 과정을 거친 제품을 고릅니다. 콩류는 한 가지보다 백태, 서목태, 서리태, 녹두 등을 다양하게 먹는 것이 좋습니다. 여기에 점막을 건강하게 하고, 면역력을 높이는 콩 발효 식품을 통해 단백질과 면역력 증강 성분을 함께 섭취하도록 권합니다.
콜라겐이 풍부한 식품 우족, 돼지족
지혈, 보혈 등 혈 관계에 좋은 식품 연근, 당귀, 토마토, 포도
부기를 빼는 식품 잉어, 팥, 늙은 호박, 솔잎, 율무
☆잉어와 팥은 궁합이 좋은 식품으로 예전부터 한방에서 많이 사용한 약선 식품입니다.

산후 약선 음식

출산 후 약해진 여자의 몸을 다스리는 몇 가지 음식과 요리법을 소개합니다. 출산 전의 건강했던 몸으로 되돌려주는 건강 음식 레시피를 활용하면 몸을 추스르는 데 큰 도움이 됩니다.

붉은팥을 넣은 잉어탕

재료 붉은팥 500g, 살아 있는 잉어 500g 이상

1 살아 있는 잉어를 물에 서너 시간 담가 해감을 토하도록 합니다.
2 두꺼운 솥에 잉어와 붉은팥, 물 2~3리터를 넣고 붉은팥이 물러져 터질 때까지 약한 불에서 달입니다.
3 기름이나 소금 등의 조미료는 일체 넣지 않고, 국물과 팥, 잉어를 여러 번 나누어 먹습니다.

팥죽 팥 120g과 멥쌀로 죽을 쑤어 하루에 두 번 섭취합니다.

호박

- 호박은 기를 보강해줍니다. 염증을 없애고 통증을 멎게 하며 해독, 살충 효과도 있습니다.
- 위장이 약하고 설사가 잦은 사람은 적은 양부터 시작해 신중하게 먹는 것이 좋습니다.
- 해산 후 손발이 붓는 사람은 호박 30g을 볶아서 먹으면 효과가 있습니다. 생호박 씨를 우유와 갈아 마셔도 효과를 볼 수 있습니다.

요리 방법

애호박 호박나물, 호박선, 호박지짐, 호박찜, 호박무침, 호박찌개 등으로 요리해 먹습니다.
늙은호박 호박범벅, 호박죽, 호박엿, 호박꿀단지, 호박오가리 등으로 요리해 먹습니다.

배 생배는 열이나 화를 내려주는 효과가 있고, 익힌 배는 몸의 진액을 보충해 주는 효과가 있습니다. 산후에는 꼭 익혀서 먹어 기를 보충해 주는 것이 좋습니다.

홍합 바다에서 사는 어류는 대부분 짜지만 오로지 홍합만이 담하기 때문에 담채라 한다는 옛말이 있을 정도로 홍합은 담백하고 자극이 없습니다. 홍합백숙, 홍합장아찌, 홍합젓, 홍합초, 홍합회, 홍합미역국 등으로 요리해 먹습니다.

완두콩

- 위장을 튼튼하게 하고 진액을 생성해 갈증을 멎게 해줍니다.
- 소변을 잘 보게 하고 설사를 멎게 하며 상처의 독을 해독하기도 합니다.
- 위장과 비장의 기능이 약해, 토하고 설사하는 사람에게 좋습니다.
- 출산 후 젖이 잘 나오지 않는 산모에게 좋습니다.

석류 석류를 생것으로 많이 먹으면 치아가 손상될 수 있고 가래도 많이 생길 수 있으므로, 갈아서 즙으로 섭취하도록 합니다.

궁합이 맞지 않아 같이 먹으면 안 되는 식품

복숭아 – 장어, 자라고기
녹두 – 잉어회, 젓갈
잉어 – 맥문동, 녹두, 마늘, 엿, 닭고기, 돼지 간, 개고기, 꿩고기, 사슴고기
배 – 게
쇠고기 – 돼지고기, 개고기, 기장쌀, 밤, 부추, 염교, 생강
인삼 – 검정콩
호두 – 물오리 고기, 꿩고기, 닭고기, 술

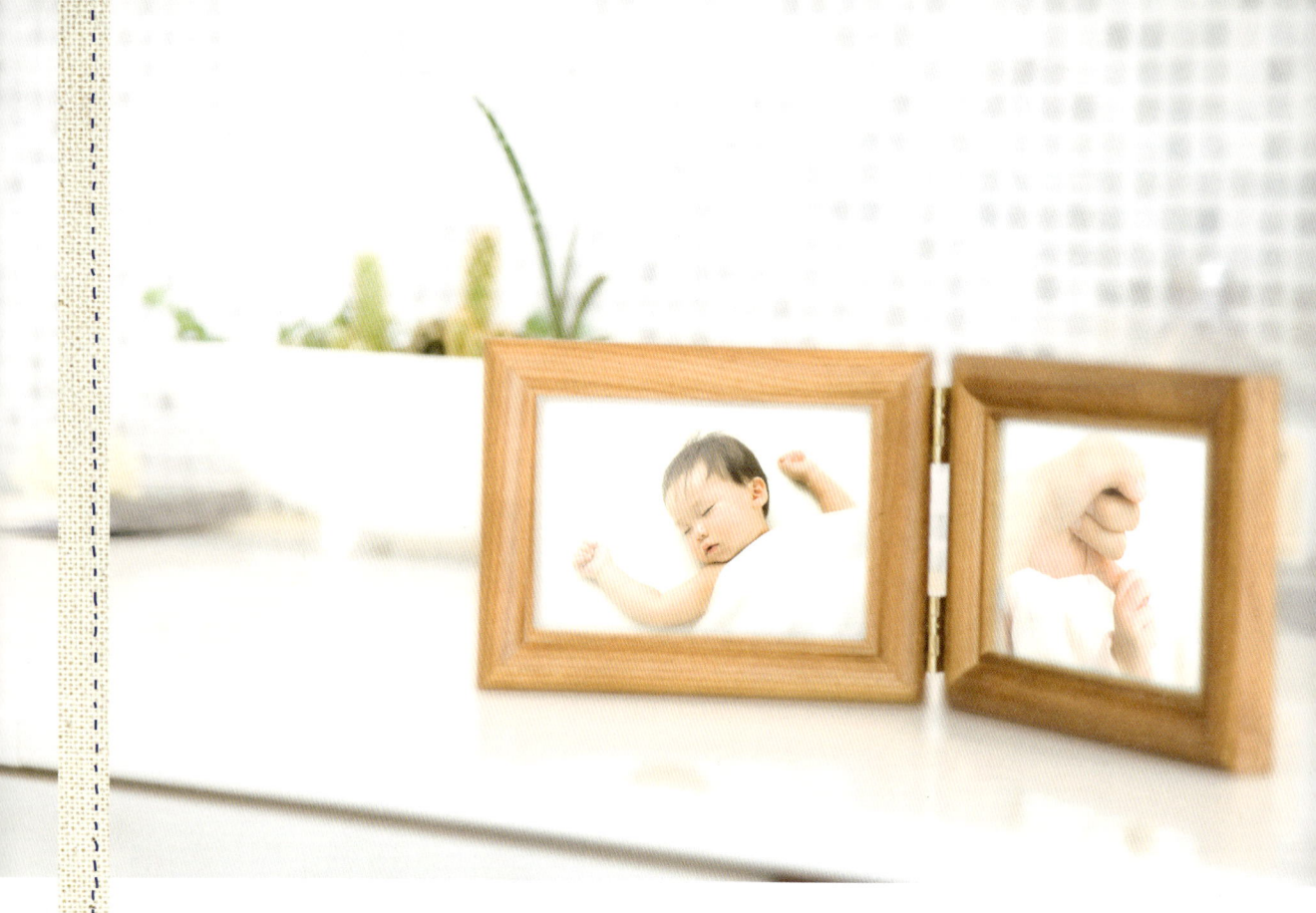

PART 2
건강한 몸, 날씬한 몸매로 회복시킨다 산후 운동

출산 후 1주부터 3주까지 해야 할 일

예전에 저는 임신기 체조 및 산후 6개월 이상 지난 뒤 실행하는 '베이비&맘 요가'를 주로 지도했습니다. 그런데 최근에는 출산한 지 얼마 안 되는 산모들에게 체조를 지도할 기회가 많아졌습니다.

대부분의 산후 조리원에서 산후 체조 프로그램을 진행하고 있으며, 임신부 교실에서도 산후 체조를 미리 실습하는 시간을 갖기 때문입니다. 산후의 올바른 운동이 얼마나 중요한지 많은 사람들이 깨닫고 있는 증거라고 봅니다.

산후 체조는 제대로 배우면 매우 유용합니다. 출산 전후로 여성의 몸은 많은 변화를 겪는데 이때 어떻게 대처하느냐에 따라 몸과 마음의 건강이 크게 좌우되기 때문입니다. 특히 산후에는 하루하루 몸이 변화되기 때문에 동작의 종류나 강도도 이에 맞춰 달라져야 합니다.

종류도 중요하지만 강도가 더욱더 중요합니다. 어떤 산모는 출산 후에도 너무 건강해서 탈이고, 어떤 산모는 걷기도 어려울 정도로 힘들어하는데 두 경우 모두 적당한 강도의 운동을 해야 합니다. 너무 강도를 높여 움직이는 것도, 전혀 몸을 쓰지 않는 것도 모두 문제가 됩니다.

아이를 출산하고 몸과 마음이 모두 지쳐 있을 때, 최소한의 운동을 하느냐 하지 않느냐에 따라 회복의 속도나 몸의 상태가 달라집니다. 3~6개월이 지난 후 한꺼번에 운동을 하는 것보다는 한두 동작이라도 필요한 때에 하는 것이 더 좋습니다.

골반이 닫히고 있을 때 몸을 제자리로 복귀시키고, 조여지고 있을 때 바른 흐름으로 조여지도록 길을 잡아주고, 골격의 틀을 안정시키면 적은 노력으로도 큰 효과를 거둘 수 있습니다. 이미 한번 자리가 잡힌 것을 나중에 바꾸려면 매우 힘듭니다.

이번 장에서는 가장 조심스러운 기간인 출산 후 1주부터 3주까지의 동작을 소개하겠습니다. 무엇보다 안전하고 무리하지 않게 실행하길 다시 한 번 강조합니다. 산모는 누구보다 섬세한 몸을 갖고 있습니다. 그러니 그만큼 스스로를 귀하고 조심스럽게 다루길 바랍니다.

산후 운동의 원칙

1 산후 운동은 먼저 골반을 바르게 수축시킬 수 있는 동작 위주로 합니다.

2 운동법은 출산 후 기간에 따라 다르게 구성하며 무엇보다 근육과 인대, 관절에 무리가 없도록 약한 강도로 실시합니다.

3 임신 전과 같은 운동 강도로 하려면 최소 출산 후 두 달은 지나야 합니다. 그 이전에는 조금 부족한 듯 실시하는 것이 좋습니다. 특히 첫 주는 가장 안전하고 무리 없는 동작들만 골라서 합니다. 수술을 하였거나 건강 상태가 좋지 않은 산모는 전문의의 지도하에 실시하세요.

산후 운동의 중요성

산후의 몸매 회복은 아름다움을 위해서도 필요하지만 건강을 위해서도 매우 중요합니다. 바른 체형으로 회복하기 위해서는 배의 무게 때문에 뒤로 젖혀졌던 척추를 복원하고, 골반을 건강하게 수축시켜야 합니다. 확장되었던 골반이 균형을 맞춰 제자리로 돌아오지 않으면 전신의 체형이 망가질 수 있습니다.

가장 흔한 것이 엉덩이의 윗부분, 선추 부분이 지나치게 넓어 보이고 엉덩이의 모양이 커지게 되는 것입니다. 또한 임신기에 바깥으로 향했던 고관절이 제자리로 돌아오지 않으면 다리를 앞으로 모으고 숙이는 자세가 잘 되지 않습니다. 이는 다리 라인에 많은 영향을 줍니다.

골반은 퍼지고, 바깥쪽으로 뻗은 다리 라인을 회복하지 못하면 올바른 척추 라인을 가지기 힘듭니다. 더군다나 산후에 골반이 서서히 닫힐 때, 젖을 먹이거나 아기를 재우기 위해 한쪽으로 어깨를 기울이거나 계속 옆으로 누워 있으면 체형이 심각하게 비뚤어지기도 합니다.

이는 산후 요통이나 어깨 통증, 손목의 통증을 생기게 하는 주요인이 될 수 있습니다. 이를 방지하여 바르고 건강한 골반과 척추 라인으로 회복시키는 것이 산후 체조의 핵심이 됩니다.

출산 후 1주에 적당한 동작들

출산 1주 차에는 자신이 자연스럽게 힘을 줄 수 있는 강도의 70~80% 정도만 실시하며, 동작 후 통증이 남는 자세는 삼갑니다. 빨리 회복하려는 마음은 무리한 동작으로 연결될 수 있으니 천천히 회복한다는 마음을 갖고 시작하기 바랍니다.
출산 후 산모를 위한 체조 중 종종 강도 높은 동작을 권유하는 책이나 자료를 보는데, 산모들이 할 수 있다 하더라도 안전성이 보장되지 않은 강도 높은 동작은 피하도록 합니다.

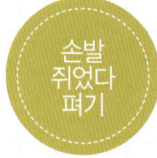

손발 쥐었다 펴기

1 편안한 자세로 눕습니다. 손은 양옆으로 45도 각도가 되게 벌리고, 양발은 어깨 너비로 벌립니다.
2 양손과 양발을 오므렸다 펴는 것을 5회 반복합니다.
☆이 운동은 몸의 중심부에서 먼 곳부터 실시하는 준비 동작입니다. 손발을 가볍게 쥐고 펴는 운동은 몸에 움직인다는 신호를 주는 것입니다. 큰 산고를 겪은 후이므로 급격히 움직이는 동작보다는 몸을 움직이겠다는 신호를 주면서 천천히 시작하는 게 좋습니다.

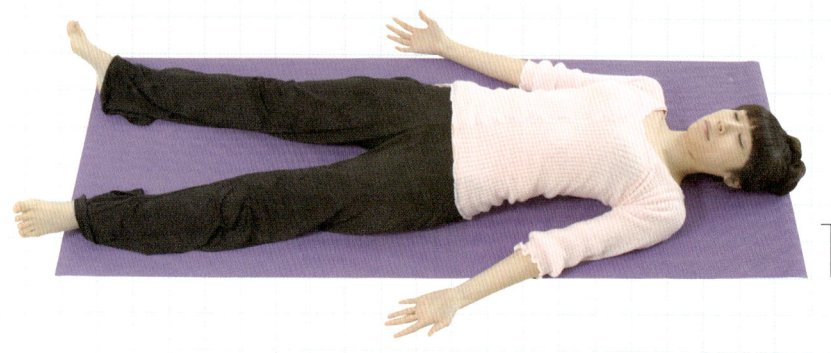

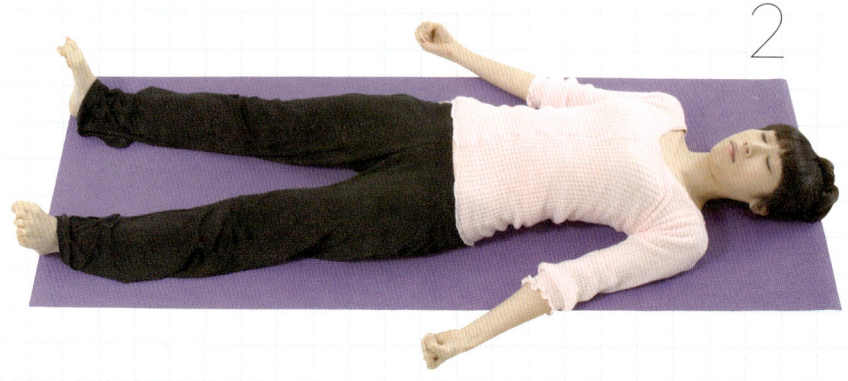

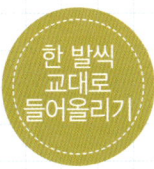
한 발씩 교대로 들어올리기

1 편안한 자세로 눕습니다.
2 무릎을 구부리지 말고 한 다리씩 들어 올립니다. 처음에는 바닥에서 10cm 정도 떨어지게 낮게 들고, 시간이 지나면서 점점 더 높이 올립니다. 3~5회 반복합니다.
☆이 동작을 하기 힘든 사람은, 다리를 올리는 동작 대신 한 다리씩 무릎을 구부렸다 펴는 동작부터 시작합니다. 그리고 충분히 연습이 되었다고 생각되면 그때 제대로 된 자세를 실시합니다.

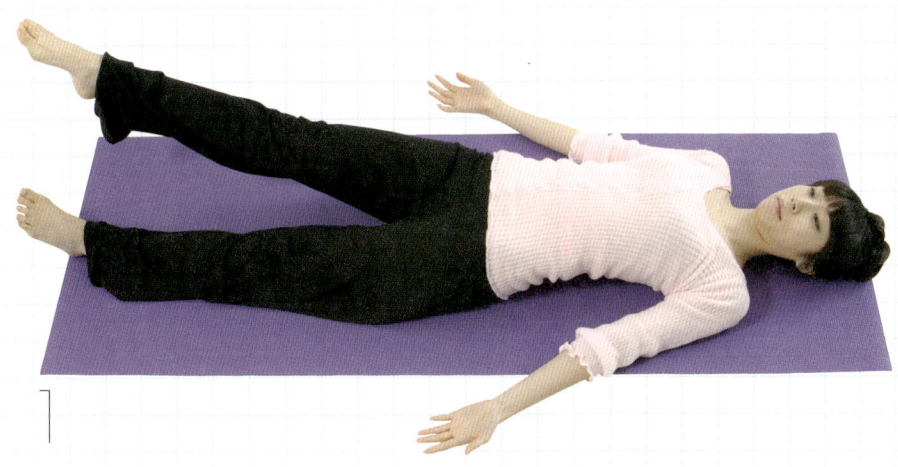
1

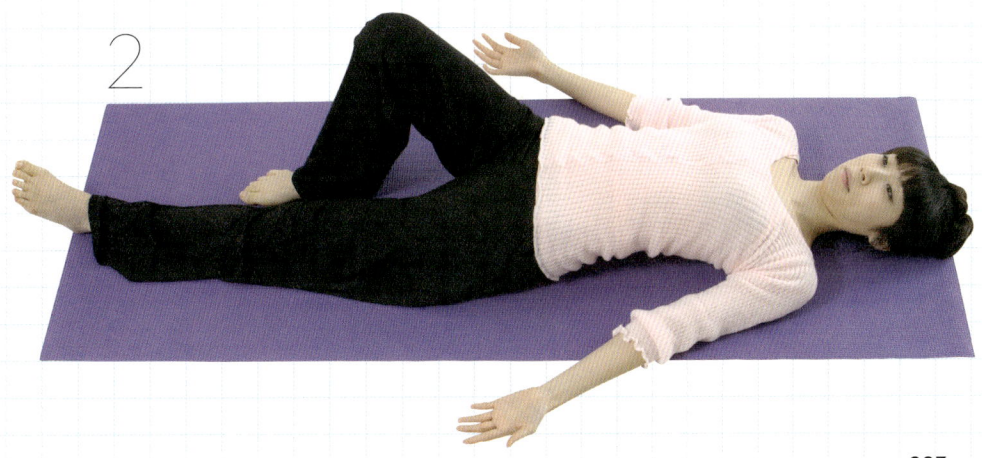
2

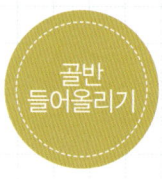

골반 들어올리기

1 편하게 누운 상태에서 양손을 몸 옆의 바닥에 붙입니다. 양다리는 무릎을 굽혀 90도 각도로 구부립니다.

2 숨을 들이쉬며 꼬리뼈를 올린다는 느낌으로 엉덩이의 아랫부분만 들어 올립니다.

3 숨을 내쉬며 천천히 힘을 빼고 엉덩이를 내립니다. 이 동작을 3~5회 실시합니다.

☆이 동작은 출산 후 풀어진 골반 근육을 강화시켜 줍니다. 역시 아주 낮은 강도에서 실시해야 하므로 처음에는 엉덩이를 들어 올리는 것이 아니라 꼬리뼈만 살짝 올리는 느낌으로 합니다. 여기에 익숙해지면 골반을 들어 올리도록 하고, 횟수를 늘려도 좋습니다.

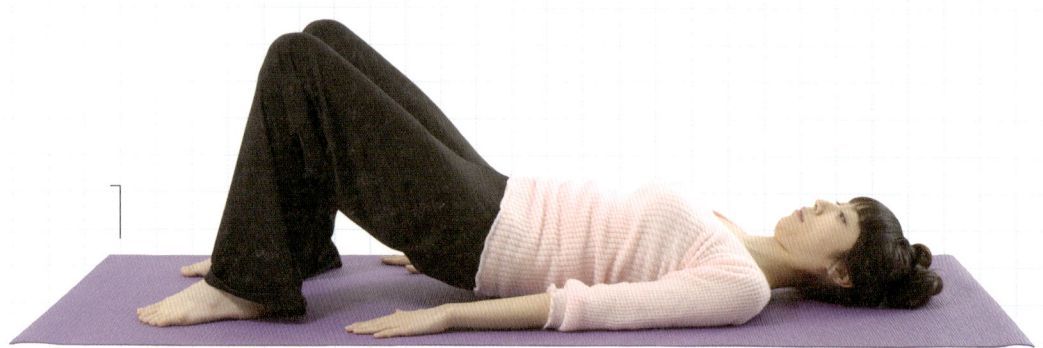

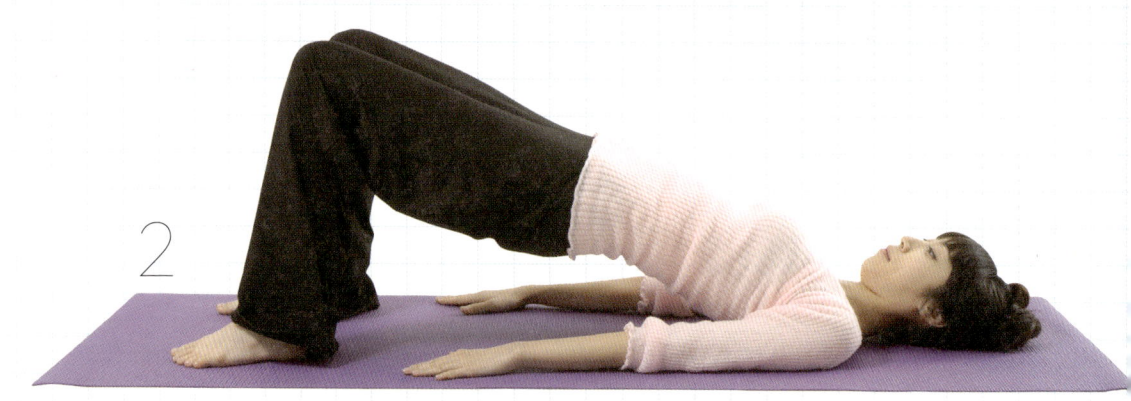

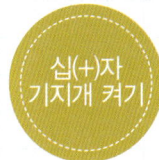
십(+)자 기지개 켜기

1 편하게 누운 뒤 배 부분에서 양손을 가볍게 깍지 끼고, 숨을 들이쉬며 가슴 쪽으로 손을 끌어올립니다.
2 숨을 내쉬며 팔을 가슴 앞으로 쭉 뻗습니다.
3 숨을 들이쉬며 머리 위로 손을 올려 기지개를 켭니다. 이때 무리하게 팔꿈치를 펴려고 하지 말고, 편안하게 기지개를 켠다는 생각으로 실시합니다.
4 숨을 내쉬며 몸이 십자가 모양이 되도록 양손을 옆으로 내립니다. 2~3회 실시합니다.
☆기지개 켜기는 전신의 근육을 움직이는 효과가 뛰어나며 특히 척추를 편안하게 늘여줍니다. 설명한 대로 호흡의 리듬에 맞춰 하면 효과가 더욱 증진됩니다. 산후에 손목이 약한 사람은 깍지를 끼지 않은 상태에서 기지개를 켜도록 합니다.

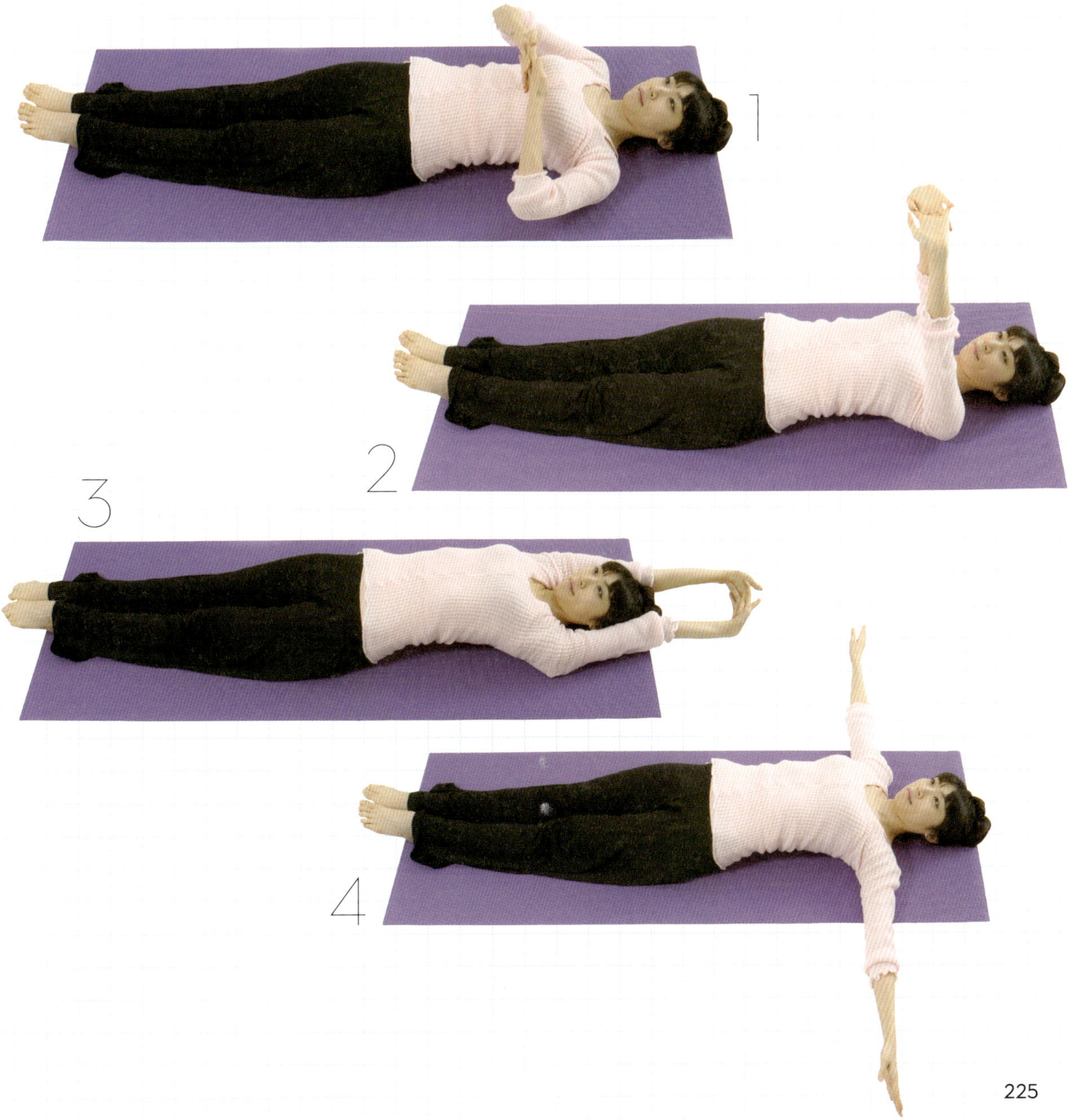

Note

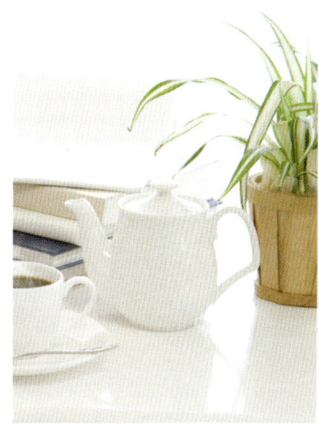

※ 계획이나 할 일, 필요한 정보를 담을 수 있도록 비워둔 페이지입니다.

출산 후 2주에 적당한 동작들

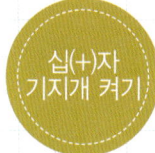
십(+)자 기지개 켜기

기지개 켜기는 모든 주에 걸쳐서 실시합니다.
앞에서 설명한 방식대로 하되, 관절을 더 뻗는 느낌으로 실시합니다.

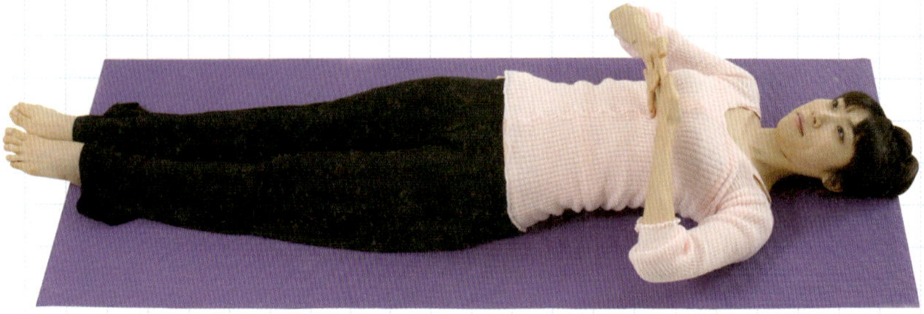

1

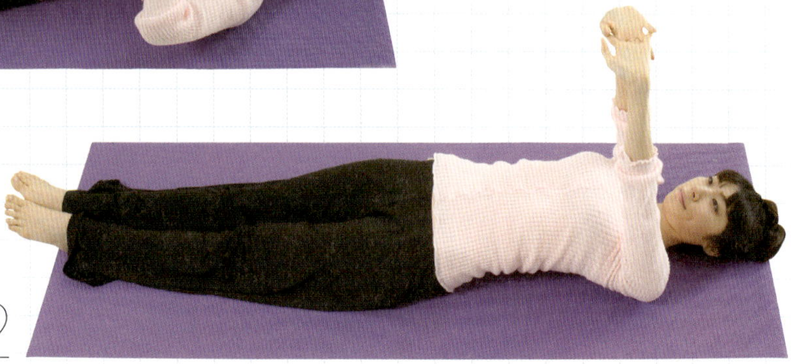

2

3

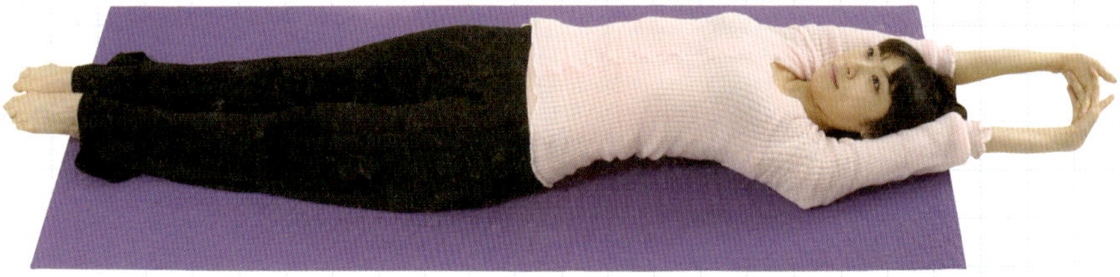

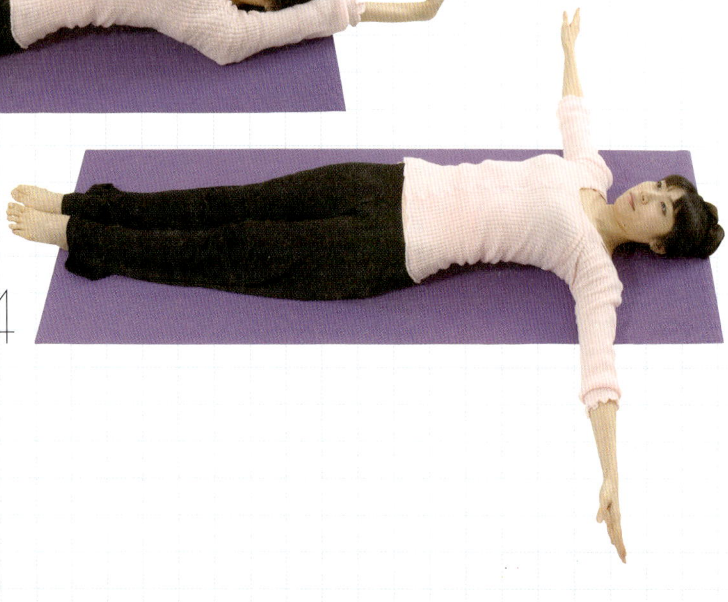

4

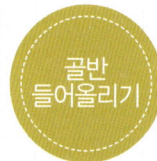

골반 들어올리기

앞에서 설명한 방식대로 하되, 엉덩이를 점점 더 높게 올리며 합니다. 엉덩이를 들었을 때, 골반과 척추가 일직선이 되도록 합니다. 5회 실시합니다.

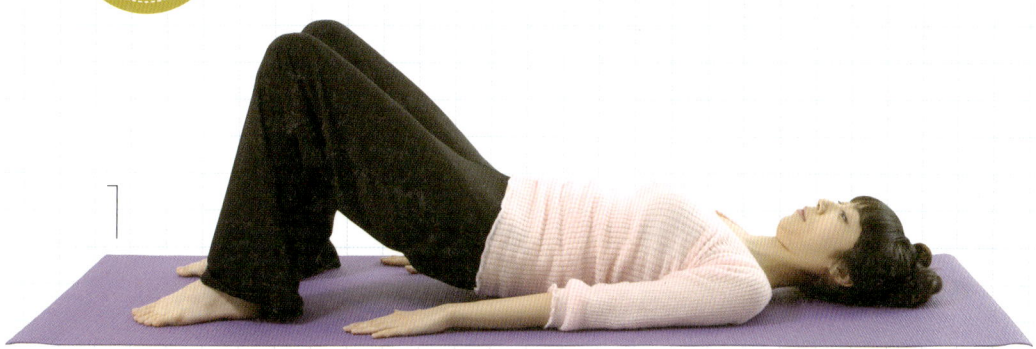

1

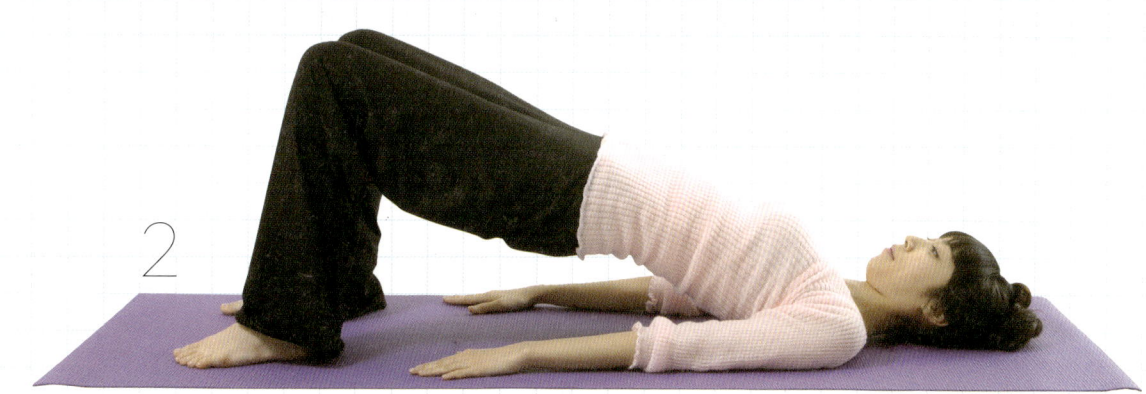

2

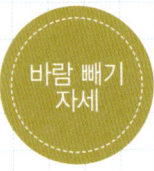

바람 빼기 자세

1 양다리를 모으고 눕습니다. 숨을 들이쉬며 오른쪽 다리를 구부려 양손으로 깍지 끼고 무릎을 잡습니다.
2 숨을 내쉬며 무릎을 가슴 쪽으로 당깁니다. 무릎이 바깥으로 향하는 사람은 가슴 쪽으로 부드럽게 당기려고 노력합니다. 이 과정에서 바깥으로 틀어진 고관절이 서서히 제자리로 돌아옵니다.
3 숨을 들이쉬며 제자리로 돌아옵니다. 동작을 실시했을 때 어렵지 않다면 ②의 동작을 할 때 고개를 들어 무릎과 머리를 가까이 붙여 봅니다. 2회 실시합니다.

☆완성 자세는 턱이 무릎에 닿는 것이지만 산후에 무리하여 시도할 필요는 없습니다. 이 자세는 허리와 엉덩이 근육을 신장시켜 골반 및 허리의 긴장과 가벼운 통증을 해소해 줍니다.
임신 중에는 배가 부르기 때문에 무릎을 약간 벌려서 당겼지만 산후에는 무릎이 가슴을 향하도록 당깁니다. 무릎을 가슴 쪽으로 당기는 과정에서 고관절의 변형도 교정됩니다. 골반 들어올리기와 한 세트로 하면 위의 동작에서 발생할 수 있는 허리의 긴장이 해소되는 효과도 있습니다.

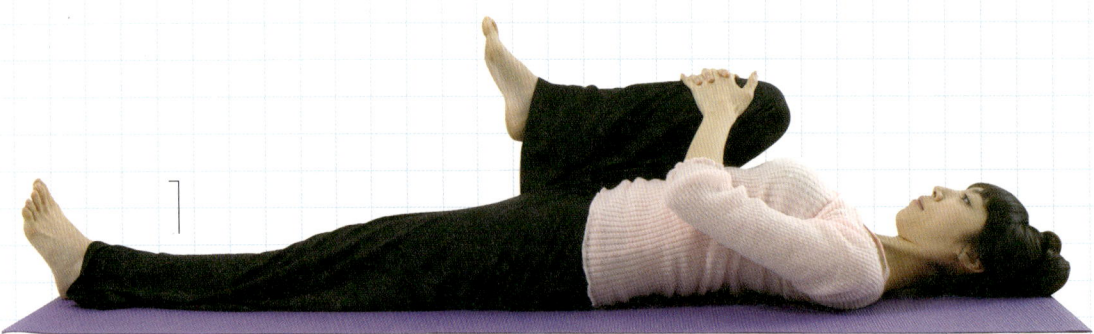

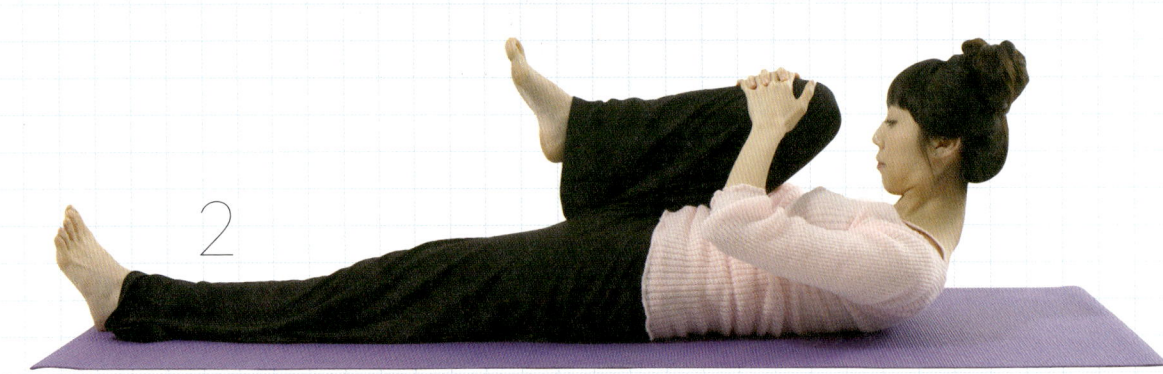

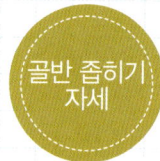
골반 좁히기 자세

1 한쪽 다리를 아래에 놓고 그 위에 반대쪽 다리를 얹고 편안하게 앉습니다.
2 숨을 내쉬며 상체를 천천히 앞으로 숙입니다. 고관절이나 골반에 통증이 올 때까지 하지 말고, 가벼운 땅김이 있는 범위에서 멈춥니다.
3 좌우로 몸을 약간씩 비틉니다. 1~2회 실시합니다.

☆이 자세는 출산 후 벌어진 골반을 회복시켜 줍니다. 원래 동작은 위아래 무릎이 겹치는 것이지만 처음에는 그것의 반 정도만 실시합니다.

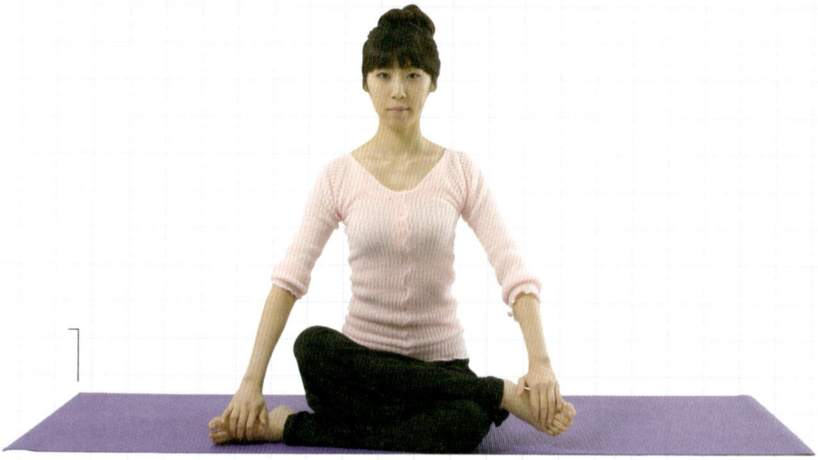

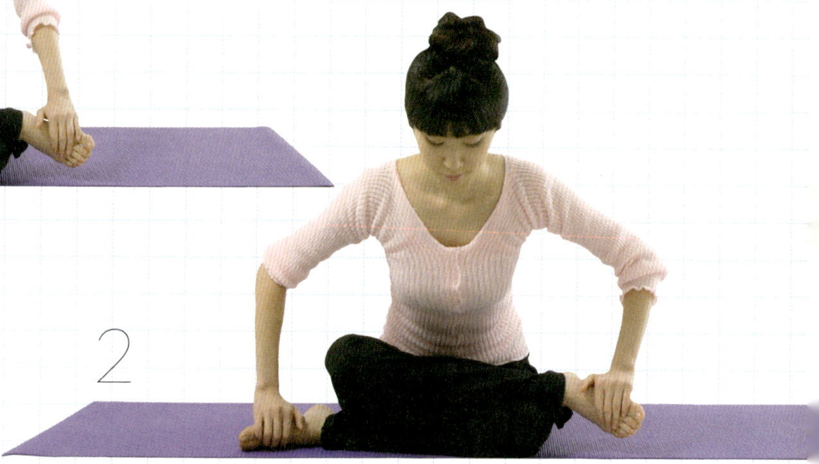

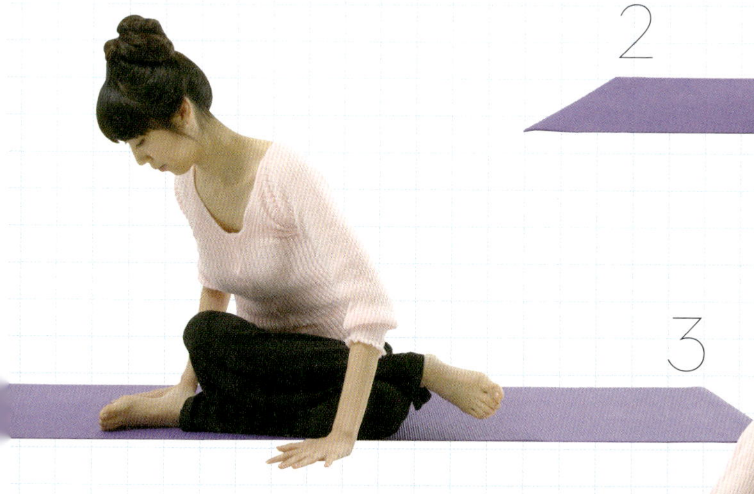

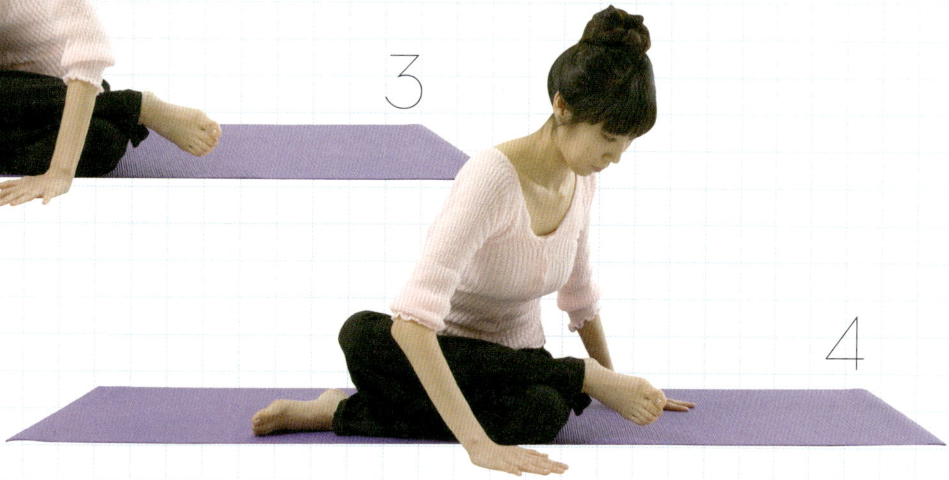

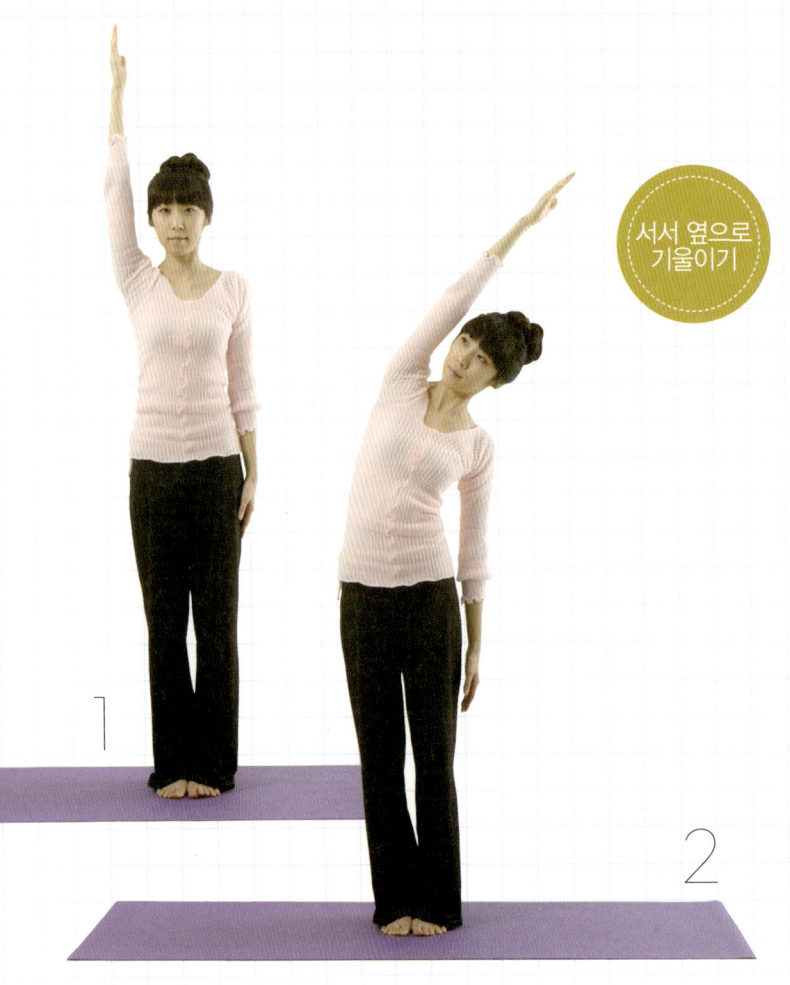

서서 옆으로 기울이기

1 양다리를 모으고 양손을 몸 옆에 붙이고 편안하게 섭니다. 숨을 들이쉬며 오른손을 귀 옆으로 올립니다. 이때 귀 옆에 바짝 붙이기보다는 앞으로 쏠리지 않도록 하는 데 주안점을 둡니다.
2 숨을 들이쉬며 몸을 왼쪽으로 기울입니다.
3 숨을 들이쉬며 바로 서고, 숨을 내쉬며 손을 내려 제자리로 돌아옵니다.
4 반대쪽도 같은 요령으로 합니다. 2회 실시합니다.
☆ 출산 2주 차에 들어서면 하체를 단련하는 동작을 함께 실시합니다. 우선 다리나 골반의 근육을 강하게 사용하는 동작보다는 부드럽게 단련하는 동작을 합니다. 이후 하체의 근육이 적응함에 따라 운동 강도를 높입니다.

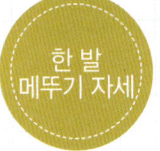

한 발 메뚜기 자세

1 바닥에 엎드려 눕습니다. 양손은 몸 옆에 붙이고, 양발은 모읍니다. 턱을 편안하게 바닥에 붙이고 호흡을 고릅니다.
2 숨을 들이쉬며 오른쪽 다리를 위로 올립니다. 이때 무릎은 펴고 골반이 위로 올라가지 않도록 유의하며 천천히 다리를 들어올립니다. 골반을 바닥에 밀착시키고 해야만 골반이 비틀어지지 않고 다리 뒤 근육의 결이 곧게 강화됩니다.
3 숨을 내쉬며 제자리로 돌아온 다음 반대쪽도 같은 방법으로 합니다. 익숙해지면 3~4회 반복합니다.
☆출산 1주 차의 '한 발씩 교대로 들어올리기' 운동과 서로 짝을 이루는 동작입니다. 함께 실시하면 좋습니다. 물론 수술한 산모는 주의해서 실시해야 합니다.

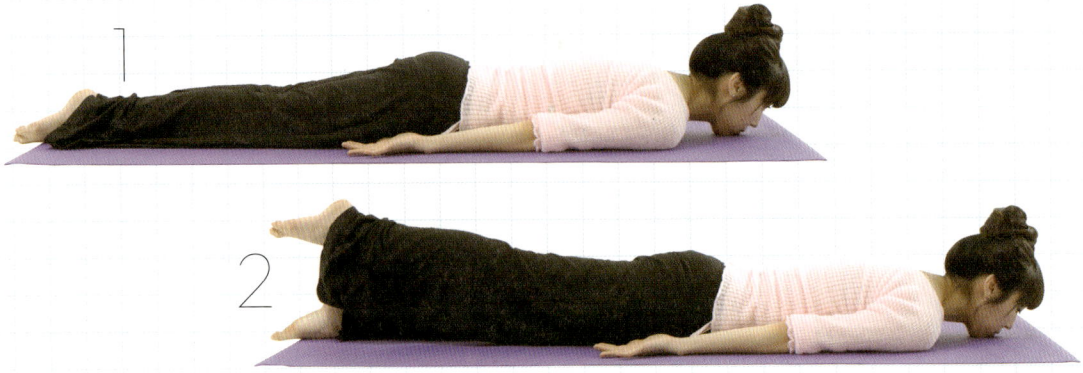

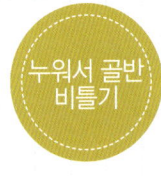
누워서 골반 비틀기

1 편안하게 누운 다음 양손을 옆으로 벌립니다. 오른발을 왼쪽 무릎 위에 올립니다.
2 숨을 내쉬며 오른쪽 무릎을 왼쪽으로 비틉니다. 이때 고개는 오른쪽으로 가볍게 비틉니다. 호흡은 편안하게, 부드러운 리듬으로 하며 가슴에 수축되는 힘이 들어가지 않는 범위 내에서 실시합니다. 가슴에 힘이 들어가는 순간 근육이 수축되어 통증이 증가할 수 있기 때문입니다.
3 숨을 들이쉬며 제자리로 돌아온 다음 반대쪽도 같은 방법으로 합니다. 1~2회 실시합니다.
☆이 동작 역시 골반을 좁혀주는 데 좋은 효과가 있습니다. 안정된 자세에서 척추를 좌우로 비틀기 때문에 무리 없는 척추 운동이 될 뿐 아니라 장기의 운동에도 도움이 됩니다.
출산 후에는 골반이 제자리로 돌아가는 만큼 장기도 빨리 제자리로 돌아가야 합니다. 갑자기 불렀던 배가 꺼지면서 장기의 위치에도 급격한 변화가 일어나기 때문에 이러한 움직임을 안정적으로 회복하게 해주는 동작입니다. 역시 수술한 산모는 주의해서 실시해야 합니다.

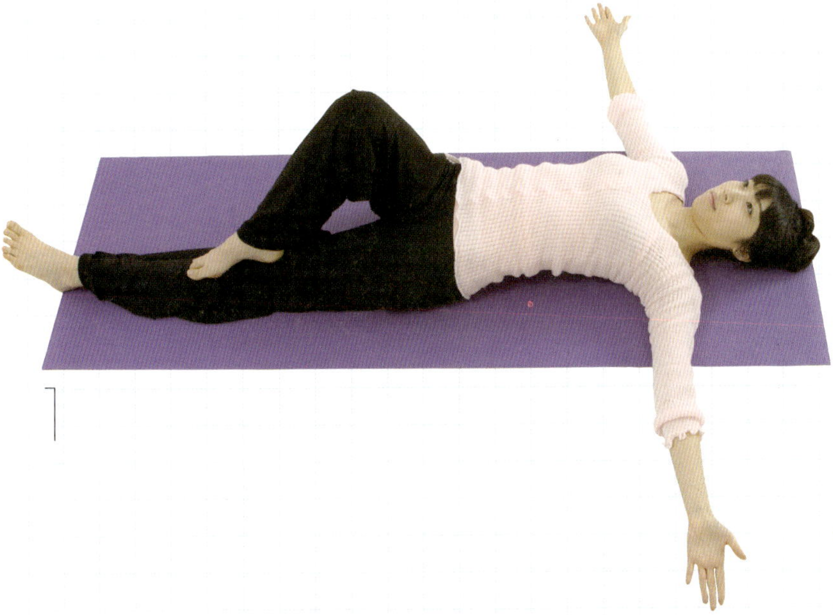

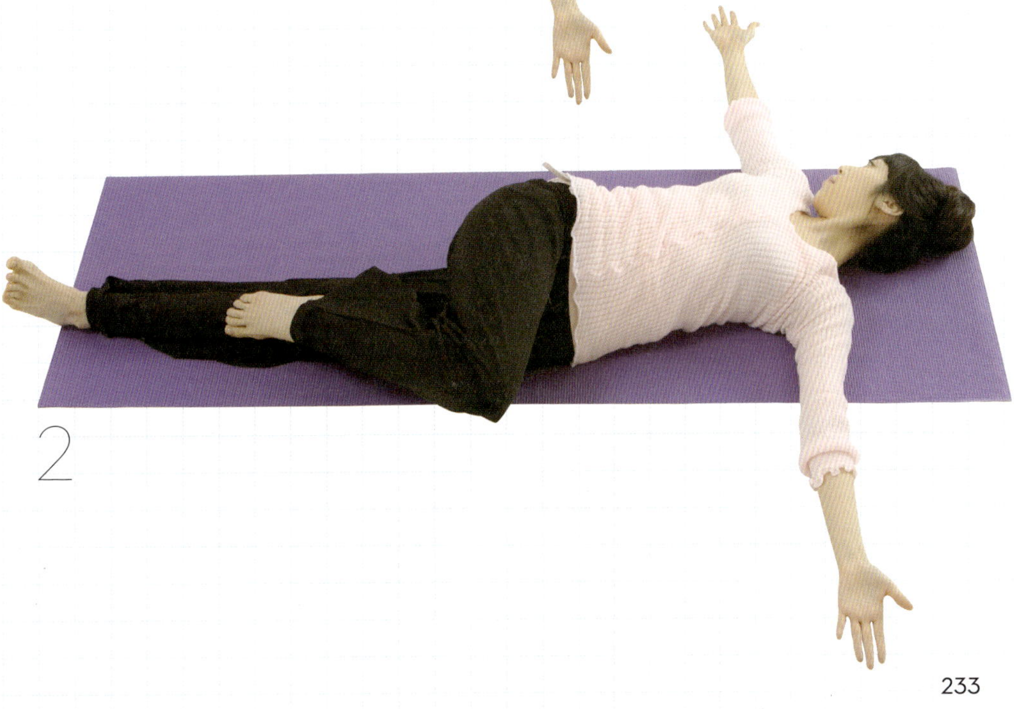

Note

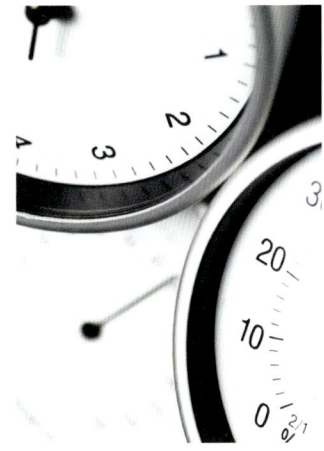

※ 계획이나 할 일, 필요한 정보를 담을 수 있도록 비워둔 페이지입니다.

출산 후 3주에 적당한 동작들

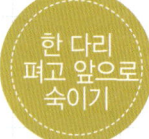
한 다리 펴고 앞으로 숙이기

1 다리를 펴고 바닥에 앉은 다음, 왼발을 오른쪽 허벅지에 붙이고 오른발은 앞으로 뻗습니다.

2 숨을 내쉬며 상체를 앞으로 숙입니다. 이때 머리는 무릎이 아닌 안쪽 공간, 즉 몸의 중앙을 향해 내려가도록 합니다. 무릎이나 다리를 향해 내려가면 척추가 옆으로 비틀어질 수 있습니다.

3 숨을 들이쉬며 제자리로 돌아옵니다. 2회 실시합니다.

☆뒤에서 봤을 때 골반이 비틀어지지 않게 합니다. 허벅지가 굵거나 유연성이 적은 사람이 발뒤꿈치를 회음부에 붙이려고 하다 보면 골반이 비틀어져 척추가 꼬인 채 숙여집니다.

이 자세는 발목, 무릎, 고관절의 위치를 제자리로 회복하는 데 뛰어난 효과를 발휘합니다.
단, 효과를 제대로 얻으려면 신체의 각도가 매우 중요합니다. 몸을 많이 숙이기보다는 위에 설명한 대로 바른 각도로 숙이는 것에 주안점을 둡니다.

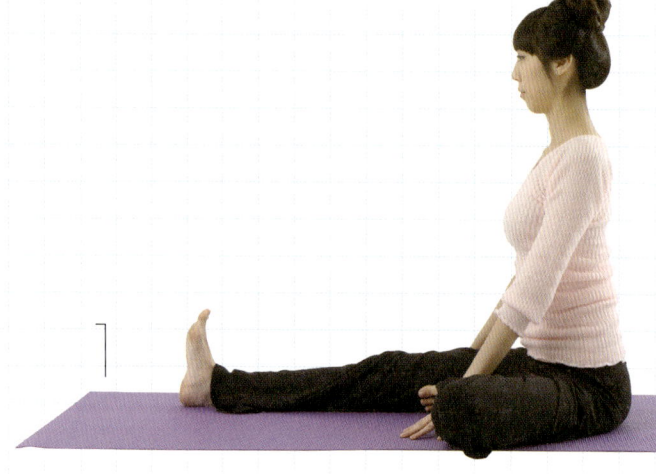

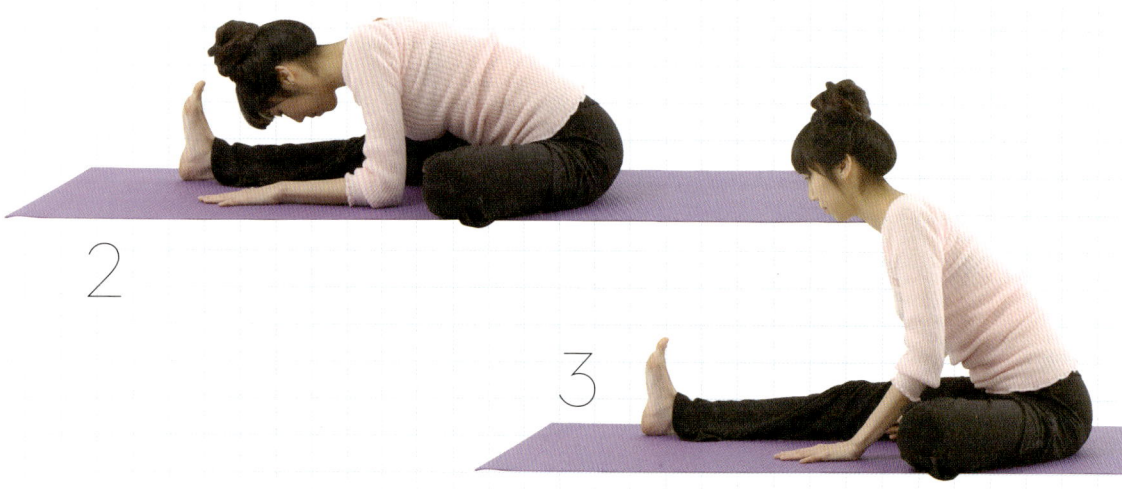

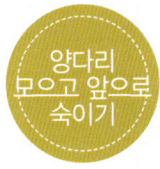
양다리 모으고 앞으로 숙이기

1 바르게 앉아서 양다리를 앞으로 뻗고 발끝을 모읍니다.
2 숨을 내쉬며 몸을 앞으로 숙입니다. 처음에는 발목을 잡는 정도로 실시합니다.
3 위의 동작이 잘 이루어지면, 손바닥으로 발바닥을 감싸는 동작으로 발전시킵니다. 2~3회 실시합니다.
☆이 동작은 두 발을 모은 상태에서 몸을 앞으로 숙이기 때문에 골반이 닫힌 상태에서 척추의 간격이 늘어나는 효과가 있습니다. 등과 허리의 근육이 신장되어, 해당 부위의 통증을 줄여주며 골반이 바르게 수축되는 효과도 얻을 수 있습니다. 동작을 할 때 가능한 한 양발 끝을 맞추고 하는 것이 좋은데, 이때 삐뚤어진 골반의 중심부가 함께 교정됩니다.

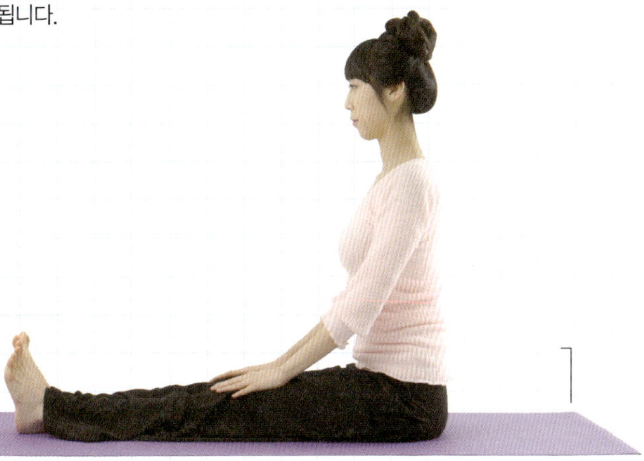

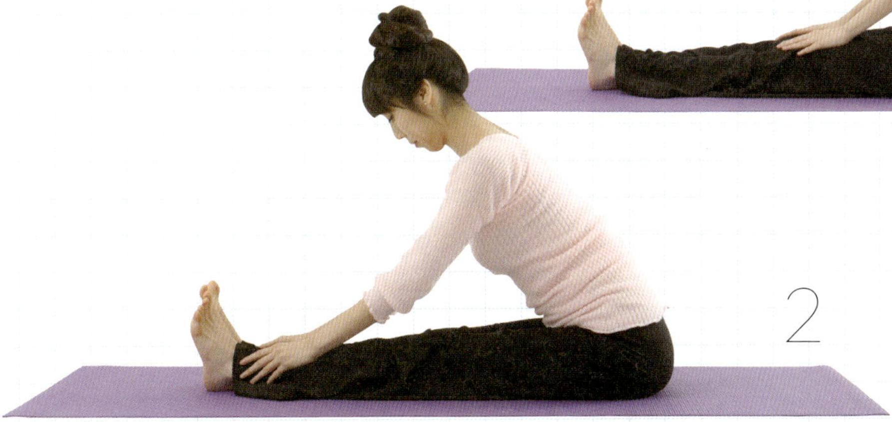

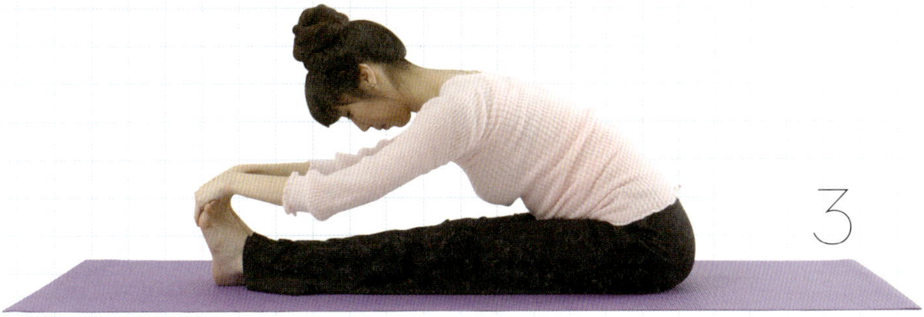

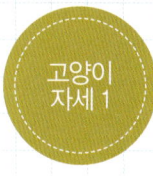

고양이 자세 1

1 고양이처럼 네 발로 선 자세에서 숨을 들이쉬며, 허리를 낮추고 고개를 위로 올립니다.
2 숨을 내쉬며 등과 허리를 말아 올리고 턱을 가슴 쪽으로 당깁니다.
3 숨을 들이쉬며 제자리로 돌아옵니다.

☆고양이 자세는 앉아서 하는 자세와 서서 하는 자세도 있지만 기본은 기어가는 자세에서 합니다. 이 자세는 손목으로 체중을 지탱하기에 산후 2주까지는 하지 않습니다. 자칫하면 손목 관절에 무리를 줄 수 있기 때문입니다. 3주째부터 손목의 자극과 통증을 살펴가며 시작합니다.

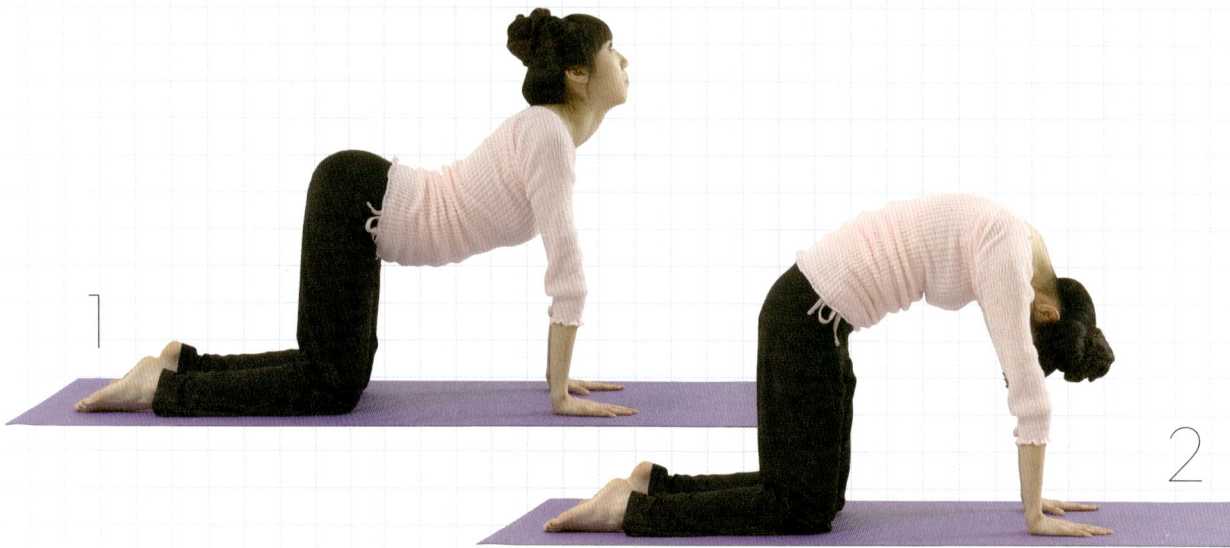

고양이 자세 2

위의 동작이 잘 이루어지면 숨을 들이쉴 때 아래 그림과 같이 오른쪽 다리를 위로 올립니다. 이때 골반이 비틀어지지 않도록 합니다. 출산 2주 차의 '한 발 메뚜기 자세'처럼 골반을 고정시키고 다리를 올리는 것이 중요합니다.

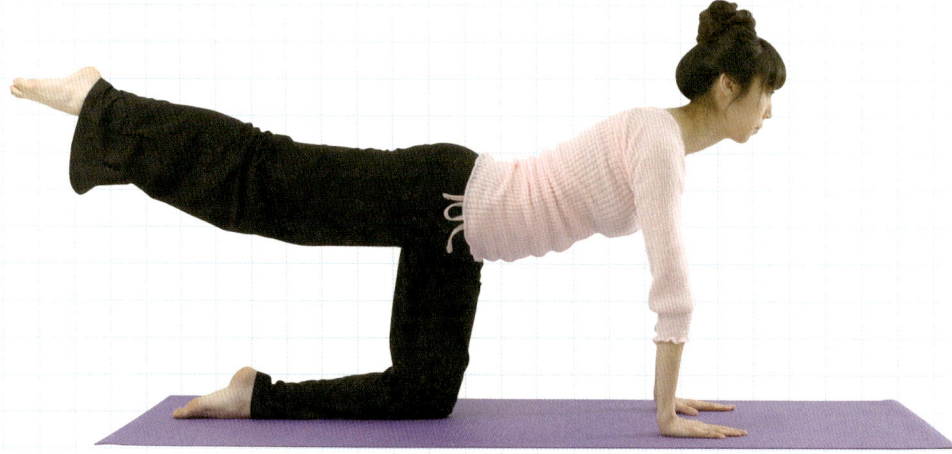

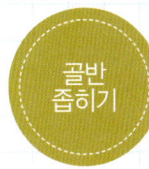
골반 좁히기

1 허리를 세우고 앉은 다음, 숨을 들이쉬며 왼쪽 다리를 아래에 두고 오른쪽 다리를 위로 올립니다. 옆에서 보면 양다리와 무릎이 일직선이 되도록 합니다.

2 숨을 내쉬며 몸을 앞으로 숙입니다. 1~2회 실시합니다.

☆출산 2주 차의 골반 좁히기 자세의 강화된 형태입니다. 동작이 잘 이루어지면 양 무릎이 점점 가까워져 서로 포개집니다. 고관절 옆쪽에 자극을 줄 수 있으니 무리하지 않는 범위에서 실시합니다.

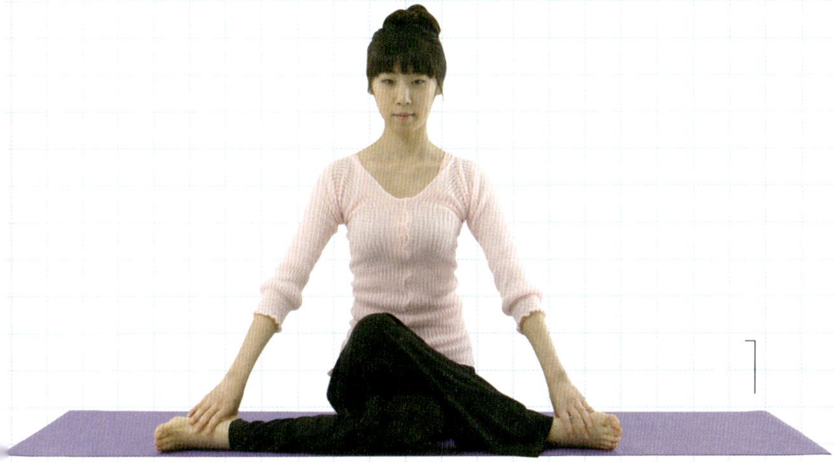

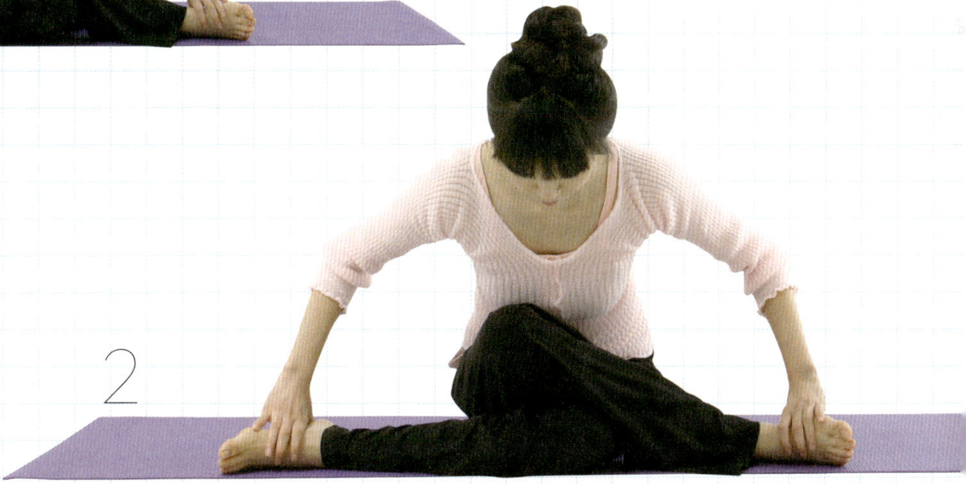

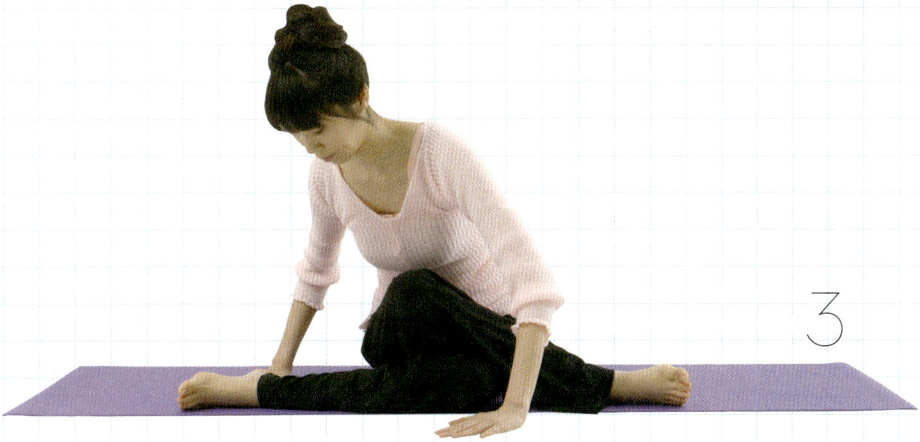

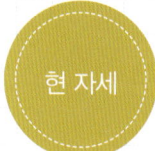
현 자세

1 왼쪽 다리를 몸의 앞쪽으로 구부립니다. 오른쪽 다리는 오른쪽 골반 옆의 바닥에 둡니다. 오른쪽 무릎과 왼쪽 무릎이 수평선상에 있게 하며 양손은 머리 뒤에서 깍지를 낍니다.
2 숨을 내쉬며 상체를 오른쪽으로 구부립니다. 2회 실시합니다.

☆동작에 익숙해지면 다리의 각도를 크게 합니다. 오른쪽 무릎이 엉덩이와 같은 수평 라인에 오게 하고, 오른발과 무릎은 직각이 되게 합니다. 이 동작은 골반의 틀어진 각 때문에 대체로 오른쪽을 먼저 하고, 왼쪽을 나중에 하기 바랍니다.

골반의 비틀어진 정도를 잘 모를 때는 먼저 시작하는 순서를 바꾸어가며 하세요. 이 동작은 골반의 균형을 회복하고 척추의 좌우 기울기를 바로잡아 주며, 고관절을 몸 안쪽으로 회전시키는 효과를 줍니다.

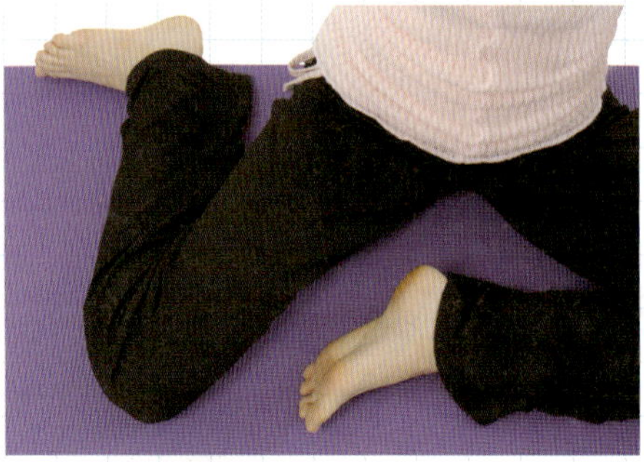

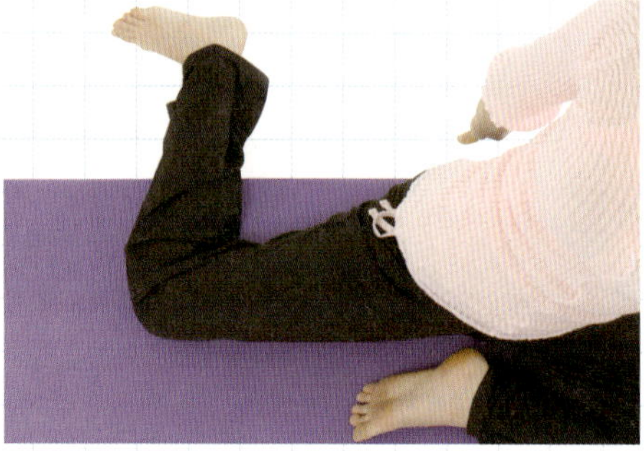

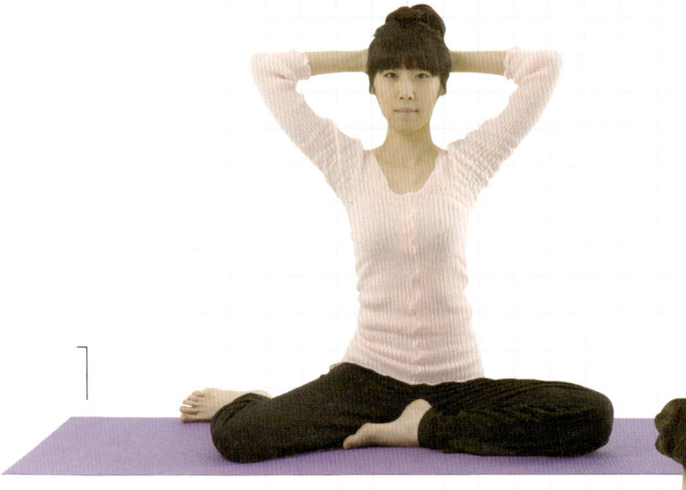

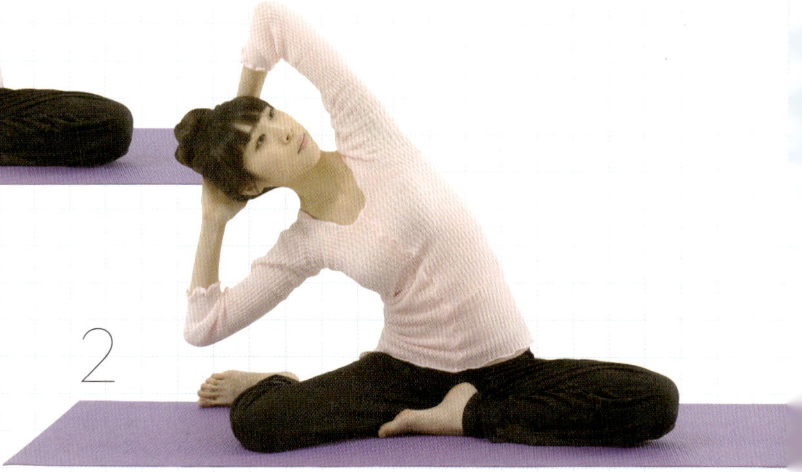

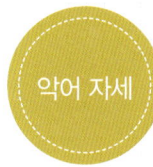

악어 자세

1 천장을 보고 누운 자세에서 양다리를 모으고 양손은 수평으로 뻗어 몸이 십자가 모양이 되게 합니다. 손바닥은 바닥을 향하거나 혹은 위를 향해도 좋습니다.
2 숨을 들이쉬며 오른쪽 다리를 수직으로 올립니다.
3 숨을 내쉬며 오른쪽 다리를 왼쪽으로 내립니다. 시선은 오른손을 바라봅니다. 동작이 쉽지 않은 사람은 무릎을 약간 구부리거나 다리를 낮게 올립니다.
4 제자리로 돌아올 때는 숨을 들이쉬며 역순으로 하고, 반대쪽도 같은 방법으로 합니다. 2회 실시합니다.
☆이 자세는 출산 2주 차 '골반 비틀기' 동작의 강화된 형태로 무릎과 고관절의 위치를 교정하는 효과가 있습니다. 허리 근육을 약간 늘린 상태에서 비틀기 때문에 요통을 해소하는 데도 도움이 됩니다.

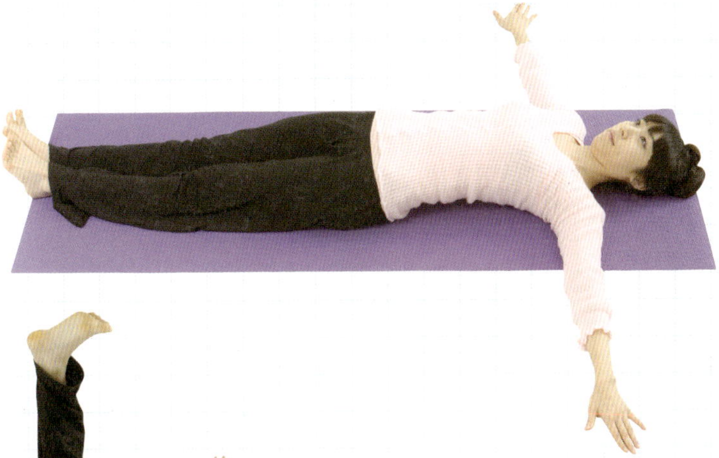

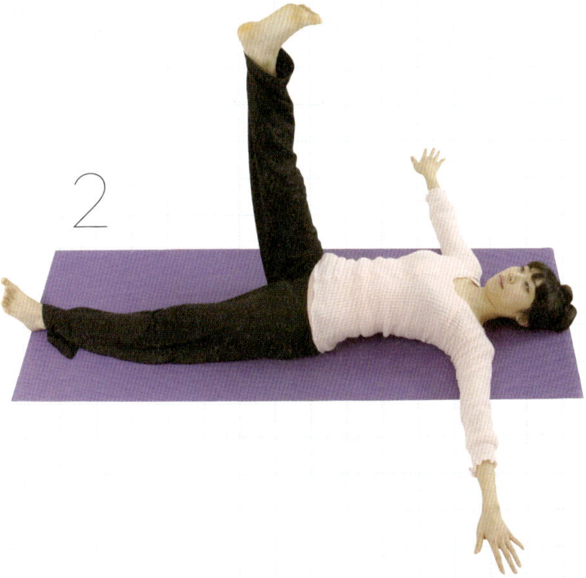

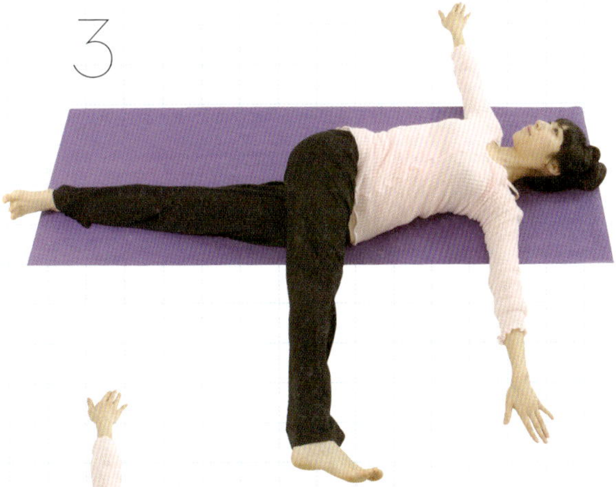

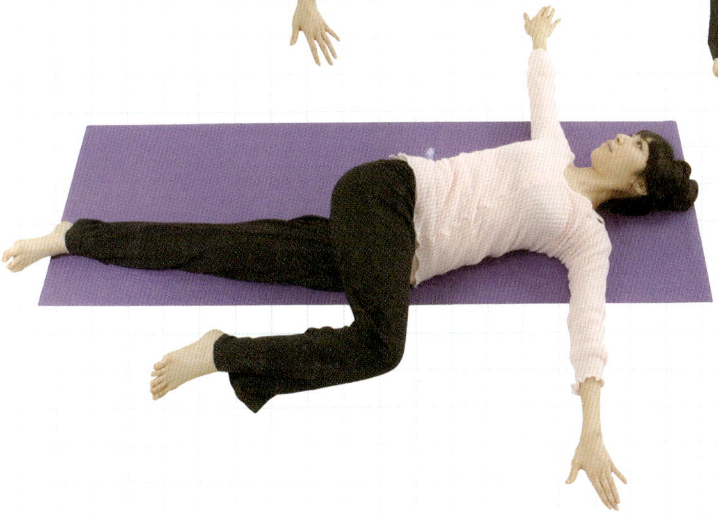

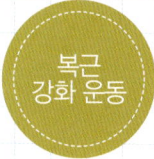
복근 강화 운동

1 허리를 세우고 앉은 자세에서 그림과 같이 양 무릎을 구부리고 양손은 무릎 옆을 감쌉니다.
2 허리가 곧게 펴지는 범위 내에서 몸을 뒤로 기울입니다.
3 가능하다면 그림과 같이 다리를 올리는 동작을 합니다. 복근을 단련하는 효과가 있습니다.
30초에서 1분 정도 자세를 유지한 뒤 제자리로 돌아옵니다.

☆출산으로 늘어난 복근이 제자리를 잡고 탄력을 회복하기 위해서는 점진적인 수축이 필요합니다. 이 운동은 복근을 단련시키는 데 효과적이며, 관절과 인대에도 무리를 주지 않습니다.

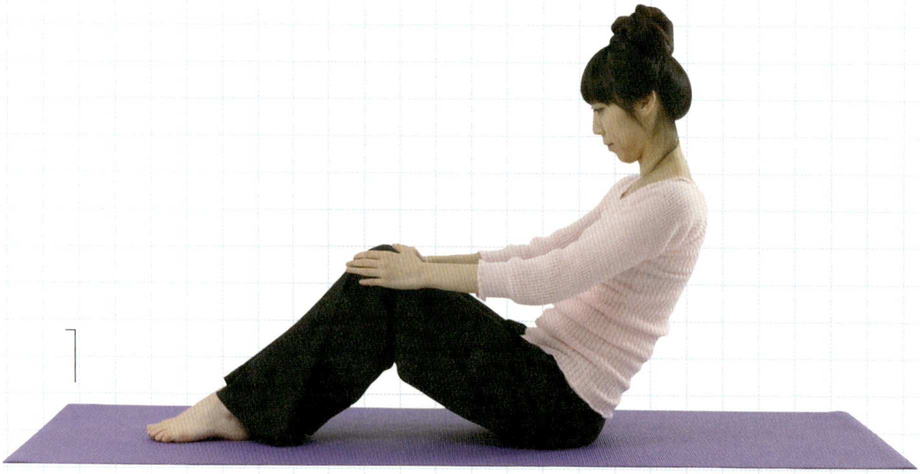

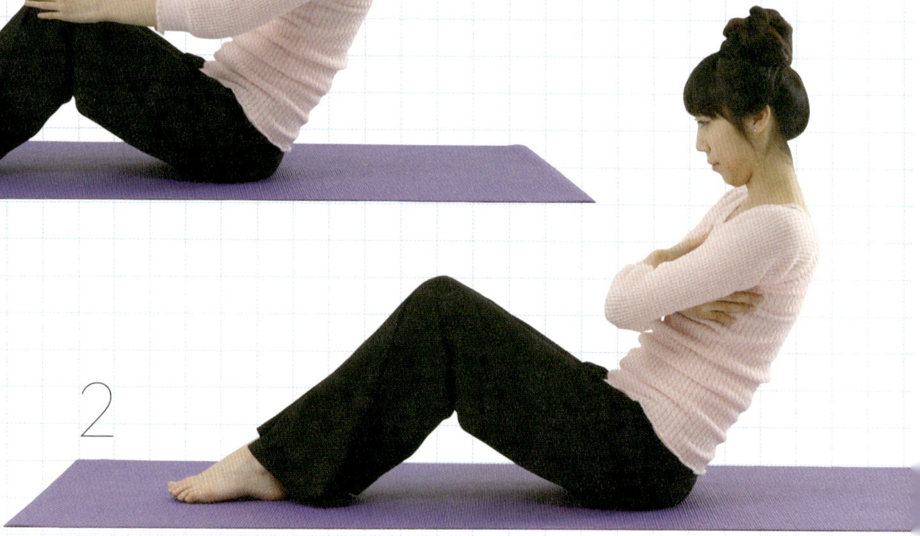

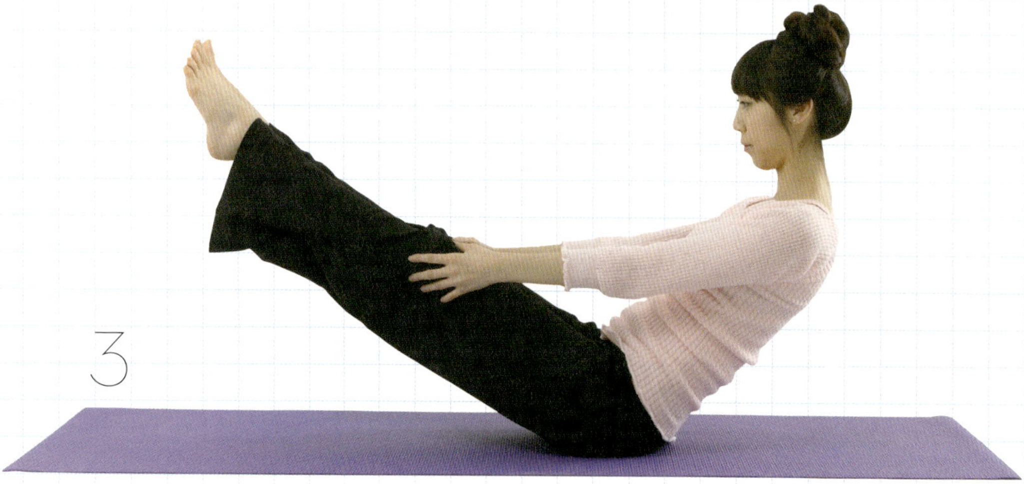

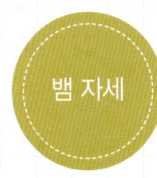

1단계

1 엎드려 누운 다음 팔을 직각으로 구부려 팔꿈치가 어깨와 수평이 되도록 합니다.
2 숨을 들이쉬며 머리를 올리고, 가슴 부위까지 뒤로 젖혀지게 합니다. 2회 실시합니다.

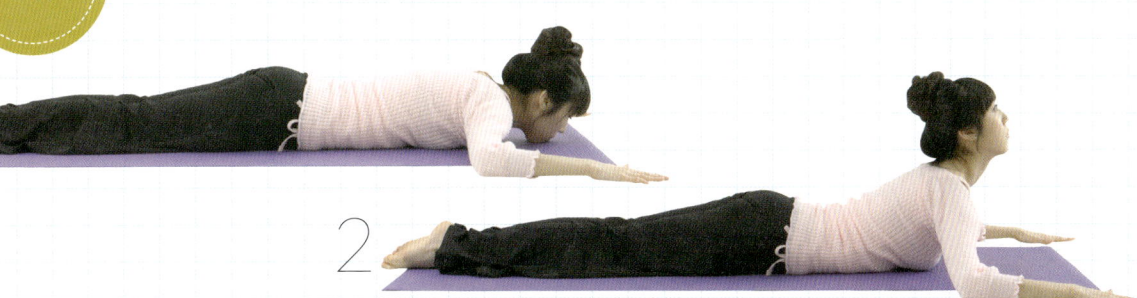

2단계

3 다리를 살짝 벌리고 엎드려 누운 다음 양손을 가슴 옆 바닥에 대고, 숨을 들이쉬며 일어납니다.
만약 동작이 힘들어 팔에 힘이 많이 들어가거나 허리에 통증이 생기는 경우엔 손을 얼굴 옆에 두고 실시합니다.
4 다리를 붙이고 ②와 같은 동작을 실시합니다. 척추가 경직되어 있는 사람은 골반이 공중에 뜨게 되는데, 이때는
무리하지 말고 엉덩이를 부드럽게 내리는 느낌으로 실시합니다.
☆다리를 벌리고 하는 경우 허리의 좁은 부분에 운동 효과와 자극이 집중되며, 다리를 모으고 하면
요추와 선추까지 넓게 자극이 퍼집니다. 허리가 굳은 사람은 우선 다리를 벌리고 하고,
시간이 지나 점차 익숙해지면 서서히 다리를 모으고 실시합니다.

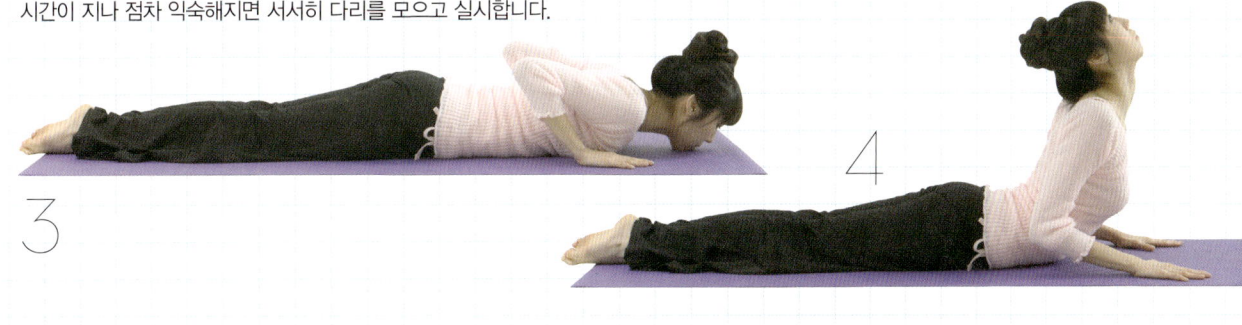

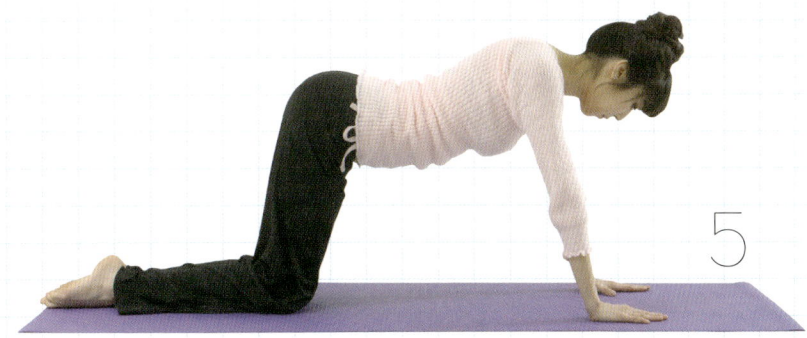

3단계

위의 동작을 엎드려서 하기 어려운 사람은 기어가는 자세에서 시작합니다. 무릎을 붙이고 기어가는 자세를 취한 뒤,
손은 수직에서 한 뼘 또는 두 뼘 정도 앞으로 나간 위치에 자리를 잡습니다. 이 상태에서 자신이 할 수 있는 만큼 엉덩이를
내리며 ④의 동작에 가깝게 실시합니다. 자극이 강할수록 멈추는 시간 없이 바로 제자리로 돌아옵니다.
☆동작을 하고 난 뒤 허리에 통증이 남을 경우, 운동 태교의 준비 동작 시리즈를 실시합니다.

Note

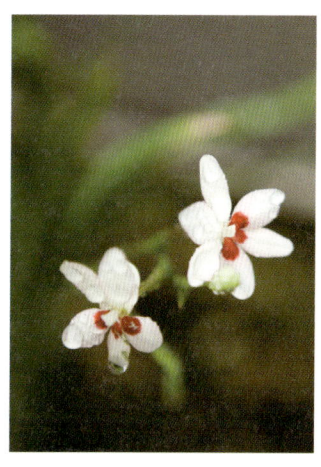

※ 계획이나 할 일, 필요한 정보를 담을 수 있도록 비워둔 페이지입니다.

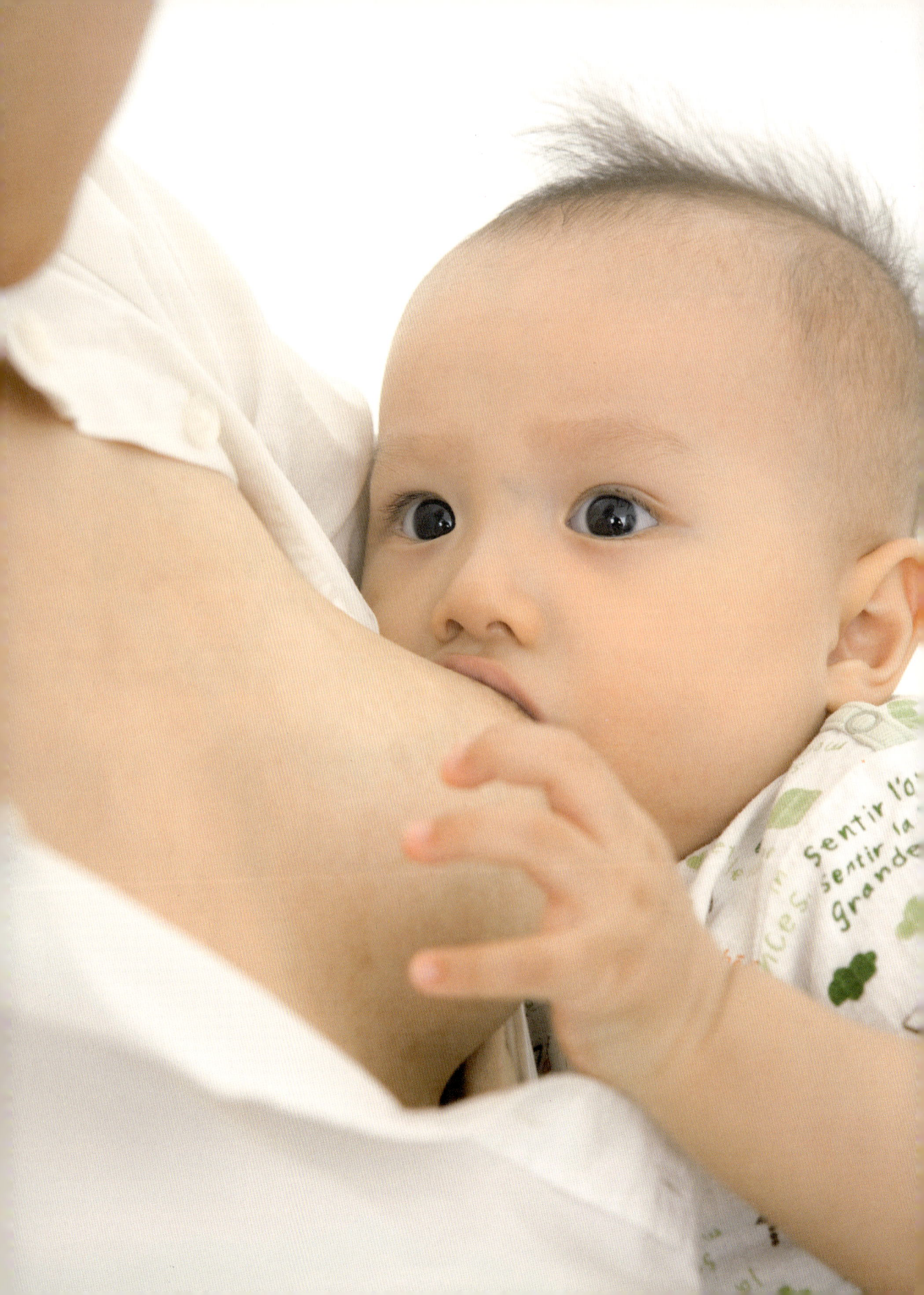

PART 3
어깨와 등의 통증을 줄이는 올바른 수유 자세

모유 수유의 어려움 극복하기

아내가 아기 때문에 밤잠을 설치며 힘들어할 때 저는 정말 안타까웠습니다. 아기에게 젖을 먹이고 울지 않게 어르고, 제가 깰까 봐 방에서 조용히 나가 아기를 재우고 다시 들어오곤 했습니다. 그때 저는 엄마의 삶이 고단하면서도 그만큼 대단하다는 느낌을 받곤 했습니다.

수유를 꾸준하게 하는 모습에서 아내가 여성에서 엄마로 다시 태어나는 모습을 발견했을 때 참으로 아름답구나, 싶었습니다. 낯설기도 했지만 너무나 익숙한 모습… 세상 모든 엄마들의 모습을 가진 아내가 대견하고 자랑스러웠습니다.

아기를 안아주고 돌보는 것이 남편도 쉽게 할 수 있는 일이라고 생각했는데 10분만 지나면 진땀이 나고 왜 그리도 힘든지. 게다가 수유는 오로지 엄마만이 할 수 있기에 제가 해줄 수 있는 서비스는 고작 아내의 어깨를 마사지해 주고 풀어주는 것뿐이었습니다. 혹은 허리를 교정해 주고 풀어주는 정도였죠.

수유하는 것이 쉬워 보이지만 실은 어깨와 허리에 무리가 많이 가는 자세입니다. 제가 평소에 산전·산후 요가와 교정을 지도하면서 수유 시 통증을 푸는 방법을 가르쳤던 것이 많은 도움이 되었습니다. 이 장에서는 산모의 어깨와 등의 통증을 푸는 방법을 소개하고, 어떻게 하면 좀 더 편하게 수유를 할 수 있는지 알아보겠습니다. 인체의 균형 원리를 알고, 각각의 포인트를 공부하면 조금 더 기분 좋고 편안하게 수유를 할 수 있습니다.

아이를 위한다고 엄마의 몸을 돌보지 않는 것은 어리석은 일입니다. 엄마의 몸을 위한다고 아이에 대한 사랑이 줄어드는 것은 결코 아닙니다. 오히려 엄마가 편안하면 아기를 돌보는 힘도 더 생기고, 더욱 잘해 줄 수 있다고 생각합니다.

올바른 수유 자세를 위한 공부

산후의 모유 수유는 아기의 평생 건강에 좋은 영향을 미칩니다. 아기의 면역력 증강과 건강을 위해서 모유 수유는 적극 권장되어야 할 뿐만 아니라 산모의 건강을 위해서도 필요합니다.

문제는 모유 수유 시 자세가 나쁘면 엄마의 어깨와 등에 통증이 생기기 쉽다는 점입니다. 한 가지 수유 자세만 지속하다 보면 산모의 척추가 한쪽으로 틀어지며 골반도 비뚤어진 채로 닫히게 됩니다. 한번 어긋나면 교정하기는 더욱 힘들어집니다. 이러한 점을 개선하기 위해 다음과 같은 원칙 아래 수유 자세를 취하는 것이 좋습니다.

control for green life

산모
1 한 가지 자세만 지속하지 않습니다.
2 가능한 한 바른 자세로 수유합니다.
3 산후 운동을 충실히 병행합니다.
4 어깨와 흉추를 푸는 동작과 요법을 병행합니다.
5 쿠션을 적절히 활용하여 근육의 부담을 덜고, 자세가 비뚤어지는 것을 막습니다.

아기
1 아기의 자세에 불편함이 없어야 합니다.
2 수유 시 아기의 체형이 틀어지지 않도록 잘 살펴야 합니다.
3 아기의 머리가 엄마의 가슴 높이까지 오도록 합니다.
4 아기의 배가 엄마 쪽을 향하게 합니다. 그렇지 않으면 아기의 목이 비틀려 불편한 상태가 됩니다. 목의 변형은 전신의 변형을 가져옵니다.
5 엄마가 아기 입에 젖을 맞추기 위해 몸을 많이 낮추거나, 아기가 자세가 불편해 몸에 힘을 주고 있지 않은지 살펴봅니다.
6 아기가 젖을 깊이 잘 물고 있는지 확인합니다. 그렇지 않으면 엄마의 젖에 상처가 생기기 쉽고, 빠는 힘이 약해져 효율적인 수유가 되지 못합니다.

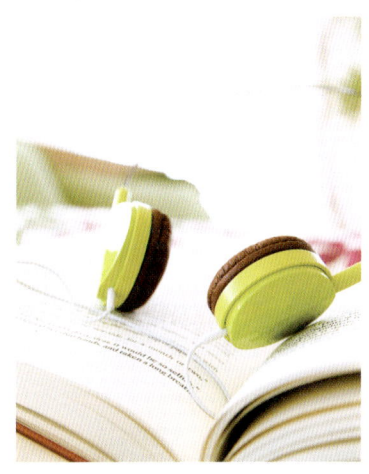
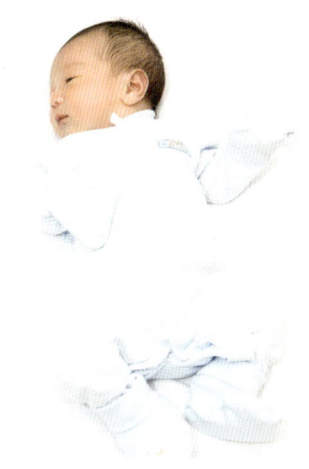
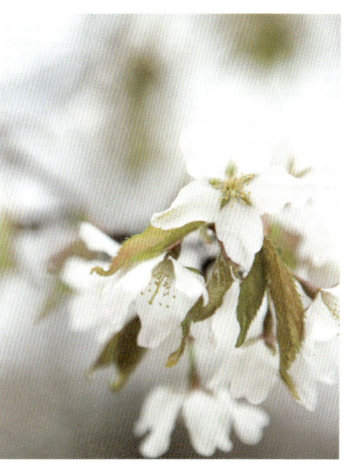
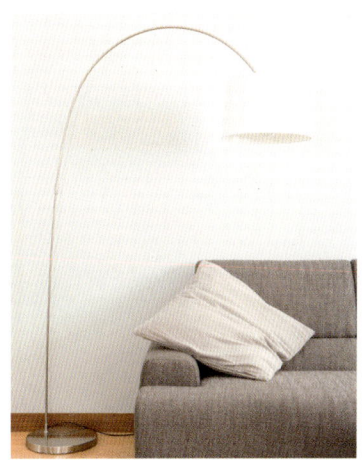
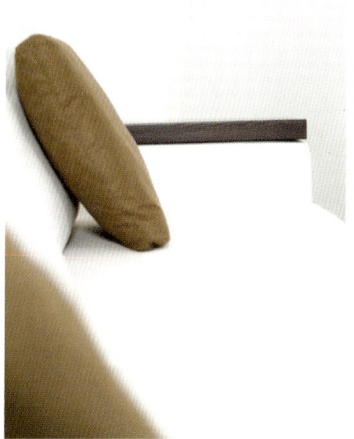
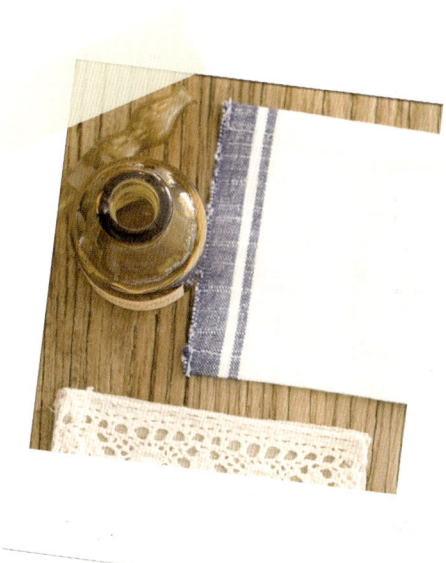

쿠션을 활용한 수유 자세

시중에 나와 있는 수유 쿠션이 아니더라도 다양한 쿠션이나 베개를 활용해 수유를 할 수 있습니다. 수유 시간은 대개 10분에서 30분 정도 되는데, 긴 시간을 정자세로 유지하기는 힘듭니다. 쿠션을 엄마와 아기의 신체 조건에 맞춰 사용하기 바랍니다.

가부좌 자세 가장 많이 사용하는 수유 자세입니다. 다리는 가부좌 자세를 하고 한쪽 팔로 아기의 머리와 몸을 받칩니다. 이때 산모는 되도록 양쪽 어깨의 균형을 맞추고, 등을 지나치게 앞으로 숙이지 않도록 합니다.

이 자세를 지속하다 보면 습관적으로 아기의 머리를 받치는 쪽의 어깨가 아래로 처질 수 있습니다. 이를 방지하기 위해 팔꿈치 아래와 무릎 사이에 쿠션을 받쳐 아기의 몸무게를 지탱하는 것이 좋습니다.

반대쪽으로도 수유 자세를 교대로 바꿔 균형 있게 몸을 사용하세요. 아기의 몸은 요람식으로 엄마의 몸을 가로지르는 위치에 놓기도 하고, 겨드랑이 쪽으로 몸을 향하게 하기도 합니다.

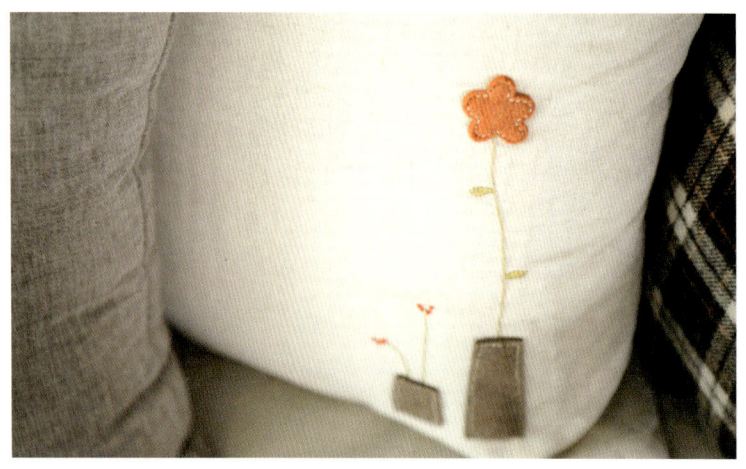
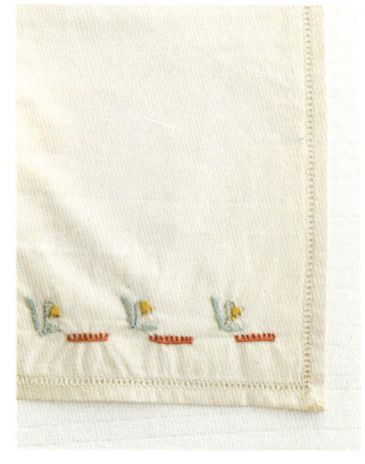

등을 기댄 자세 1 벽이나 소파에 쿠션을 놓고 기대는 수유 자세입니다. 쿠션은 두 개가 필요합니다. 하나는 등과 허리에 받치고, 하나는 팔에 받칩니다.

등을 기댄 자세 2 소파의 모서리에 앉아 다리는 소파의 가로 방향으로 뻗습니다. 자칫 산모의 목이 긴장될 수 있으므로 목에도 쿠션을 받치고, 팔에도 받칩니다.

누운 자세 누운 자세는 체력이 약하거나 어깨의 통증이 많은 산모에게 좋습니다. 옆으로 누운 다음 수유하는 쪽의 어깨가 편안한 상태에서 아기를 지탱합니다. 수유 자세의 특징상 바닥 쪽 어깨가 안으로 굽어지게 됩니다. 어깨가 긴장하지 않도록 하며, 반대쪽도 번갈아 가며 사용하세요.

무릎을 구부리고 앉은 자세 이 자세는 긴 시간 수유할 때는 삼가는 것이 좋습니다. 허리를 펴고 싶을 때 짧은 시간 실행하고, 팔과 무릎 사이에 쿠션을 받쳐주면 수유하기가 한결 쉬워집니다.

control for green life

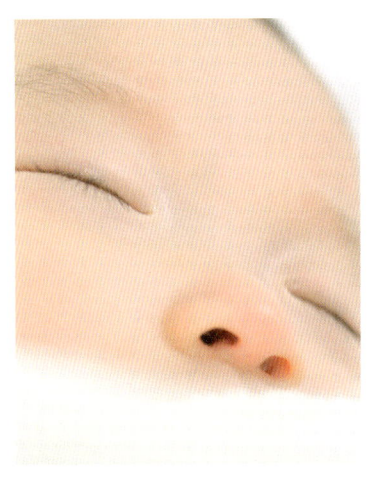
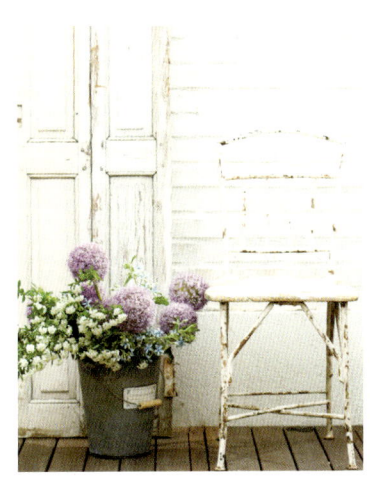
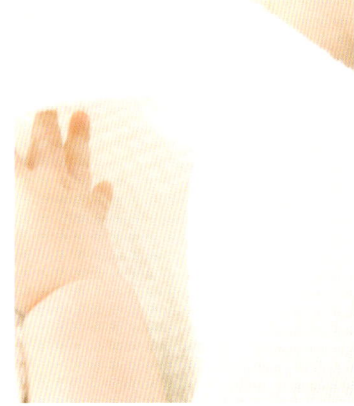

산후 어깨 통증을 줄이는 요법

산후 가장 불편한 점 중 하나는 수유와 아기를 어르는 과정에서 생기는 어깨와 등의 통증입니다. 근육과 인대가 약해진 상태에서 계속 수유를 해야 하고, 아기를 안아줘야 하는 산모에게 생긴 통증은 쉽게 가라앉지 않고 만성화되기 쉽습니다. 통증은 오래될수록 해소하는 데도 시간이 걸립니다. 경직이 오래가지 않게 그때그때 풀어주는 것이 좋습니다.

어깨와 등의 통증 해소에 좋은 동작 '남편과 함께 하면 좋은 동작' 편에 있는 비틀기(132쪽), 뒤에서 팔꿈치 당기기(133쪽), 승모근 풀어주기(133쪽), 양손 뒤로 당기기(134쪽) 등의 동작을 해주세요.

경혈 요법 임신부를 위한 경혈 요법의 처방을 이용하세요. 몸을 사용하는 방법에 따라 아픈 곳이 각기 다르므로, 자신의 통증 부위를 잘 파악한 후 경혈을 자극합니다.

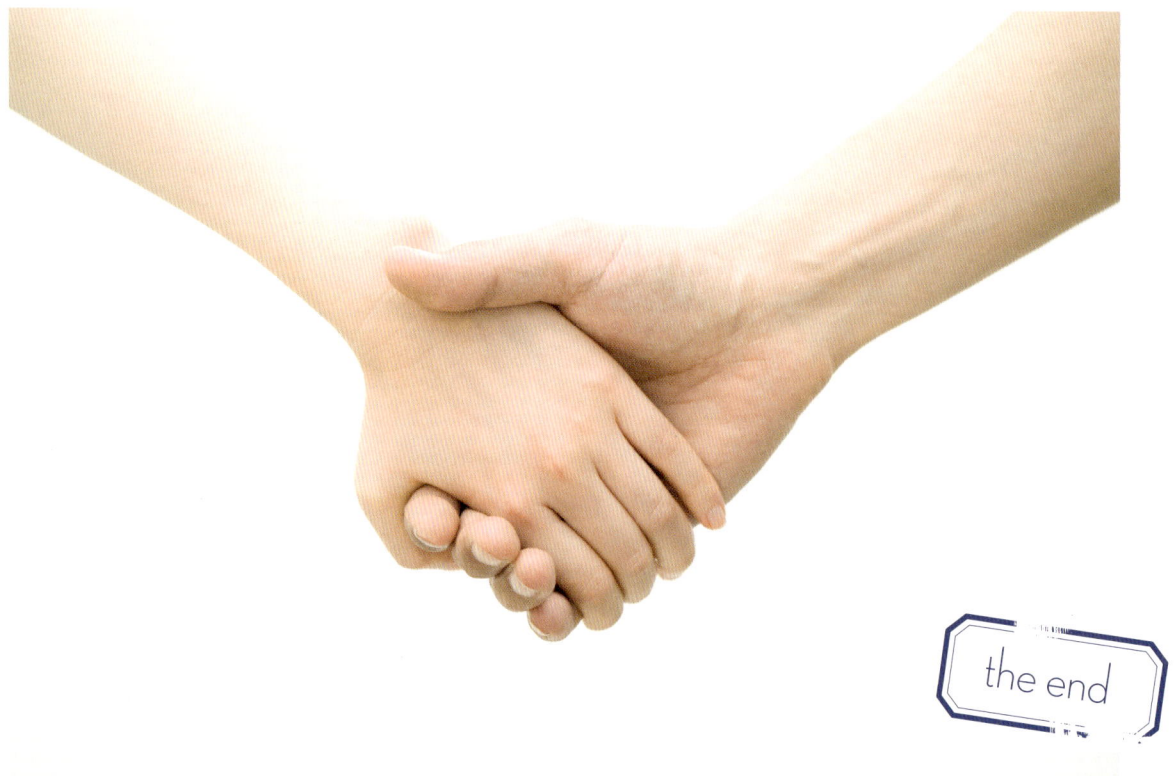

the end

Note

※ 계획이나 할 일, 필요한 정보를 담을 수 있도록 비워둔 페이지입니다.

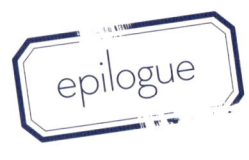

행복한 엄마가 된다는 것…
이제 그 기적을 준비하고, 체험할 차례입니다

임신과 태교, 출산에 대해 긴 이야기를 나눴습니다. 엄마가 된다는 것은 참 길고 긴 인내와 수고를 통해 얻어지는 귀한 결실입니다. 물론, 제아무리 건강한 몸을 가진 예비 엄마라고 해도 임신과 출산에 대해 자신만만할 수는 없을 것입니다. 더구나 요즘처럼 환경 문제가 심각한 세상에서는 더욱 그러하겠지요.

아기의 건강에 이상이 있지는 않을까? 환경 호르몬과 전자파 같은 세상 모든 공해에 당당히 맞설 수 있을까? 제대로 준비도 하지 못한 채 아기가 생겼는데 아무 탈 없이 출산할 수 있을까? 아이 키우기에 대해 문외한인 내가 좋은 엄마가 될 수 있을까?… 〈자연 태교 교실〉을 운영하다 보니 저마다의 이유로 심각한 고민을 호소하는 분들을 종종 만나게 됩니다. 첫 번째 임신이든 두 번째 임신이든, 아기를 가진 기쁨과 함께 찾아오는 불안감은 늘 있게 마련이니까요.

그럴 때 저희는 늘 여성과 어머니의 강인함에 대해 떠올립니다. 그리고 조금은 식상한 말이지만 '어머니로서의 여성은 위대하다'는 말로 용기를 드립니다. 왜냐하면 실제로도 정말 그렇기 때문입니다. 사람이라면 누구에게나 놀라운 힘이 있습니다. 어떤 위기든 닥치면 해결해 내는 능력 같은 것 말입니다. 어머니의 역할도 마찬가지입니다. 대부분의 여성들이 아이가 생기면 바로 어머니의 역할을 완벽하게 소화해낸다는 것을 숱하게 보아왔으니까요. 모성이란 정말 눈물겹게 강하더군요.

오랜 시간과 정성을 들여 이 책을 준비한 이유도 여기에 있습니다. 세상의 모든 여성들이 준비된 엄마로서 자신의 귀한 아기를 만나게 되기를 바라는 마음 때문이지요. 어렵지 않습니다. 타고난 모성에 조금의 준비만 더한다면 얼마든지 이룰 수 있다는 것을 기억해 주셨으면 좋겠습니다. 스스로의 잠재력(모성애)을 제대로 발휘할 수 있는 지혜. 그 길잡이가 될 수만 있다면 정말 보람 있고, 또 기쁠 것 같습니다.

이 책은 아마도 한 번에 처음부터 끝까지 읽어 내려가진 않을 것입니다. 필요할 때마다 꺼내 읽게 되겠지요. 감기에 걸렸을 때 이 책이 생각날 것이고, 허리와 골반이 아플 때도 떠올릴 것입니다. 출산이 다가오면 호흡을 익히기 위해 다시 살펴보기도 할 것입니다. 그 모든 순간마다에 이 책이 정말 요긴하게 쓰였으면 좋겠습니다.

자연 요법은 참 간단한 원리와 방법을 통해 이루어집니다. 그럼에도 불구하고 실제로 자연 요법을 지도하다 보면, 그것이 매우 큰 효과를 발휘하는 예를 자주 접하게 됩니다. 아마도 내 아이를 향한 관심과 사랑이 보태어져 더 큰 효과를 얻게 하는

저 자 의 말

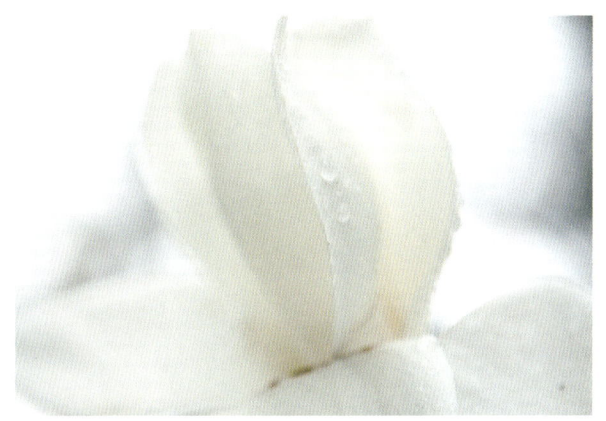

것이 아닐까 생각합니다. 흔히 '아기는 삼신할머니가 점지해 준다'고 합니다. 엄마와 아빠 그리고 아기의 정기와 신성이 만나 생명이 잉태된다는 것을 말하는 것이겠지요. 태중에 있을 때, 그리고 태어나서 한동안은 엄마 아빠의 정기가 아기의 정기신을 감싸 보호한다고 봅니다. 그래서 자연의 정기를 잘 타고나는 것보다 엄마 아빠의 정기를 잘 받아야 똑똑하고 바른 아기가 태어난다고 생각합니다. 이는 엄마와 아빠의 정기를 맑고 건강하게 만들어 아기에게 좋은 환경을 만들어주는 것이 최고의 태교라는 말로 풀이되겠지요. 하지만 아기를 위한 준비가 되지 않았다 하더라도 너무 자책하진 마세요. 그만큼 더 잘 채워주겠다고, 더 많이 사랑하겠다고 마음먹으면 그대로 아기에게 고스란히 전달될 테니까요.

이 책을 읽는 예비 엄마 아빠들이 너무 불안해하고 걱정하지 않기를 바랍니다. 세상 가장 찬란한, 지금 이 순간을 행복하게 즐긴다면 그것만큼 좋은 태교도 없으니까요. 이 책은 우리 부부가 그동안 〈임산부 교실〉에서 진행한 것들을 정리하는 의미에서 쓴 책이기도 하고, 결혼 15주년을 기념하는 의미도 있습니다. 그리고 그 중심에는 당연히, 자연 태교와 자연 육아로 건강하게 자라난 우리 아이들이 있습니다.

이 책을 준비하면서 많은 분들의 도움이 있었습니다. 다양한 설문에 응해준 태교 교실의 산모 분들, 의학적 자료를 정리하는데 도움을 주신 산부인과 전문의 지병주, 권민정 선생님. 꾸준히 책을 위해 모니터를 해 주신 주홍진, 황영순 외 요가 선생님들. 모델이 되어주신 송경미, 이초희 선생님, 한명화 한의사님, 한서 한사님, 박애희 회원님에게 고마운 마음을 전합니다. 건강하게 자라준 우리의 아이들, 이렇게 한마음으로 책을 집필한 우리부부 서로에게도 사랑을 전하고 싶습니다. 무엇보다 사랑 가득한 태교와 보살핌을 통해 저희를 낳고 길러주신 어머니께 감사의 인사를 올립니다.

끝으로, 정성을 다해 값진 책으로 엮어주신 출판사 포북의 가족들과 저희를 믿고, 이 책을 읽어주신 독자 여러분께 진심으로 고맙다는 말씀 전하고 싶습니다.

박승태 · 백진미

친환경 엄마 몸을 만드는 280일의 기적
자연주의 임신·태교·출산

초판 1쇄 발행 2011년 7월 30일
초판 2쇄 발행 2012년 7월 10일

저자 박승태, 백진미
펴낸이 김우연, 계명훈
기획·진행 fbook | 김수경, 김연, 최윤정
사진 studio mulnamoo(요가 동작), studio etc(이미지)
일러스트 장원선
마케팅 함송이
교정 김혜정
디자인 cocoadesign(02-335-3012)
출력·인쇄 애드샵

펴낸곳 for book | 주소 서울시 마포구 공덕동 105-219 정화빌딩 3층
판매문의 02-753-2700(에디터)
출판 등록 2005년 8월 5일 제 2-4209호

값 16,000원
ISBN 978-89-93418-32-3   13690

본 저작물은 for book에서 저작권자와의 계약에 따라 발행한 것이므로
본사의 허락 없이는 어떠한 형태나 수단으로도 이 책의 내용을 이용할 수 없습니다.
※잘못된 책은 바꿔 드립니다.